MW01242245

EL YOGA FÁCIL

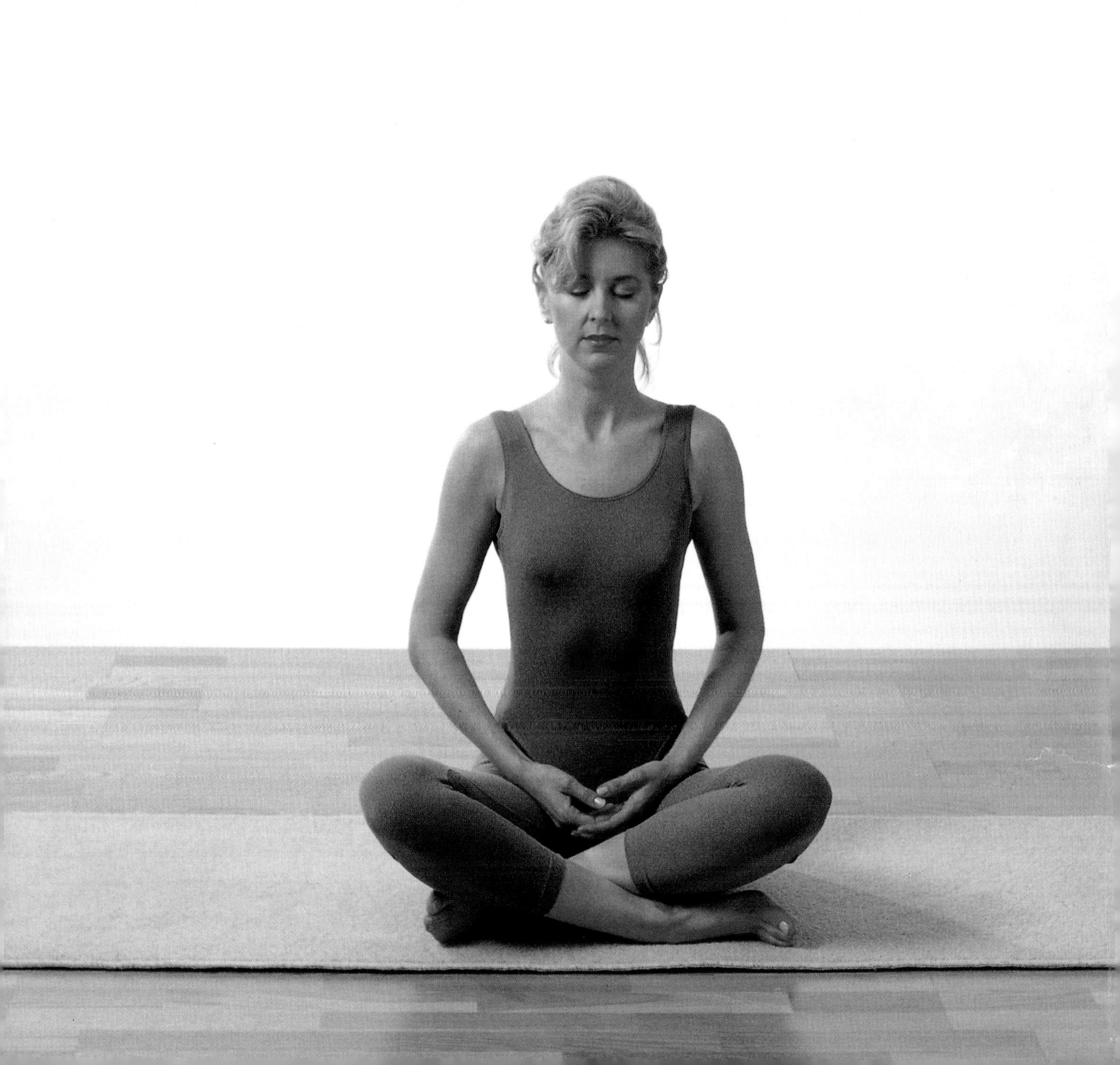

EL YOGA FÁCIL

Un programa de yoga personal que transformará su vida diaria

HOWARD KENT

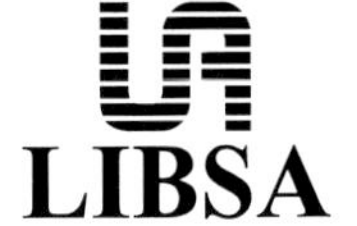

A QUANTUM BOOK

San Rafael, 4
28108. Alcobendas. Madrid
Tel. (34) 91 657 25 80
Fax (34) 91 657 25 83
e-mail:libsa@libsa.es
www.libsa.es

2003, 4ª Reimpresión

Traducción: Carmen Prieto

Título original: *The Complete Yoga Course*

ISBN: 84-7630-730-6

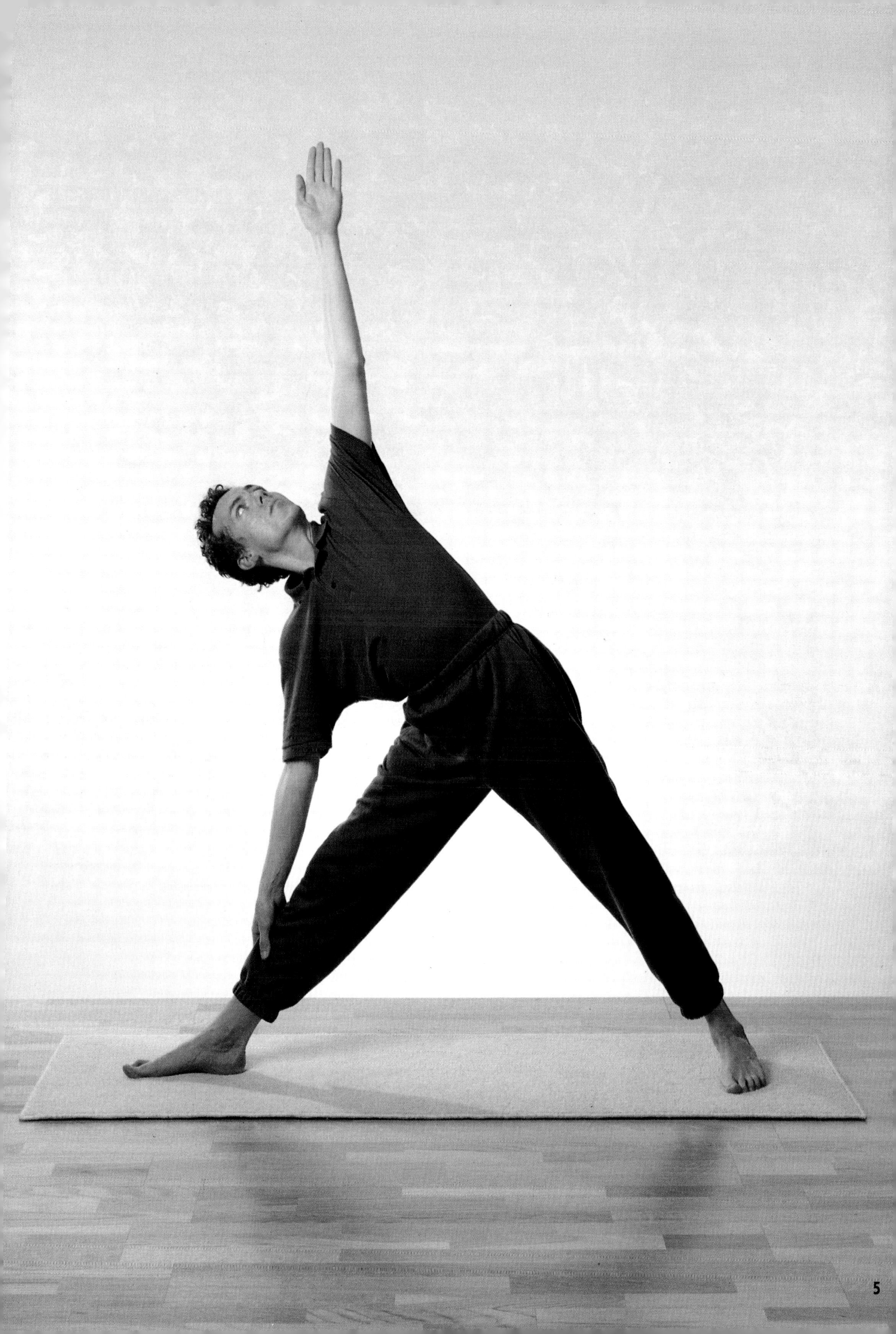

CONTENIDO

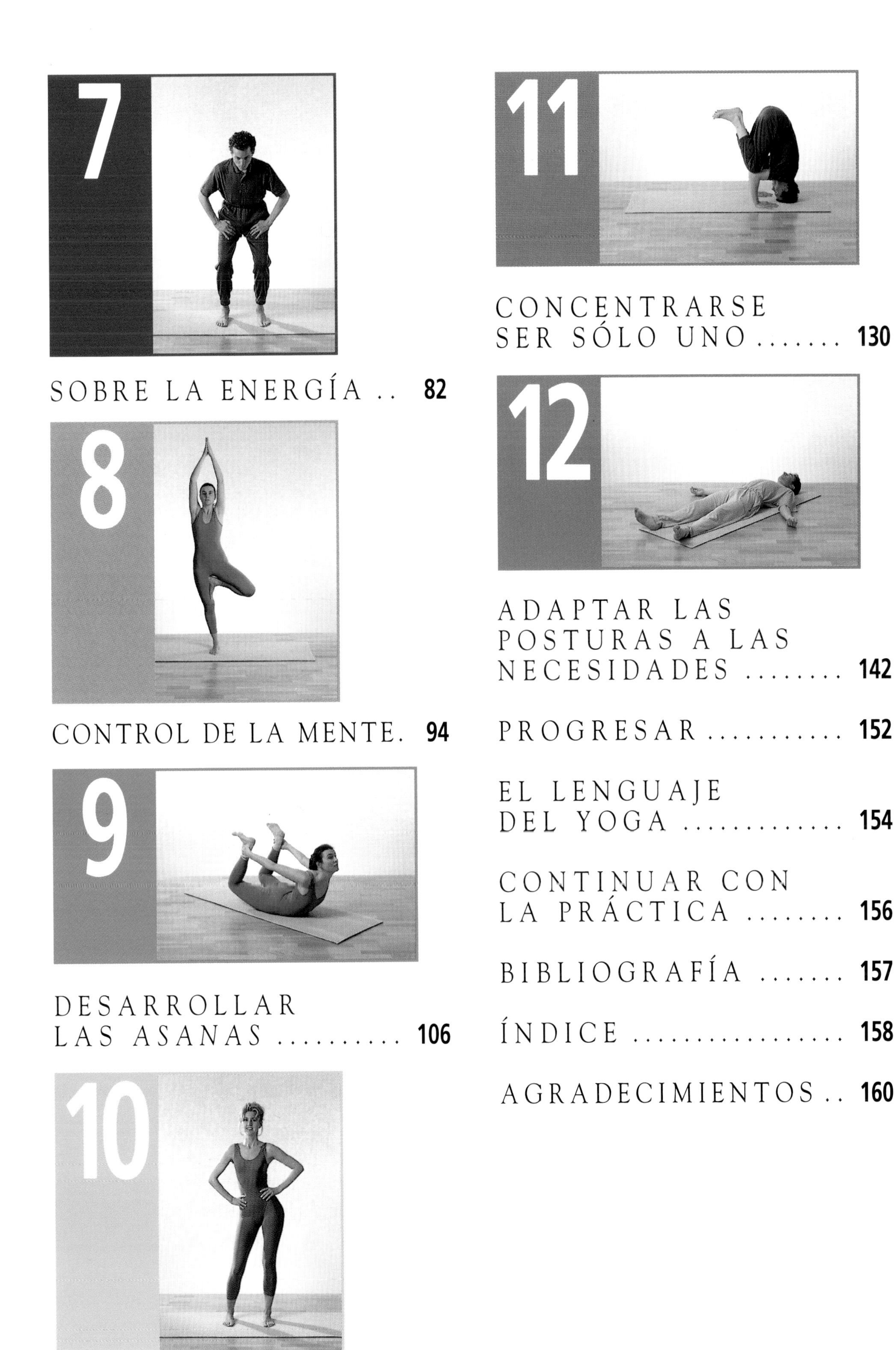
7
8
9
10
11
12

INTRODUCCIÓN

La pregunta, por qué un concepto oriental tan antiguo atrae a millones de médicos a finales del siglo XX, sólo tiene una respuesta: porque funciona.

El yoga ofrece una actitud ante la vida, a partir de la cual se han desarrollado diversidad de prácticas. Ante todo, el yoga produce un sentimiento de paz, tanto en la mente como en el cuerpo. A su vez, este sentimiento estimula tanto los pensamientos como las acciones, recordándonos el dicho latino: Mens sana in corpore sano *(«Una mente sana en un cuerpo sano»).*

La palabra yoga significa unidad o identidad, es decir, el sentimiento de formar parte de algo. El yoga es uno de los conceptos originales que hoy en día se clasificarían como holísticos. Esto quiere decir que el cuerpo está relacionado con la respiración; que ambos están unidos al cerebro; y que a su vez todo está vinculado con la mente, que es una parte de la conciencia. De holístico debemos tomar la idea de ese todo esencial, y que por lo tanto no se puede ser una persona completa si no tenemos una perspectiva completa de la vida misma.

No es muy difícil darse cuenta de que la mayoría de las enfermedades modernas proceden de un sentimiento de aislamiento: mis problemas, mis sufrimientos... El sentimiento de que somos diferentes y de que estamos separados de los demás. En los últimos cincuenta años se ha producido un crecimiento de la comprensión de un problema que ahora denominamos estrés acumulado. En el centro de ese estrés se encuentra el sentimiento de luchar en una batalla solitaria contra grandes, y a menudo insuperables, diferencias. Actualmente, miles de médicos que saben muy poco o nada sobre el yoga recomiendan a sus pacientes, sin embargo, que asistan a clases de yoga para que les ayude a superar problemas relacionados con el estrés. Conforme la investigación avanza, la importancia del yoga se ve con mayor claridad.

Unir cuerpo y mente

Hoy en día disponemos de innumerables tablas de ejercicios. Algunas se ponen de moda y después desaparecen. La mayoría de ellas dependen exclusivamente del trabajo con el cuerpo, y están muy poco relacionadas con el ser humano pensante y consciente. No sería acertado decir que esos ejercicios son inútiles, pero su valor es extremadamente limitado porque ignoran el hecho probado de que la mente tiene un considerable efecto sobre el cuerpo. Algunas personas se matan, casi literalmente, a golpe de preocupaciones; otras muestran una gran resistencia física simplemente porque permanecen tranquilos y positivos. Como dijo Buda, hace unos 2500 años, «se es lo que se piensa.»

El objetivo de este libro es reunir, de la forma más simple posible, los elementos que constituyen la vida, de modo que, sin pedir nada excesivo, podamos hacer que el cuerpo, la respiración, el cerebro y la mente, trabajen como si fueran uno solo. Parece difícil, pero al ser un proceso natural, es realmente simple una vez se ha comprendido lo que está ocurriendo.

Es muy importante ser capaz de dejarse llevar y relajarse en un mundo en el que el incremento de los factores que provocan el estrés es cada vez más evidente. La investigación médica, como la llevada a cabo en el Reino Unido por la Dra. Chandra Patel, demostrando la importancia de las técnicas de relajación del yoga para contrarrestar los síntomas de la hipertensión, ha añadido una nueva dimensión a la manera de abordar el yoga. En América, durante estos últimos años, el Dr. Dean Ornish ha demostrado que un programa basado en el yoga, que implique un cambio del estilo de vida, puede realmente anular los síntomas de las enfermedades cardíacas en doce meses. Con este y otros ejemplos importantes, queda demostrado que el yoga es mucho más que realizar una serie de ejercicios con lentitud.

Conseguir el equilibrio

El secreto de la práctica del yoga reposa en una palabra simple pero importante: equilibrio. Siempre se ha insistido en que el yoga no es para alguien que come muy poco, o para alguien que come demasiado; ni para alguien que duerme poco, o que duerme demasiado. En todas las áreas, el yoga representa una moderación equilibrada. La idea no parece demasiado complicada, pero si profundizamos en ella, no es tan simple en la compleja sociedad de hoy en día. La gente suele ir hacia las cosas, o como un toro va hacia una puerta o simplemente no dándoles ninguna importancia y esperando un gran beneficio de un esfuerzo muy pequeño. Es muy fácil decir: «No quiero ninguna de esas tonterías filosóficas; me quedo con mis ejercicios.» Desgraciadamente, el beneficio resultante será mínimo y efímero. Del mismo modo, puede resultar igualmente decepcionante sumer-

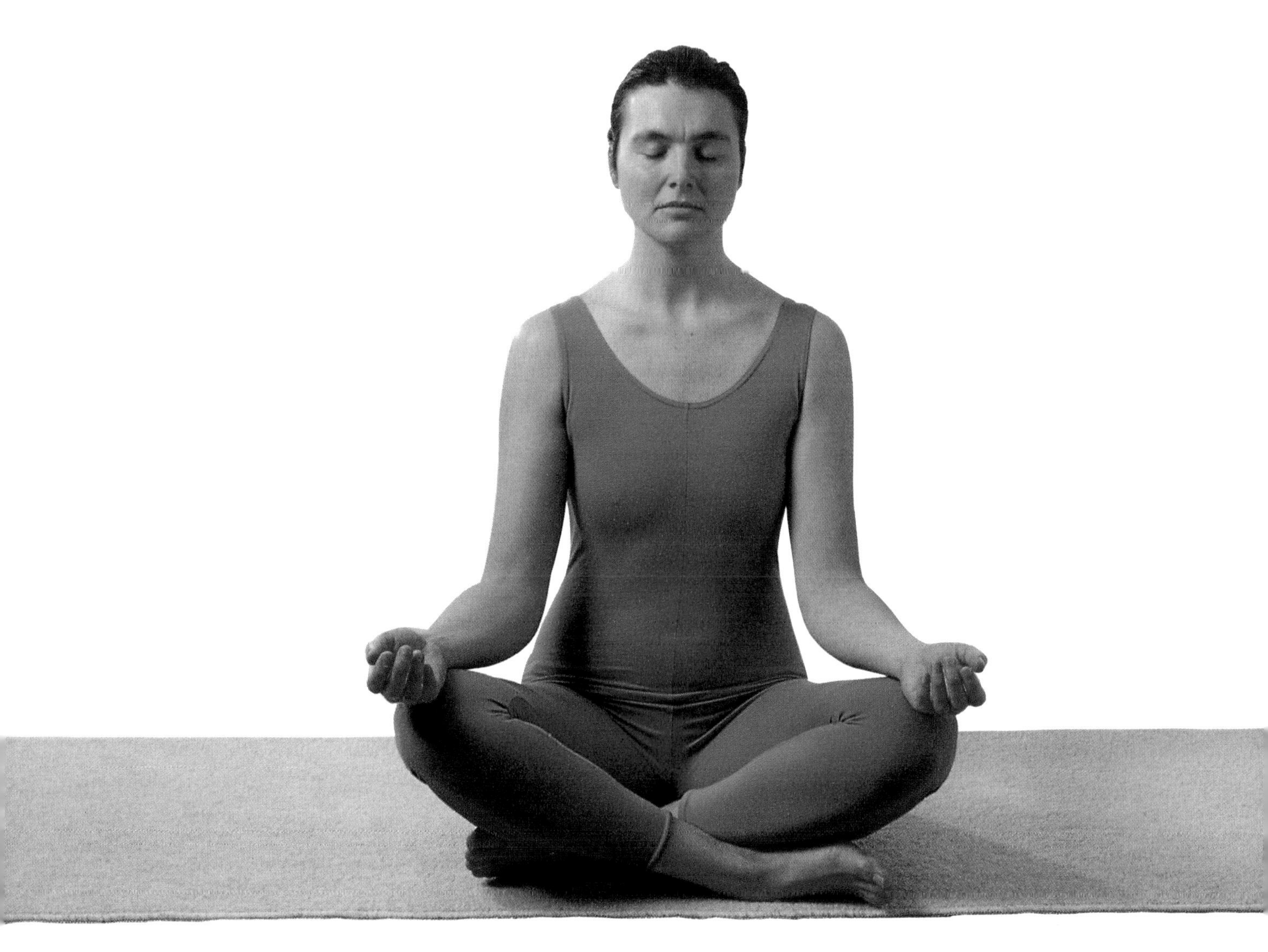

girse en la filosofía y crear un estado de indigestión mental.

Este libro nos permite tomar el sendero del medio. Al empezar por el principio y descubrir todos los puntos paso a paso, ofrece un programa para principiantes y relativamente recién llegados. Puede beneficiar a mucha gente que ha asistido a clase o que lo practica en el momento presente, porque resalta los principales aspectos del yoga y porque los desarrolla ordenadamente. Uno de los aspectos de tomar el sendero del medio es la humildad, en otras palabras, no decir «yo ya he hecho todo eso, quiero avanzar», sino apreciar que es importante volver sobre nuestros propios pasos y recordar qué es lo básico. Las lecciones de la vida hay que aprenderlas a fondo. Debe recordar también que el concepto del sendero del medio se aplica a cómo estudia, al mismo tiempo que a lo que estudia. El papel del profesor es central, pero su papel no implica sólo cómo y qué enseñar, sino también cómo animar a los estudiantes para que desarrollen personalmente tanto el pensamiento como la práctica.

Miles de personas asisten a clases de yoga todas las semanas, aunque raramente, por no decir nunca, practican algún aspecto de este arte por su cuenta. Esto está claramente desequilibrado. El programa que ofrece este libro consiste en una serie de sugerencias cuidadosamente pensadas. No se opone a las enseñanzas del líder de una clase ya que hay muchas maneras de abordar esta vasta materia. Lo que se ofrece, sin embargo, son unos cimientos sobre los que se puede construir una práctica eficaz. Tenga cuidado con los fundamentalistas en todos los recorridos de la vida, incluyendo el yoga, porque no saben apreciar el sendero del medio.

La finalidad del Yoga

La frase anteriormente citada, «se es lo que se piensa», la pronunció Buda hace 2500 años. Aproximadamente 300 años después, un gran sabio llamado Patanjali definió el yoga como «controlar las actividades de la mente».

La esencia del yoga es estar en el centro conductor de la vida. Uno de los grandes científicos británicos de este siglo, Sir Arthur Eddington, declaró: «El universo esta hecho de la misma materia que la mente». Es decir, el verdadero poder está en la mente, la única área que tanto confunde y preocupa a todo el mundo.

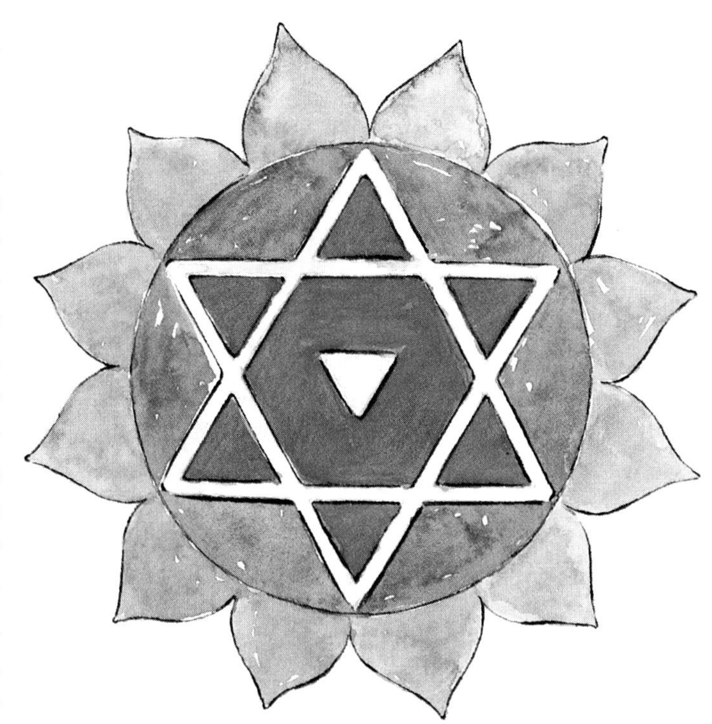

El centro del corazón

Hatha-Yoga

Es muy fácil hacer estas declaraciones, pero mucho más difícil es ponerlas en práctica y, sobre todo, vivirlas. A lo largo de los siglos se han desarrollado con este propósito un número de sistemas de yoga relacionados entre sí. El sistema más usado en Occidente es el llamado Hatha (pronunciado «jatta») Yoga. Casi todos los enfoques generales se pueden englobar bajo este nombre. El Hatha-Yoga implica el uso de posturas del cuerpo llamadas *asanas*. (La palabra Hatha está compuesta por Ha y Tha, que son los símbolos del sol y la luna. Las palabras sánscritas son Surya para el sol y Chandra para la luna. Estos símbolos significan la fuerza positiva y negativa en un sentido electromagnético; el Hatha-Yoga es el yoga de la fuerza equilibrada y polarizada.)

Junto con las *asanas*, el sistema incluye una serie de actividades de respiración especiales, conocidas como *pranayama*. La traducción de pranayama es «interrupción de la respiración». En términos prácticos implica una serie de controles conscientes de la respiración que modifica las actividades internas que a su vez estimulan, o relajan, la actividad cerebral tal y como se requiera para finalidades específicas.

Pranayana no debe confundirse con el incremento de la respiración natural o con el uso de la respiración al realizar las *asanas*. Aunque en este libro se resaltan algunas técnicas del *pranayama*, el estudio de esta materia se realiza generalmente mejor sólo bajo la dirección de un profesor experimentado.

El *Hatha-Yoga* tiene un número de otras prácticas que no se tratan en este libro. Deben estudiarse más adelante porque puede crearse confusión fácilmente si lo intentamos demasiado pronto.

El *Hatha-Yoga* es un sistema introductor, que nos conduce a cosas mayores. El texto más conocido sobre el Hatha-Yoga es el *Hathapradipika* (o *Compendio del Hatha Yoga)*, escrito durante la época medieval por un hombre llamado Svatmarama. Éste declaró que lo había enseñado sólo en nombre del Rajá Yoga. El sistema *Rajá Yoga* consiste específicamente en provocar el control total de la mente. Un rajá es el equivalente indio de un rey; por ello, al *Rajá Yoga* se le llama el Rey de los Yogas.

Aprender el control

El control es un aspecto clave del yoga: control del cuerpo, de la respiración y de la mente. Esto puede parecer demasiado para intentarlo, pero, ¿cuál es la alternativa? Estar fuera de control. Es una perspectiva muy poco atractiva y, si nos paramos a pensarlo, la multitud de problemas que la mayoría de la gente sufre radican precisamente en la ausencia de control.

Las *asanas* del *Hatha-Yoga*, por ejemplo, presentan una profunda comprensión de las áreas principales de control del cuerpo, incluyendo una comprensión de la importancia crítica de la espina dorsal, la cual no sólo desempeña un papel primordial al mantener el cuerpo derecho, sino que proporcio-

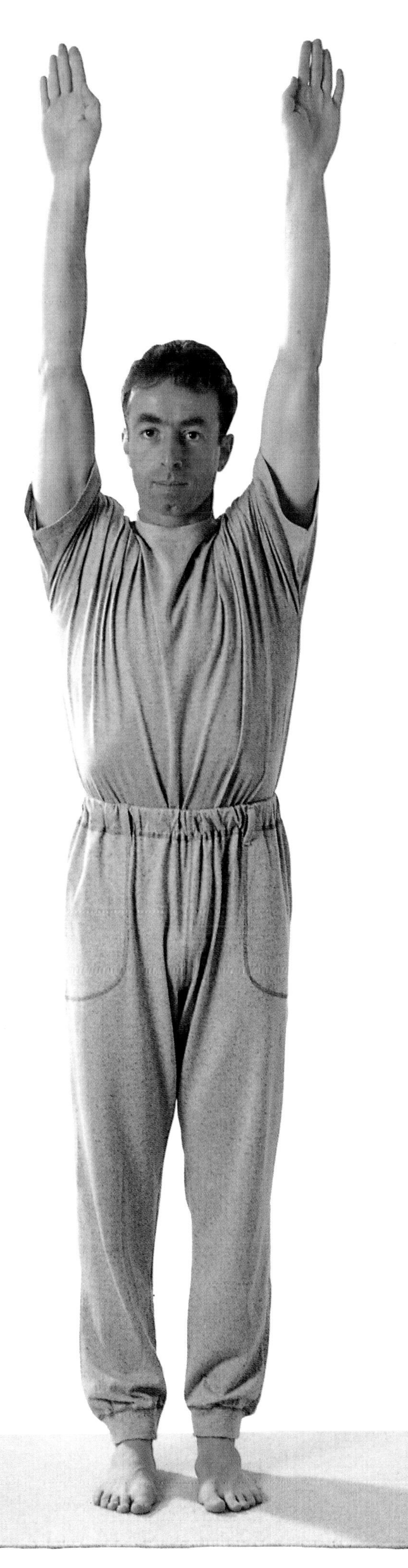

na el canal vital para el sistema nervioso. Mantener la espina dorsal flexible, además de trabajar los músculos del tronco de manera eficaz, constituyen los aspectos centrales de las posturas del yoga. El estiramiento controlado —hacia arriba, hacia adelante, hacia atrás y hacia los lados— y las torsiones desempeñan un papel principal.

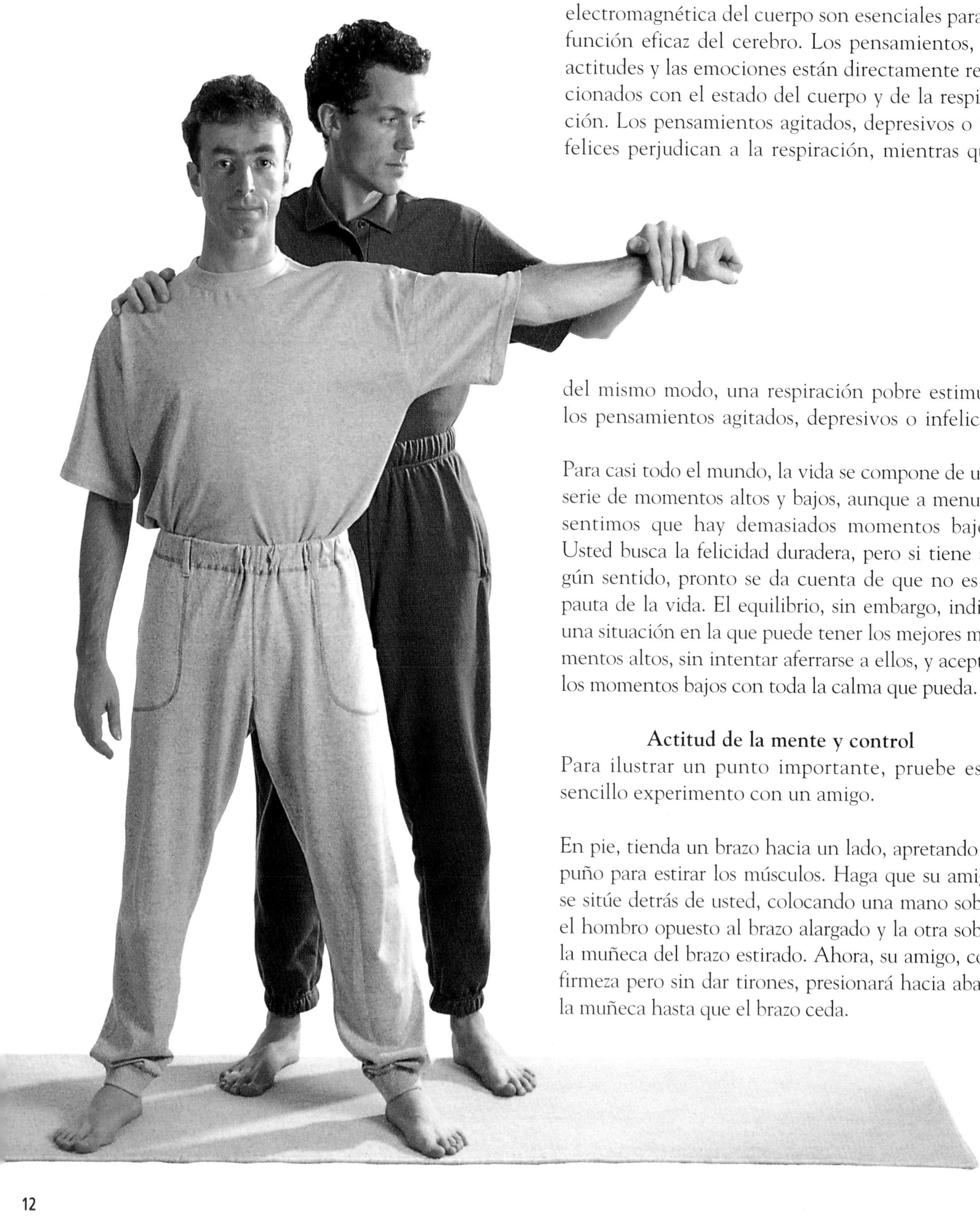

El resultado no es simplemente una espalda más flexible y sin problemas, sino también una mejora de la función del aparato digestivo y abdominal y, sobre todo, un perfeccionamiento natural de la respiración eficaz, el verdadero núcleo de la vida misma.

A su vez, la respiración afecta al concepto de la vida, puesto que tanto el oxígeno como la fuerza electromagnética del cuerpo son esenciales para la función eficaz del cerebro. Los pensamientos, las actitudes y las emociones están directamente relacionados con el estado del cuerpo y de la respiración. Los pensamientos agitados, depresivos o infelices perjudican a la respiración, mientras que, del mismo modo, una respiración pobre estimula los pensamientos agitados, depresivos o infelices.

Para casi todo el mundo, la vida se compone de una serie de momentos altos y bajos, aunque a menudo sentimos que hay demasiados momentos bajos. Usted busca la felicidad duradera, pero si tiene algún sentido, pronto se da cuenta de que no es la pauta de la vida. El equilibrio, sin embargo, indica una situación en la que puede tener los mejores momentos altos, sin intentar aferrarse a ellos, y aceptar los momentos bajos con toda la calma que pueda.

Actitud de la mente y control

Para ilustrar un punto importante, pruebe este sencillo experimento con un amigo.

En pie, tienda un brazo hacia un lado, apretando el puño para estirar los músculos. Haga que su amigo se sitúe detrás de usted, colocando una mano sobre el hombro opuesto al brazo alargado y la otra sobre la muñeca del brazo estirado. Ahora, su amigo, con firmeza pero sin dar tirones, presionará hacia abajo la muñeca hasta que el brazo ceda.

Vuelva a estirar el brazo y recuerde algún problema que le esté preocupando en esos momentos y que no sepa cómo solucionar. Pídale a su amigo que repita el experimento. Se dará cuenta de que el brazo está mucho más débil.

Vuelva a estirar el brazo una vez más y recuerde el mismo problema, pero diciéndose a usted mismo esta vez que sabe cómo resolverlo, y que ya no se volverá a preocupar más. Los músculos estarán ahora mucho más fuertes incluso que la primera vez.

Por supuesto, puede intentar el experimento con su amigo siguiendo los mismos pasos. Podría argumentarse que al saber lo que iba a suceder, el resultado será subjetivo, de modo que por qué no intentarlo con alguien a quien no le dirá lo que usted cree que va a ocurrir. Descubrirá que el resultado es siempre el mismo.

Sólo un factor provoca el cambio en este experimento: la actitud de la mente. Al tener pensamientos débiles, el cuerpo también se vuelve débil. El cerebro ha transmitido la debilidad de la mente al cuerpo.

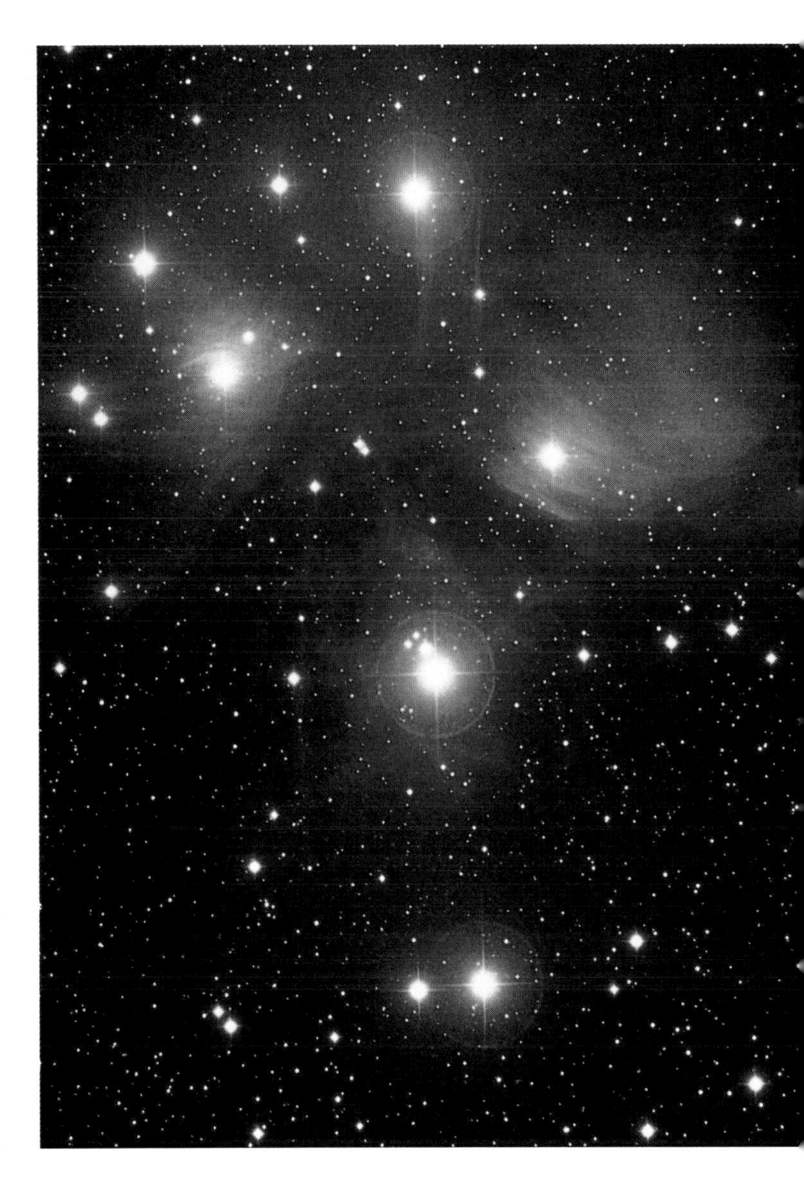

¿Es el yoga una religión?

Llegados a este punto debemos considerar un aspecto más del yoga. Alguna gente afirma que el yoga puede ser considerado una religión o que simplemente es una parte del Hinduismo, pero, ¿cuáles son los hechos? El yoga, con toda certeza, no es una religión. Se ha descrito como: «El arte de la vida, basado en la ciencia de la vida», lo que es una excelente descripción.

Las teorías del lugar del hombre en el universo, del concepto de Dios, y de las posibilidades del cielo y del infierno han ocupado a la humanidad durante innumerables años. Del mismo modo también se ha hecho aparente que era más fácil decir algo, y mucho más difícil sentirlo o vivirlo. El yoga surge como una serie de controles y disciplinas en las que los seres humanos pueden empezar a experimentar los principios que reposan en las enseñanzas espirituales y, al experimentarlos, vivir realmente de acuerdo con ellos.

Aunque no es una religión en sí mismo, el yoga puede mejorar sinceramente las creencias religiosas adquiridas. Un número de libros excelentes ha subrayado el valor del yoga para los cristianos, por ejemplo. Los fundamentalistas religiosos, buscando reivindicar el monopolio de la verdad, han denunciado con frecuencia el yoga, pero es probable que un gran número de personas hoy en día repita las palabras de Mahatma Gandhi: «Igual que un árbol tiene un único tronco, pero muchas ramas y hojas, sólo hay una religión verdadera y perfecta que se convierte en muchas religiones cuando pasa a través del medio humano. La religión única va más allá de cualquier discurso; los hombres imperfectos la ponen en un lenguaje en el que pueden dominar y sus palabras son interpretadas por otros hombres igualmente imperfectos. De aquí la necesidad de la tolerancia, que no significa indiferencia ante la fe propia, sino un amor más inteligente y puro hacia ella. El verdadero conocimiento de la religión rompe las barreras entre fe y fe».

El yoga, al aumentar la verdadera paz de la mente, es un modo eficaz de romper las barreras, mentales y físicas.

CÓMO USAR EL LIBRO

Existen pocos requisitos para practicar el yoga. La ropa no debe oprimir los movimientos del cuerpo. La ropa de deporte ligera, como la que se usa en artes marciales, la de atletismo y los leotardos son apropiados. La cintura no debe estar oprimida. No usar cinturones, por ejemplo. Es mejor despojarse de los relojes de pulsera y de las joyas.

La mayoría de la gente prefiere tener su propia colchoneta o una manta gruesa para practicar sobre ellas, pero un suelo bien alfombrado y sin pol-

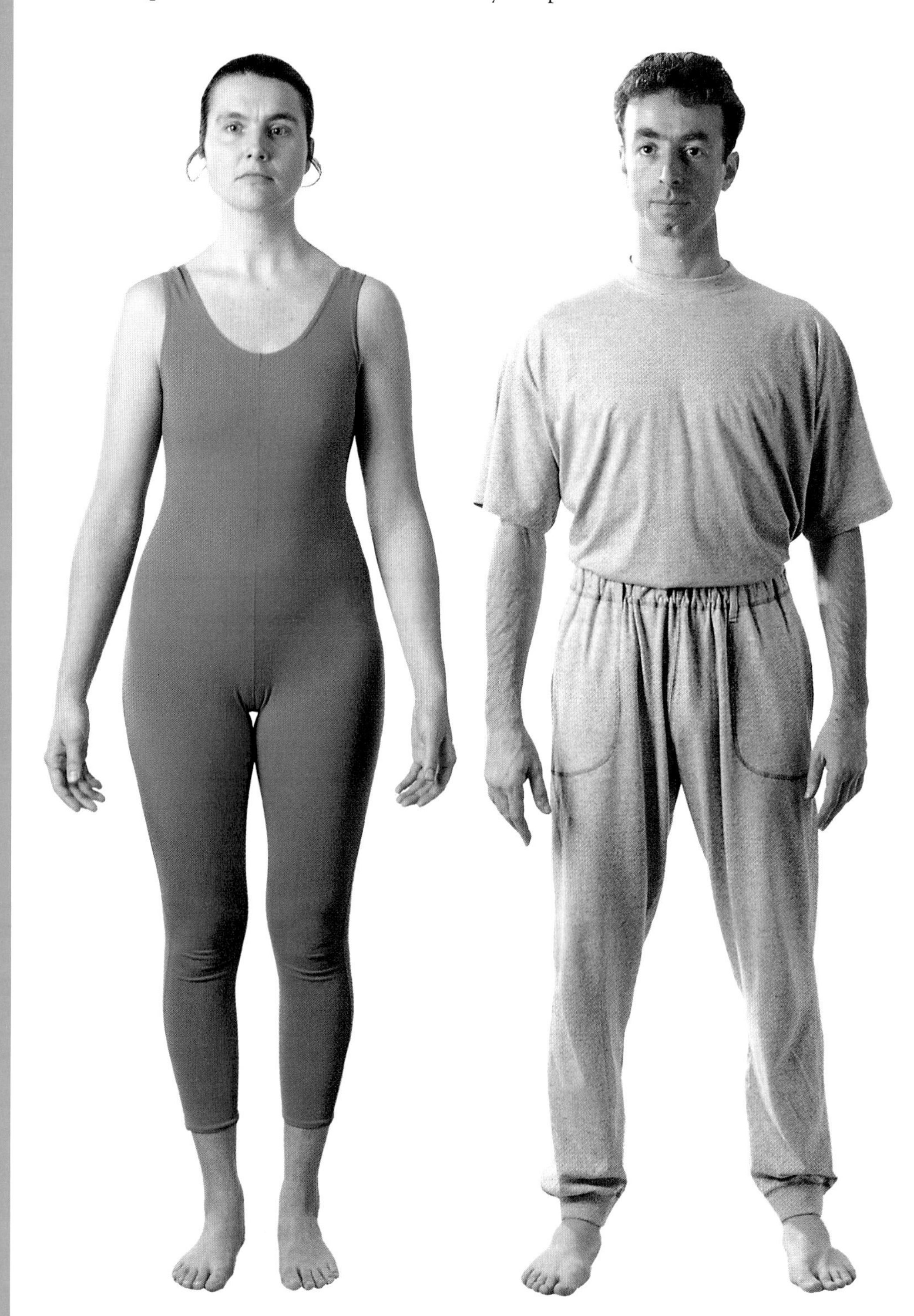

vo puede servir igual. Es importante que no se le resbalen los pies a la hora de hacer los ejercicios erguido. Un suelo de madera es ideal, pero no esencial. Si nota que se le resbalan los pies, quizás prefiera invertir en una delgada colchoneta de goma (las usadas en las acampadas podrían servir).

Trate de encontrar un lugar en el que tenga suficiente espacio para sus movimientos. Es importante tener una temperatura adecuada. Cuando se relaje puede cubrirse con una manta, pero evite cosas como los sacos de dormir porque oprimen el cuerpo.

Por supuesto, usted quiere estar en paz y tranquilo. Si cree que puede ser práctico, descuelgue incluso el teléfono o desconecte el contestador. Aprenda a no irritarse si lo interrumpen; esas emociones negativas pueden deshacer todo el beneficio para el que está trabajando.

Práctica regular

La palabra disciplina tiene connotaciones desagradables. A los niños normalmente no les gusta la disciplina de tener que lavarse bien las orejas, aunque, si se les obliga a ello, no sólo se convierte en un hábito, sino que después se sienten mejor y más cómodos.

La práctica regular de varios aspectos del yoga tiene la ventaja añadida de que los beneficios aparecen rápidamente si la disciplina se mantiene. Sin embargo, hay dos aspectos principales de la disciplina. El primero es que tiene que entregarse conscientemente a la práctica, dejando libre un periodo de tiempo y concentrándose completamente. No se obtiene ningún beneficio simplemente ejecutando los ejercicios. En este mundo tan ocupado, la gente tiende a hacer una cosa mientras piensa o se preocupa por otra. En esto reside la confusión, la ansiedad y la mala salud. Diez minutos de práctica de yoga completamente concentrado es mucho mejor para usted que media hora de ideas agitadas. El segundo es que debe seguir el programa más adecuado a sus necesidades. Es posible trabajar según un libro o una cinta de vez en cuando, pero recuerde siempre que cada uno de nosotros tiene necesidades diferentes. Ser consciente de esas necesidades, y ser capaz de enfrentarse a ellas, es esencial para el yoga.

El yoga y su salud

El objetivo de todas las técnicas de yoga es conseguir el mejor resultado con la mínima energía. Puesto que hacer un esfuerzo ocupa gran parte de nuestra vida diaria, debemos dar una serie de recomendaciones a aquellos que quieren practicar yoga.

- Si tiene alguna razón para creer que tiene un estado de salud que pueda verse afectado, por favor, busque consejo antes de empezar. Consulte aun profesor de yoga cualificado o a su doctor.

- Los que estén siendo tratados de problemas de corazón o de hipertensión (tensión arterial alta) pueden beneficiarse mucho con la práctica del yoga, pero deben evitar las posturas invertidas y tomar muy en serio la advertencia de no agotarse demasiado por acabar los ejercicios.

- Los que padezcan hernia de hiato deben evitar las flexiones hacia delante.

- El asma y la bronquitis pueden mejorar mucho con el yoga. Los asmáticos deben aprender lenta y suavemente a prolongar la espiración.

- Los problemas graves de pulmón provocarán daños en los tejidos. Deberán evitarse las técnicas de respiración más fuertes. Sin embargo podrá practicarse con regularidad una respiración natural pausada.

- Si nota que una postura le causa dolor, abandónela lentamente. Escuche a su cuerpo y nuncalo agote.

- El yoga contrarresta la tensión premenstrual, pero debe pedir consejo específico a una profesora.

- Existen libros sobre el yoga y el embarazo (ver bibliografía). No hay reglas generales porque las constituciones varían enormemente. De nuevo, la mejor salida es pedir consejo.

Millones de personas de todo el mundo practican hoy en día el yoga con regularidad. Durante los últimos veinte años, la Fundación el Yoga para la Salud no ha sabido de nadie que practicando en su propia casa haya perjudicado su salud. Al contrario, innumerables cartas dan testimonio de los beneficios que produce.

DESARROLLAR UN PROGRAMA

Hoy en día se invita a la gente para que siga todo tipo de programas de ejercicios diferentes. Si alguno de ellos encerrara la verdad, todos los demás se desvanecerían; muchos, sin embargo, contienen elementos de la misma que deben adaptarse a las necesidades personales.

El poeta Kahlil Gibran definió el propio concepto del yoga cuando escribió:
«No digas: "he encontrado la verdad", sino más bien: "he encontrado una verdad". No digas, "he encontrado el sendero del alma." Di más bien: "he encontrado al alma caminando hacia mi sendero." Por que el alma camina hacia todos los senderos.»

En este libro se ofrecen sugerencias para construir un programa regular de práctica al final del mes dos y hasta el once. Pero sólo se trata de sugerencias, destinadas a estimular el estudio y las decisiones personales. Se describen algunas posturas, como la del Conejo por ejemplo, pero no aparecen en las páginas de «Desarrollar el Programa». Eso no significa que no deban formar parte de una práctica regular, sino que la forma de encajarlas en ella es una cuestión de decisión personal. Para elaborar un programa personal, deben tenerse en cuenta los siguientes factores:
En lo que se refiere a los aspectos físicos de las posturas, relaciónelos con su propio cuerpo y sus necesidades, pero no vea necesariamente la poca inclinación a practicar algo que le parece difícil como un mensaje del cuerpo. Es mucho más probable que sea la consecuencia de una actitud perezosa.

Tenga siempre en mente el principio del equilibrio ya que se trata del centro del yoga. La necesidad de equilibrio mental puede influir sobre las posturas que decida ejecutar; la necesidad de equilibrio físico determinará el orden en que las ejecute. Muchas posturas van siempre seguidas de una contra postura. Por ejemplo, un estiramiento hacia delante debe seguirse de un estiramiento hacia atrás.

«Objetivos del mes» proporciona los puntos centrales de un mes en concreto. Téngalos siempre en mente cuando aprenda las nuevas actividades para ese mes.
Los «Paneles de pensamiento» complementan las actividades, orientándonos y estimulando la conciencia de interacción entre cuerpo y mente.
Número indicador del mes.
MES
9
NUEVE
DESARROLLAR LAS «ASANAS»
OBJETIVOS DEL MES
ECHARSE HACIA ATRÁS Y ESTIRAR EL CUERPO
MOVERSE AL REVÉS

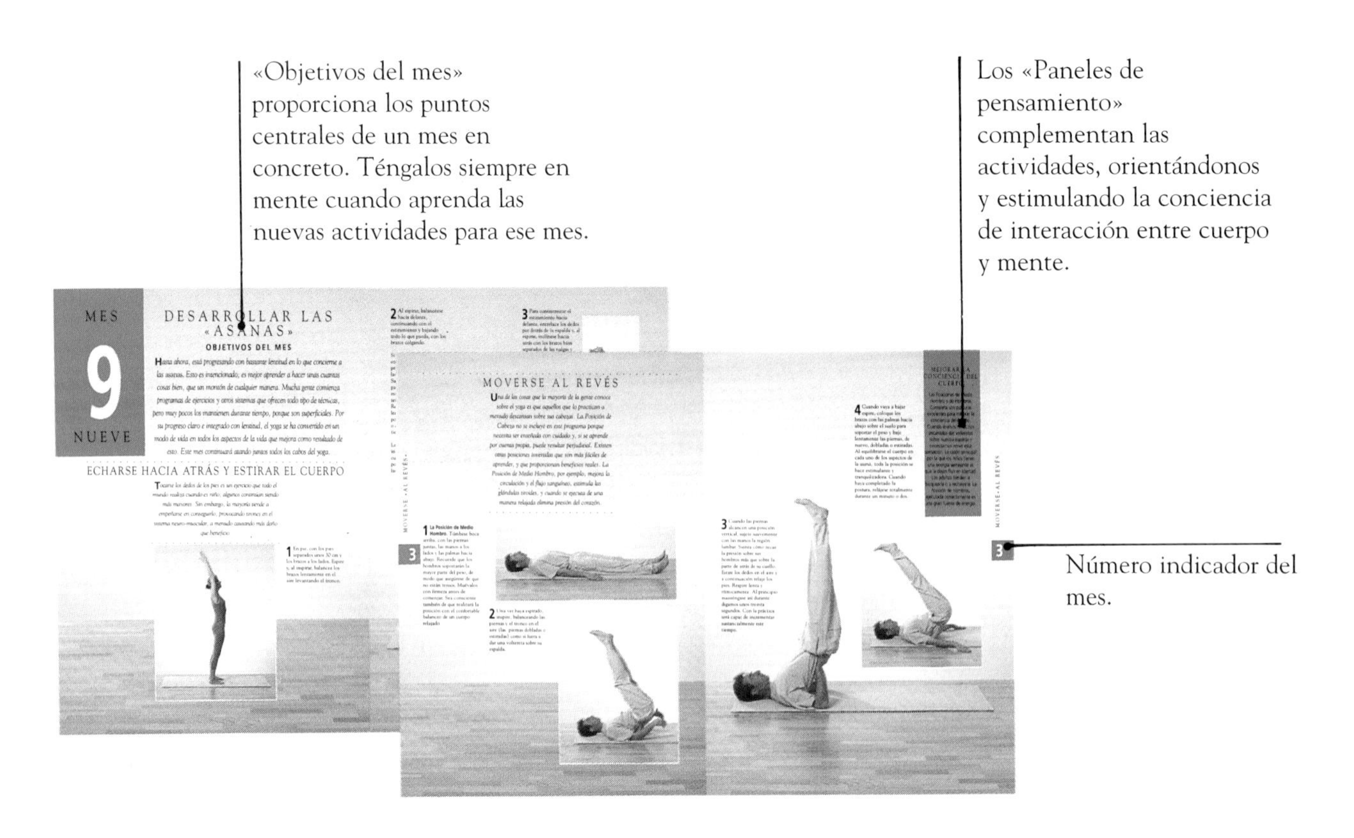

Introducción al programa de cada mes. Es importante leerlo antes de empezar a desarrollar su programa diario para cada mes. Recuerde que estos programas ofrecen una serie de ejemplos: la decisión final es suya.

Se ha identificado con un color diferente cada parte de su práctica del yoga: posturas, respiración, relajación y meditación.

Las imágenes sirven para ayudarnos a recordar. Retroceda a las páginas principales si necesita estudiar la postura o refrescar la memoria.

Las flechas lo conducen por el programa.

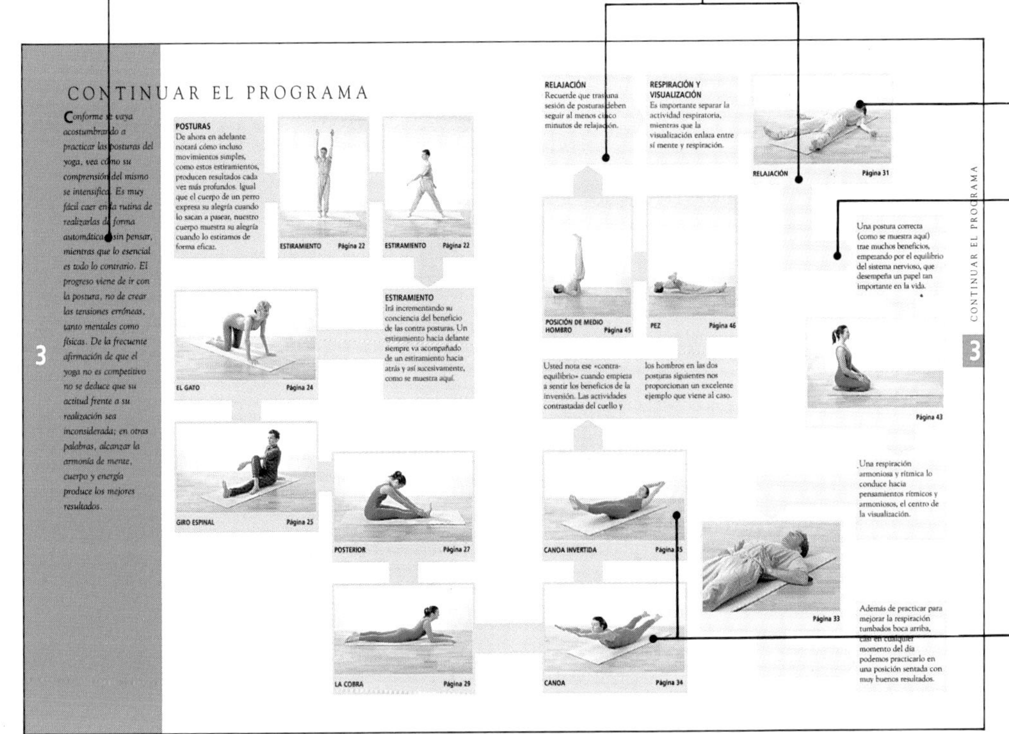

CONTINUAR EL PROGRAMA

Conforme se vaya acostumbrando a practicar las posturas del yoga, vea cómo su comprensión del mismo se intensifica. Es muy fácil caer en la rutina de realizarlas de forma automática sin pensar, mientras que lo esencial es todo lo contrario. El progreso viene de ir con la postura, no de crear las tensiones erróneas, tanto mentales como físicas. De la frecuente afirmación de que el yoga no es competitivo no se deduce que su actitud frente a su realización sea inconsiderada; en otras palabras, alcanzar la armonía de mente, cuerpo y energía produce los mejores resultados.

3

POSTURAS
De ahora en adelante notará cómo incluso movimientos simples, como estos estiramientos, producen resultados cada vez más profundos. Igual que el cuerpo de un perro expresa su alegría cuando lo sacan a pasear, nuestro cuerpo muestra su alegría cuando lo estiramos de forma eficaz.

ESTIRAMIENTO Página 22

ESTIRAMIENTO Página 22

ESTIRAMIENTO
Irá incrementando su conciencia del beneficio de las contra posturas. Un estiramiento hacia delante siempre va acompañado de un estiramiento hacia atrás y así sucesivamente, como se muestra aquí.

EL GATO Página 24

GIRO ESPINAL Página 25

POSTERIOR Página 27

LA COBRA Página 29

RELAJACIÓN
Recuerde que tras una sesión de posturas deben seguir al menos cinco minutos de relajación.

RESPIRACIÓN Y VISUALIZACIÓN
Es importante separar la actividad respiratoria, mientras que la visualización enlaza entre sí mente y respiración.

RELAJACIÓN Página 31

Una postura correcta (como se muestra aquí) trae muchos beneficios, empezando por el equilibrio del sistema nervioso, que desempeña un papel tan importante en la vida.

POSICIÓN DE MEDIO HOMBRO Página 45

PEZ Página 46

Usted nota ese «contra-equilibrio» cuando empieza a sentir los beneficios de la inversión. Las actividades contrastadas del cuello y los hombros en las dos posturas siguientes nos proporcionan un excelente ejemplo que viene al caso.

Página 43

Una respiración armoniosa y rítmica lo conduce hacia pensamientos rítmicos y armoniosos, el centro de la visualización.

CANOA INVERTIDA Página 35

Página 33

Además de practicar para mejorar la respiración tumbados boca arriba, casi en cualquier momento del día podemos practicarlo en una posición sentada con muy buenos resultados.

CANOA Página 34

CONTINUAR EL PROGRAMA 3

Algunas posturas van emparejadas, bien porque las comparamos una con la otra, o bien porque determinadas posturas siempre van seguidas de ciertas contraposturas.

Recuerde que las posturas, relajación, visualización y meditación son partes integrantes de nuestra vida. No intente mezclarlas en una ensalada, sino asegúrese de que cada una desempeña el papel que le corresponde.

Cuando desarrolle su programa diario, retroceda constantemente, hasta el comienzo. No siempre podrá acordarse de los principios y de los diferentes aspectos de la práctica. Abarque todo el asunto con sensibilidad y la felicidad, la salud, la paz y un sentimiento de satisfacción serán suyos.

Comenzar

Si puede, establezca un tiempo fijo para la práctica. Deje pasar al menos una hora y media para hacer la digestión de un tentempié o dos horas para una comida antes de empezar. Esto es para todas las posturas, incluyendo la respiración, la visualización y la meditación. Es importante permitir la digestión para actuar con libertad.

La duración de su práctica dependerá del tiempo del que disponga y de las posturas que elija para cada sesión. Sin embargo, es mejor hacer diez minutos que saltarse la práctica.

Es positivo practicar todas las posturas nuevas hasta que podamos recordar los pasos sin tener que volver constantemente a las instrucciones. Es aconsejable releer las instrucciones de vez en cuando para asegurarnos de que estamos haciendo la postura correctamente y de que no nos hemos olvidado ningún paso.

Alguna gente se sentirá más a gusto haciendo la misma secuencia cada día, otra, preferirá variar. En cualquier caso, desde el principio, desarrolle el hábito de repasar la parte del libro que ha estudiado, recuerde los puntos realizados y elija usted mismo lo que planee hacer.

MES 1 UNO

COMENZAR

MES 2 DOS

AMPLIAR EL CAMPO DE ACCIÓN

MES 3 TRES

EL YOGA MINUTO A MINUTO

MES 4 CUATRO

MEDITACIÓN

MES 5 CINCO

CUERPO Y MENTE

MES 6 SEIS

CREATIVIDAD ACTIVA

MES 7 SIETE

SOBRE LA ENERGÍA

MES 8 OCHO

CONTROL DE LA MENTE

MES 9 NUEVE

DESARROLLAR LAS ASANAS

MES 10 DIEZ

PROPORCIÓN

MES 11 ONCE

CONCENTRARSE -SER SÓLO UNO

MES 12 DOCE

ADAPTAR LAS POSTURAS A LAS NECESIDADES

MES

1

UNO

COMENZAR

OBJETIVOS DEL MES

En yoga, es esencial progresar lentamente. No olvide nunca que el objetivo principal es controlar la mente y eso exige un acercamiento tranquilo y metódico. Tenga esto en cuenta cuando aborde las asanas (posturas), aunque sienta que puede hacer más de lo que se enseña. Conténgase trabajando dentro de unas limitaciones y consiguiendo resultados precisos. Si sigue este principio, a final del mes hará sólo un pequeño número de cosas, pero las hará bien.

LIBERAR CUELLO Y HOMBROS

Las primeras zonas del cuerpo que se agarrotan son el cuello y los hombros. Los músculos responden rápidamente a la tensión y a una postura inadecuada, de modo que debemos ejecutar movimientos simples para relajar esas áreas a lo largo del día.

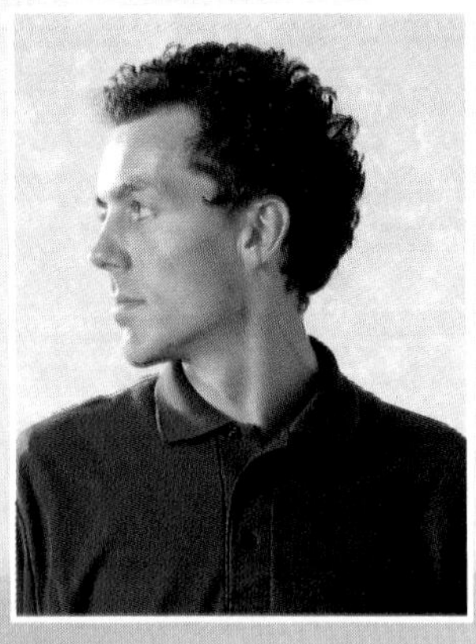

1 Siéntese, mirando hacia delante. Inspire y después espire, girando la cabeza hacia la derecha. Deténgase cuando la respiración se detenga. Inspire de nuevo sin moverse y vuelva a girar la cabeza hacia la derecha cuando esté espirando.

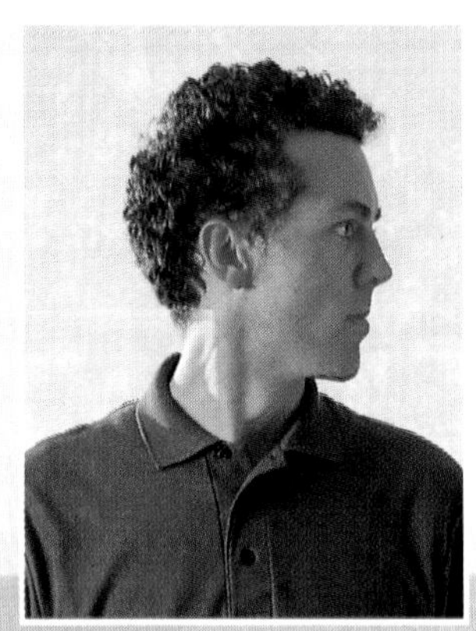

2 Mantenga la posición y sienta como se relajan sus músculos cada vez que espira. Inspirando, vuelva la cabeza hacia el frente y después, durante la espiración, gírela hacia la izquierda, siguiendo el mismo proceso que en el punto 1. Deje que algunas espiraciones lentas relajen los músculos.

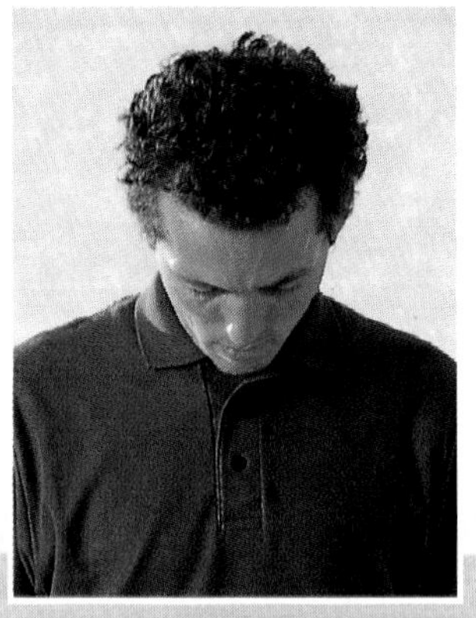

3 Lleve la cabeza al frente de nuevo con una inspiración y, espirando, acerque la barbilla hacia el pecho. Continúe respirando rítmicamente y cada vez que espire agache más la cabeza, presionando más la barbilla contra el pecho.

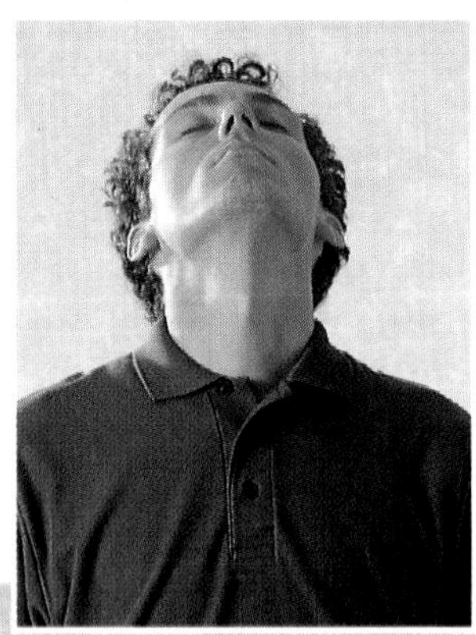

4 Inspirando, levante la cabeza y espirando, échela hacia atrás. Apriete la mandíbula. Continúe respirando tranquilamente y cada vez que espire eche la cabeza hacia atrás un poco más, estirando la parte frontal del cuello. Finalmente, espirando, levante la cabeza.

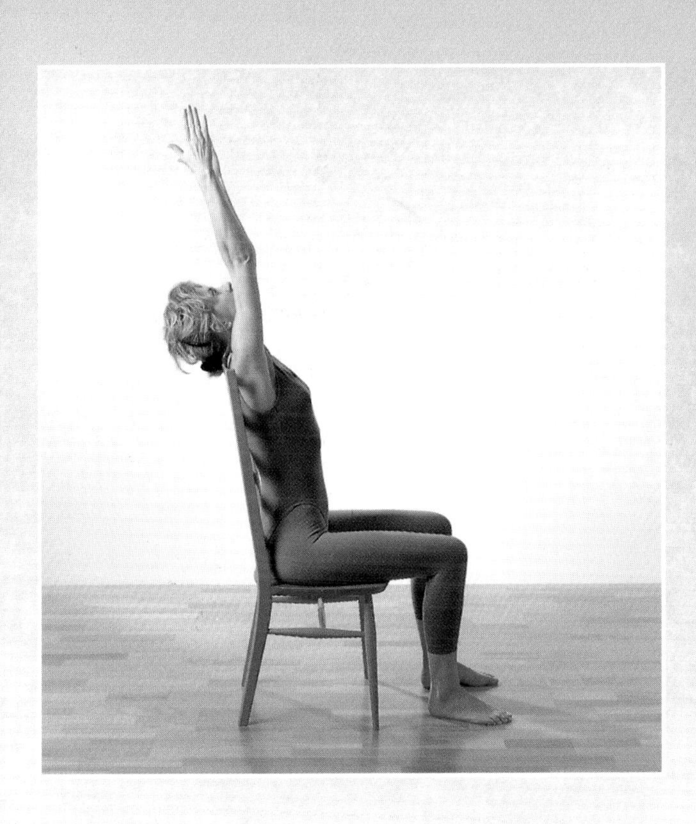

5 Combinando la respiración con un movimiento enérgico, esa energía puede bombearse rápidamente a nuestro cuerpo. Ésta es una forma ideal de ponernos en marcha cuando nos sentimos entumecidos o aletargados, especialmente por la mañana. Practíquelo sentándose en el borde de la cama o en una silla, o sentándose en el suelo sobre sus talones. Cuando haya espirado, levante rápidamente los brazos por encima de la cabeza, inspirando profundamente por la nariz.

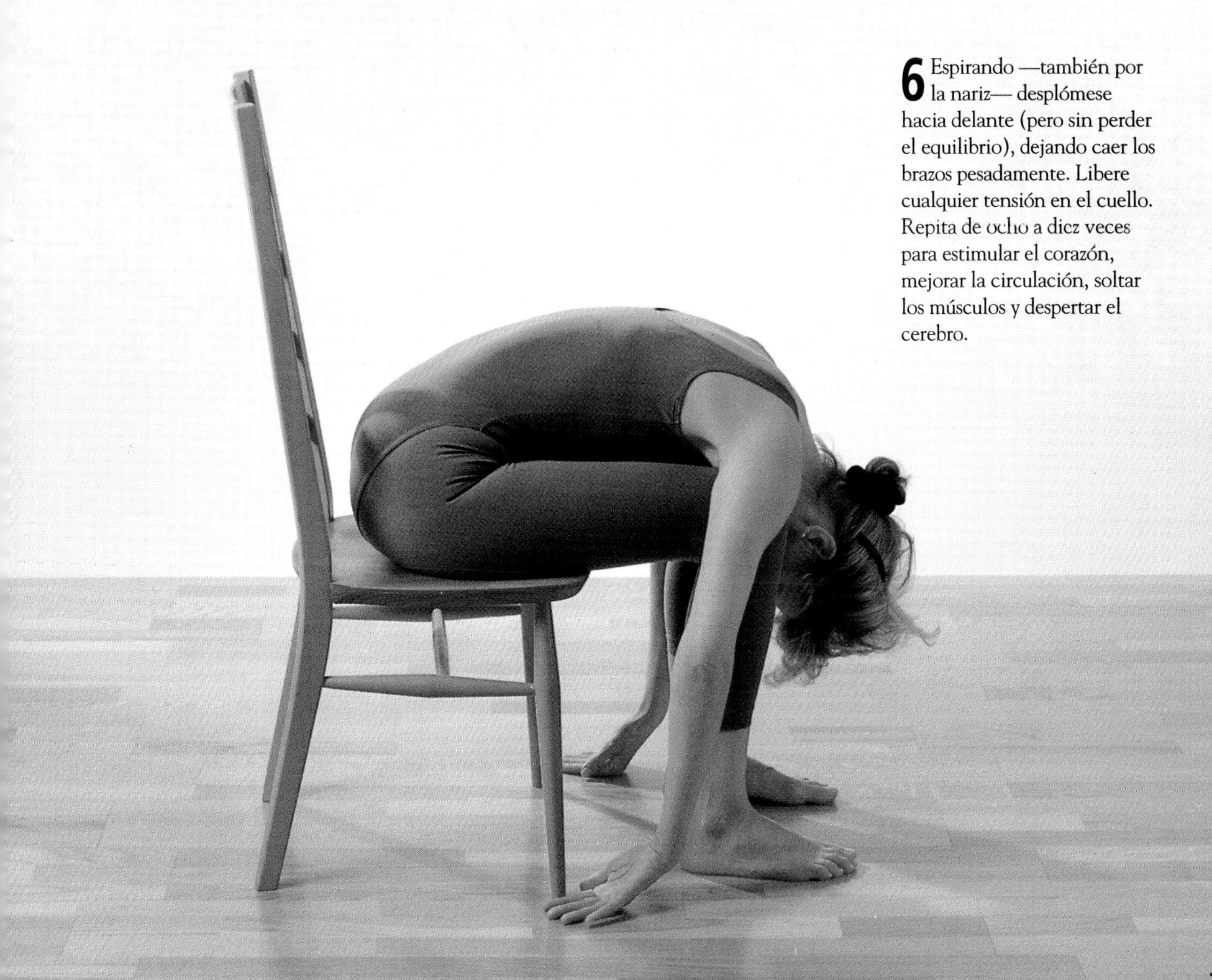

6 Espirando —también por la nariz— desplómese hacia delante (pero sin perder el equilibrio), dejando caer los brazos pesadamente. Libere cualquier tensión en el cuello. Repita de ocho a diez veces para estimular el corazón, mejorar la circulación, soltar los músculos y despertar el cerebro.

ESTIRAMIENTO

El estiramiento es importante tanto para la salud como para el bienestar. Debe efectuarse de manera suave y lenta, sin dar tirones. Esta rutina tonificará los nervios y los músculos, y mejorará la circulación.

1 En posición erguida, con los pies un poco separados, las palmas de las manos juntas tocando el pecho. Mantenga esta posición tranquilamente durante un minuto.

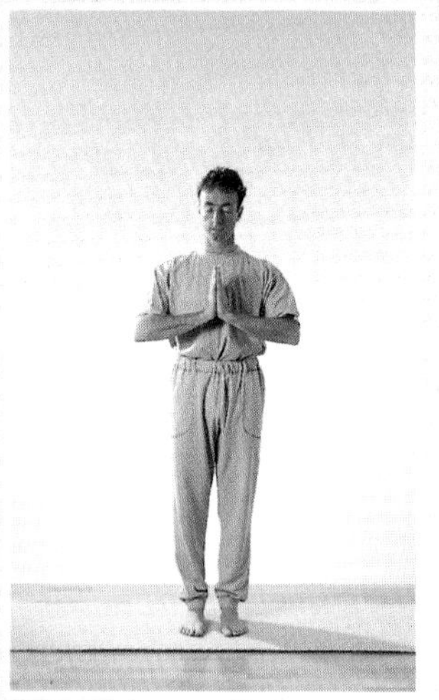

2 Manteniendo las palmas juntas, coloque las manos sobre la cabeza, con los codos hacia fuera. Espire profunda y lentamente.

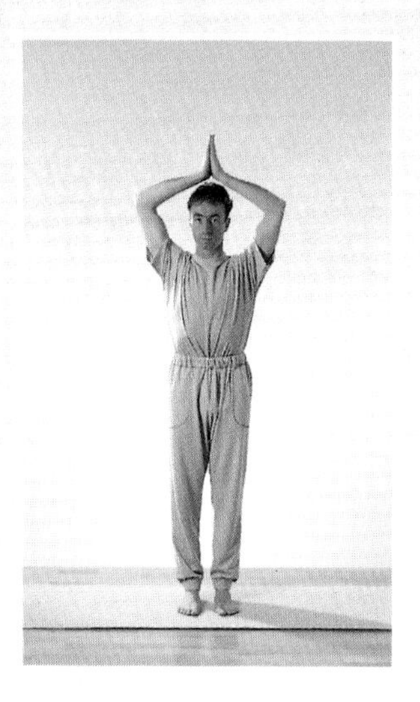

3 Inspirando, estire lentamente los brazos hacia arriba, con las palmas juntas. Repita los pasos 2 y 3 cinco veces, inspirando en el estiramiento.

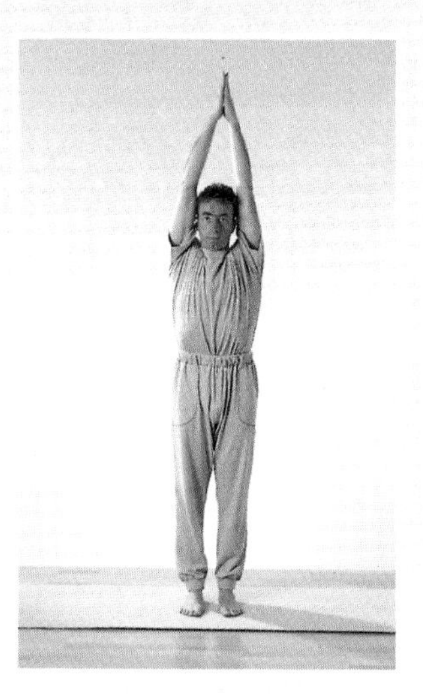

4 En el siguiente estiramiento, abra las palmas hacia delante y levante los brazos todo lo alto que pueda.

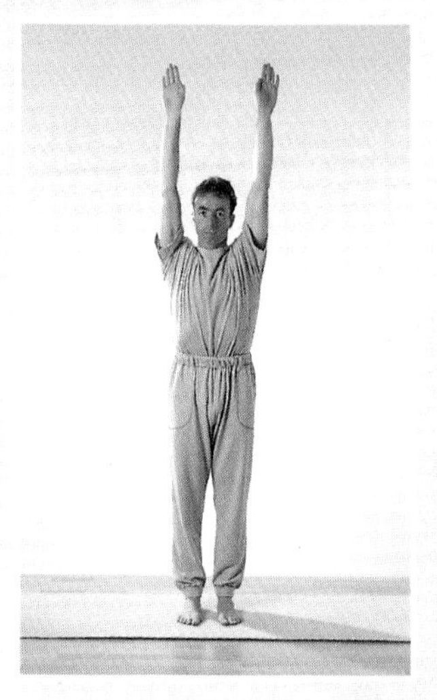

5 Ahora, espirando, estírese hacia delante, manteniendo la espalda todo lo derecha posible.

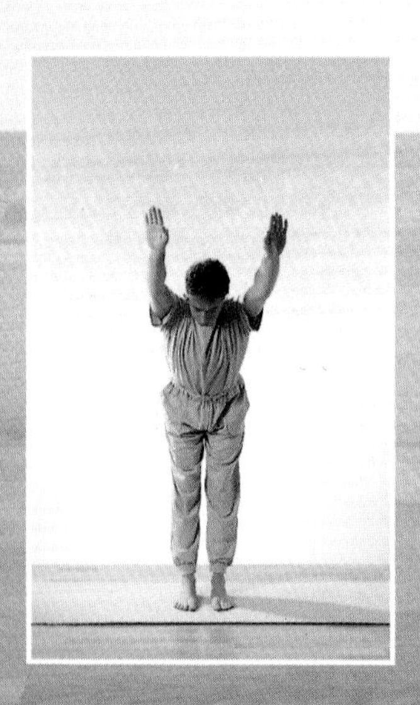

6 Inspirando, póngase derecho y échese hacia atrás, doblando las rodillas para mantener el equilibrio.

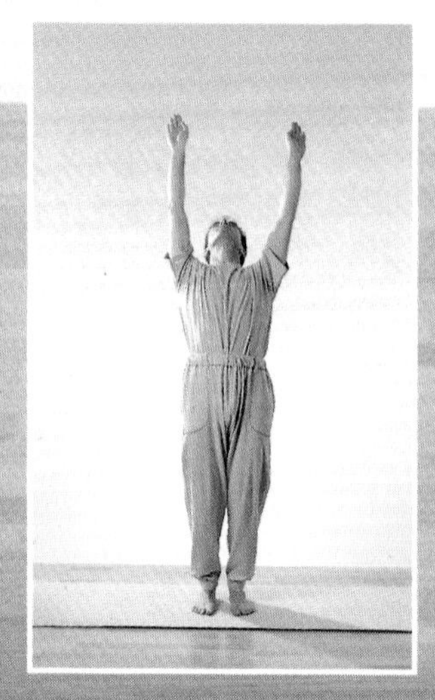

7 Póngase derecho de nuevo, espire y estírese hacia la derecha, con los brazos extendidos. Repita el mismo movimiento hacia la izquierda, antes de estirarse una vez más como en el paso 4.

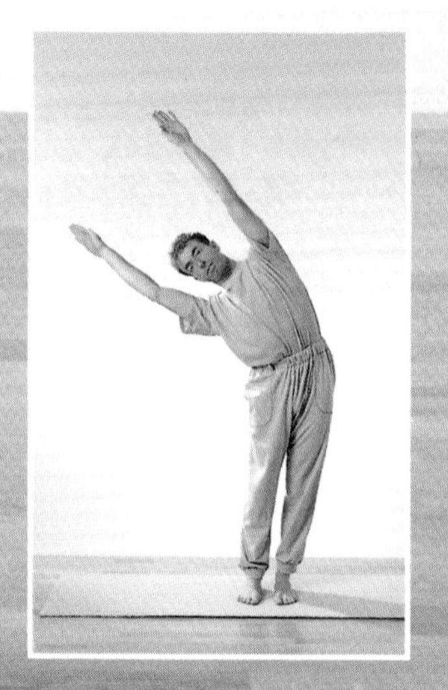

8 Acabe juntando las palmas otra vez, primero sobre la cabeza, luego junto al pecho y finalmente en los lados. Después deje que la cabeza, los hombros, el tronco y los brazos se muevan libremente y gire de un lado a otro.

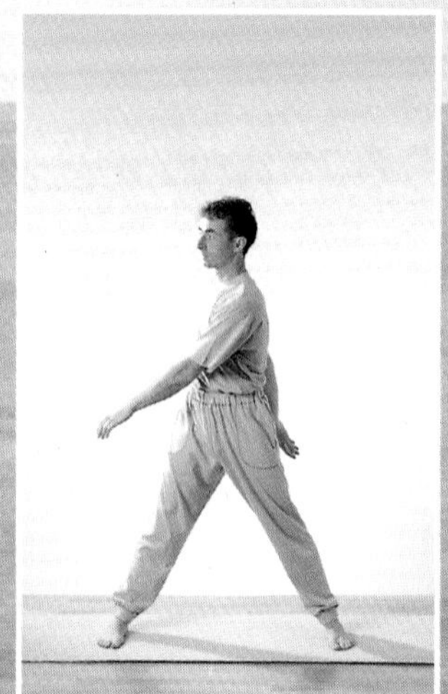

LA RESPIRACIÓN DE LA VIDA

Respirar es vida, pero además tenemos gran control voluntario sobre nuestra respiración. La clave para nuestro sistema de energía está en el diafragma: un fuerte músculo unido a las costillas inferiores, que separa el pecho del abdomen. El diafragma actúa como un pistón, bombeando literalmente la energía del cuerpo.

EL CONTROL DE LA RESPIRACIÓN

La respiración no sólo activa el cuerpo, sino que es también la base del funcionamiento del cerebro y de la mente. Aunque es una función automática, controlar la respiración puede mejorar nuestra vida diaria.

Las preocupaciones, la angustia, la agitación y la excitación pueden afectar el modo de respirar, dificultando la armonía y la corriente de energía. Prestar una atención razonable a la forma en que respiramos es la base de un modo de vida efectivo.

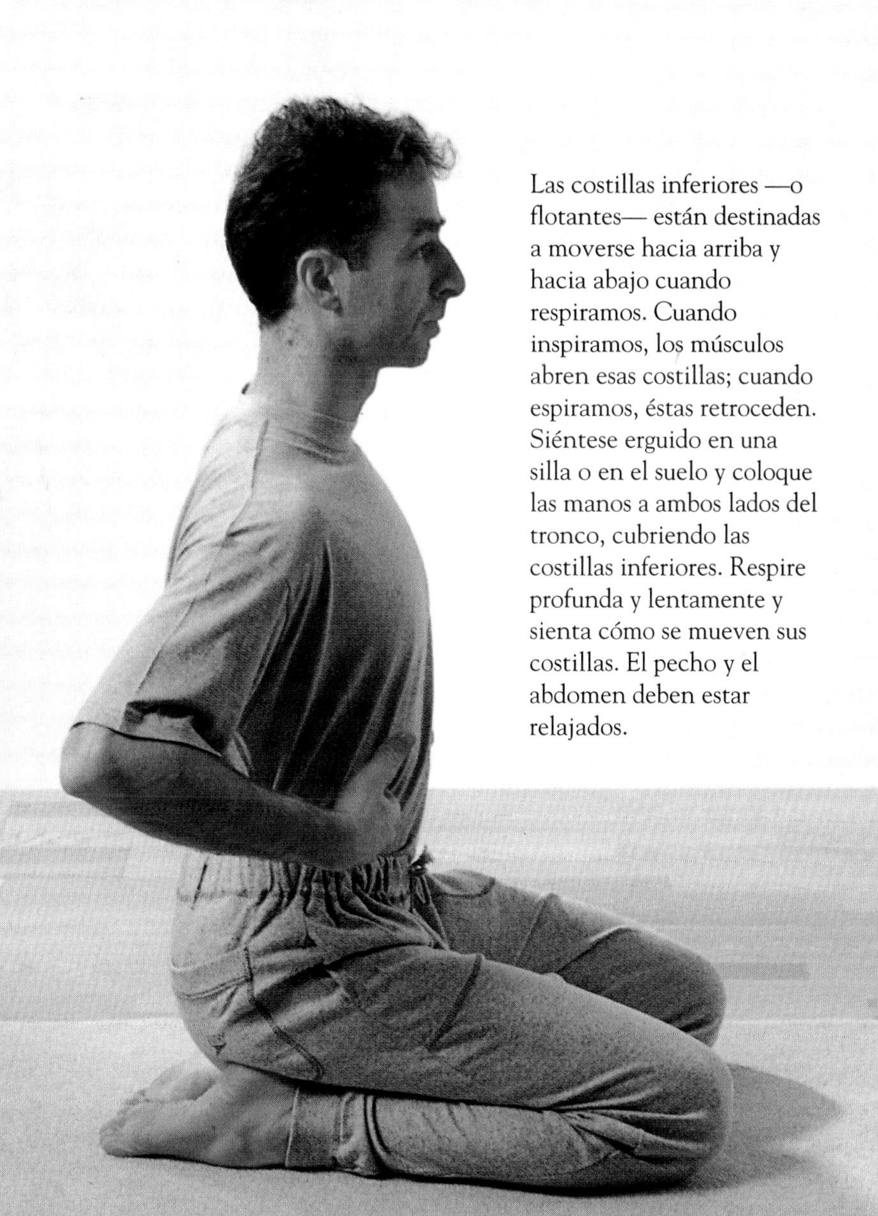

Las costillas inferiores —o flotantes— están destinadas a moverse hacia arriba y hacia abajo cuando respiramos. Cuando inspiramos, los músculos abren esas costillas; cuando espiramos, éstas retroceden. Siéntese erguido en una silla o en el suelo y coloque las manos a ambos lados del tronco, cubriendo las costillas inferiores. Respire profunda y lentamente y sienta cómo se mueven sus costillas. El pecho y el abdomen deben estar relajados.

UNA ESPINA DORSAL FLEXIBLE

En la anatomía de los seres humanos, la espina dorsal es importantísima. Proporciona una flexibilidad y un soporte esenciales así como un canal vital para los nervios, al tiempo que su alineación afecta al funcionamiento de músculos importantes. La dejamos que se agarrote o se deforme a riesgo nuestro.

Cuando realicemos los movimientos de yoga para la espina dorsal, tenemos que recordar siempre que el cuerpo funciona como un bloque.

1 **El Gato.** Colóquese a gatas, con las rodillas separadas y con las palmas mirando hacia delante debajo de los omóplatos. Inspire, bajando la espalda y levantando la cabeza. Manténgase así unos segundos.

2 Espirando, arquee la espalda todo lo que pueda, bajando la cabeza entre los brazos. Mantenga la posición durante unos segundos. Repita entre 10 y 20 veces.

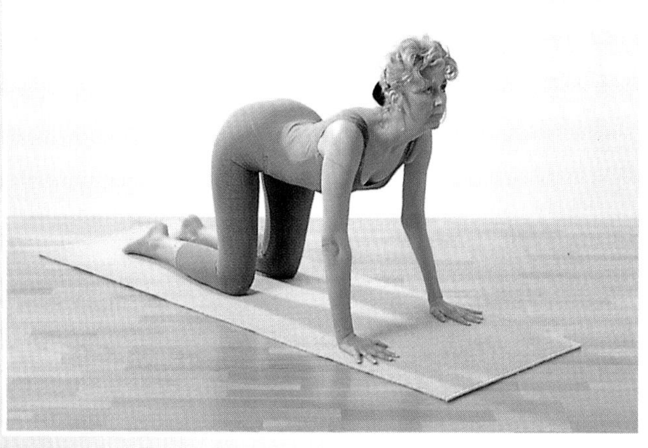

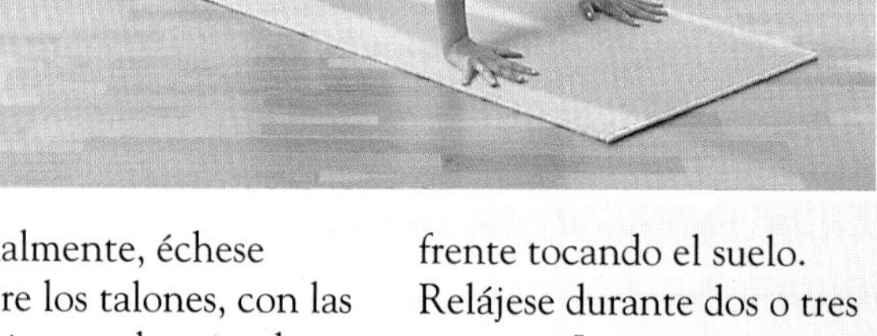

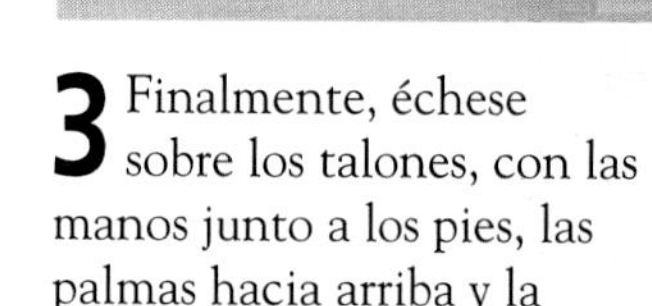

3 Finalmente, échese sobre los talones, con las manos junto a los pies, las palmas hacia arriba y la frente tocando el suelo. Relájese durante dos o tres minutos. Levántese tranquila y lentamente.

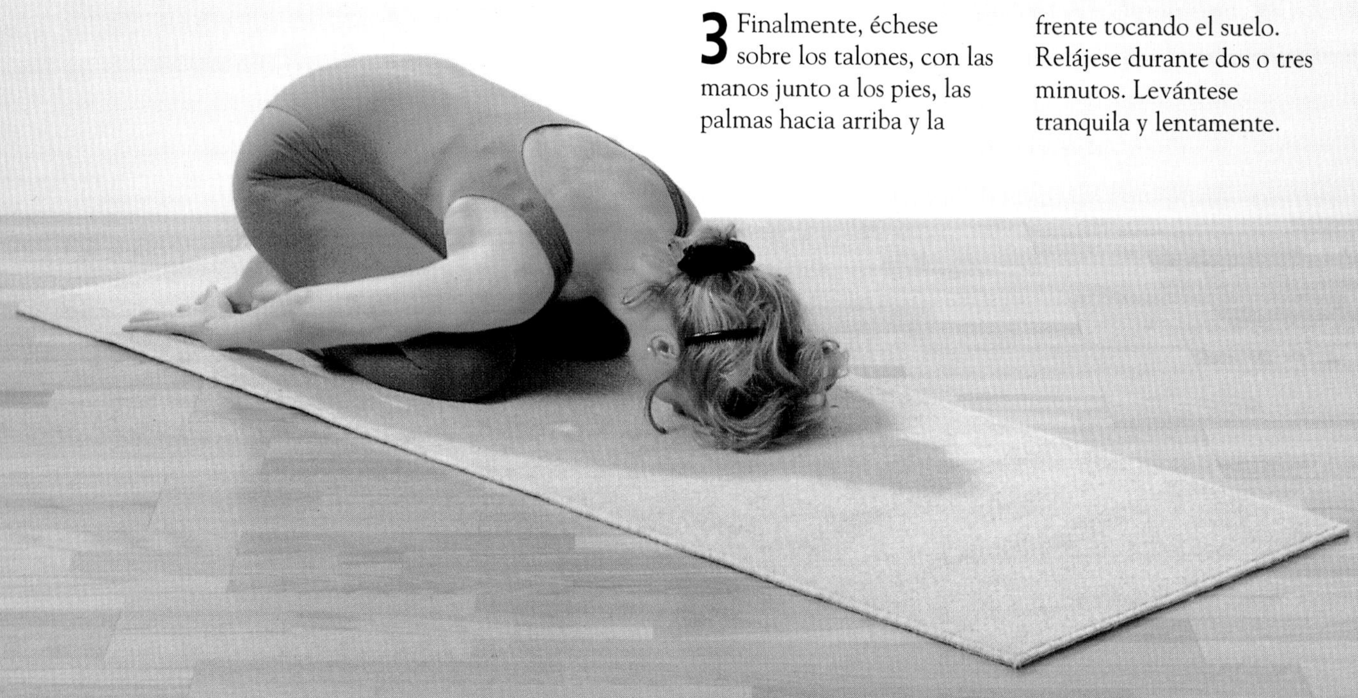

GIRO ESPINAL

Realizar giros con la espina dorsal puede producir problemas muy dolorosos si no se ha mantenido la flexibilidad adecuada. Mucha gente, al hacerlo bruscamente ha tenido que pasar mucho tiempo con un corsé ortopédico.

Esta es una versión simple, pero efectiva, del Giro Espinal. Recuerde que moviéndonos lentamente y manteniendo la posición mejoramos la elasticidad de los músculos. Los movimientos repentinos y violentos siempre son perjudiciales. Trabaje realmente con los omóplatos: casi siempre giran en redondo más de lo que pensamos que pueden.

CONSIDERAR EL CUERPO COMO UN CONJUNTO

Aunque necesitamos ejercitar las partes del cuerpo, siempre debemos considerar el conjunto. Trabajar con la espina dorsal es trabajar con todo el ser. El Gato es un movimiento lento y dinámico; el Giro Espinal es estático. Cada uno tiene sus propios beneficios especiales.

Cuando realice el Gato, deje que la mente acentúe la sinuosidad. Cuando haga el Giro Espinal, aclare la mente y deje que siga el máximo sentido de relajación.

1 Siéntese con las piernas extendidas, los pies juntos y los dedos apuntando hacia arriba. Recuerde sentarse erguido, levantando un poco el tronco, pero sin ponerlo rígido.

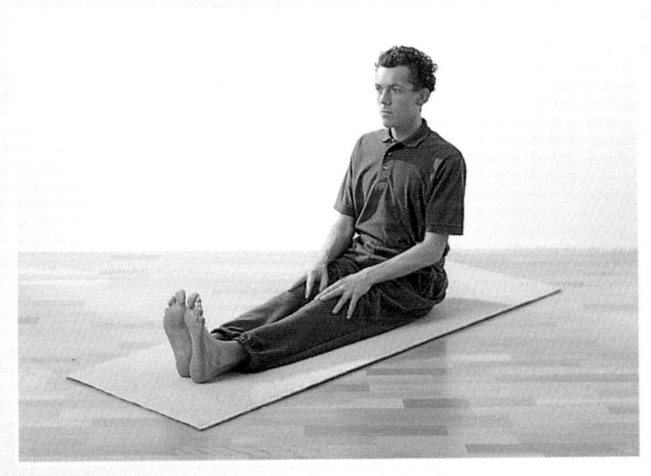

2 Ponga la mano derecha en la espalda, sienta dónde tiene la espina dorsal y colóquela en el suelo, al mismo nivel que la columna, unos centímetros separada de la espalda.

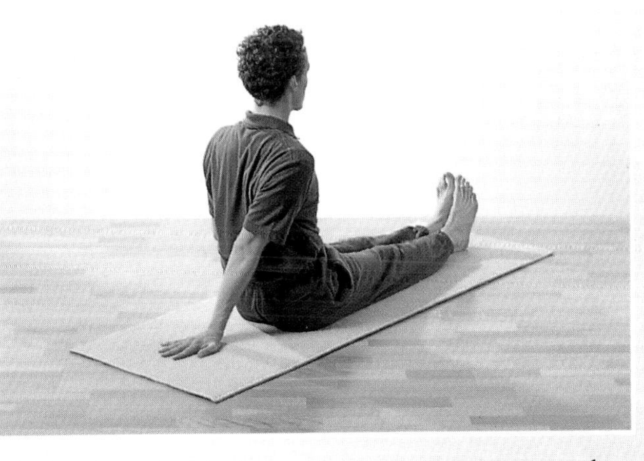

3 Doble la pierna derecha, colocándola por encima de la articulación de la rodilla izquierda. A continuación coloque el brazo izquierdo contra la rodilla derecha. Inspire.

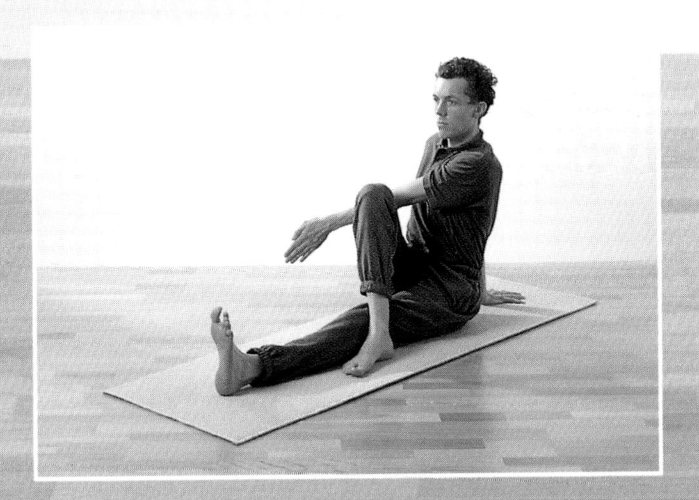

4 Cuando espire, gire los hombros con firmeza, pero sin dar tirones, hacia la derecha. Cierre los ojos y manténgase así, respirando rítmicamente durante al menos 30 segundos. Repita los pasos 1-4 hacia el otro lado.

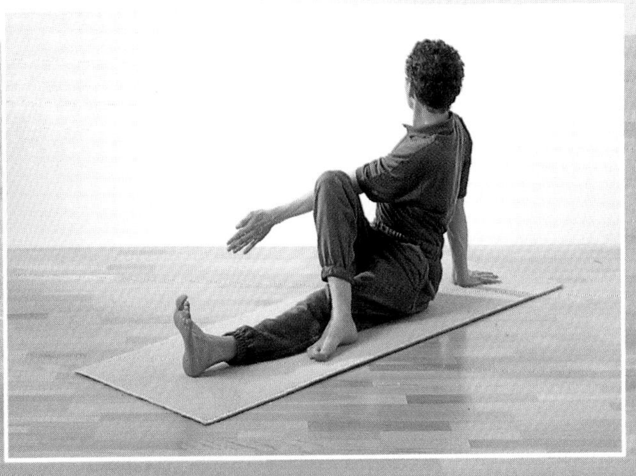

ESTIRAMIENTO POSTERIOR DEL CUERPO

Posterior se refiere aquí a toda la parte de atrás del cuerpo. Debe recordar que está sometido constantemente a la fuerza de la gravedad. A lo largo de los años esto puede comprimir el cuerpo y tenemos que contrarrestarlo con estiramientos eficaces.

El Estiramiento Posterior del Cuerpo funciona desde los dedos de las manos a los de los pies: estirando la parte de atrás del cuerpo y comprimiendo la parte frontal del tronco. La mayoría de la gente deja que el cuerpo se le agarrote. Mientras más se mete la mente en ese agarrotamiento, mayor es el problema. No vea la postura ni fácil ni difícil; simplemente dígase a usted mismo: «voy a hacerlo», y siga las instrucciones cuidadosamente.

1 Siéntese en el suelo con las piernas estiradas, los pies un poco separados y los dedos hacia arriba. Deje las manos descansando sobre el suelo, con las palmas boca abajo y a los lados. Espire lentamente y después, al inhalar, estire los brazos hacia arriba en el aire, levantando el tronco. Esto estirará la espina dorsal y los músculos posteriores.

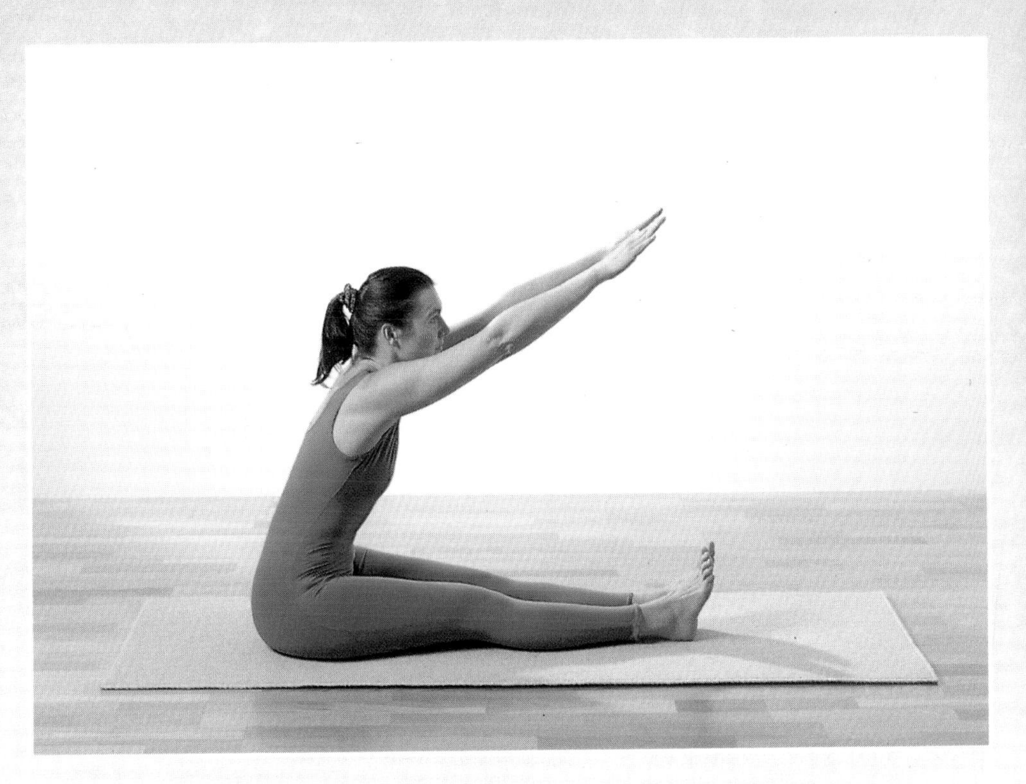

QUITARSE LA RIGIDEZ

Esta es una posición que mucha gente encuentra difícil, pero si se concentra en la dificultad nunca progresará. En la mayoría de los casos, esta rigidez procede de una falta de uso pero los músculos son perfectamente capaces de estirarse. Esto puede aplicarse igualmente a los tendones de la corva. Desde el principio, practique esta asana tranquila y lentamente, y no deje que el tiempo le afecte.

2 Cuando espire, estírese lentamente hacia delante, manteniendo la espalda extendida, los brazos estirados y la parte posterior de las piernas en el suelo. La respiración y el movimiento deben ir unidos y el único pensamiento debe ser el de llegar hacia delante.

3 Cuando acabe de espirar, agarre con las manos la parte más alejada que pueda: los dedos, los pies, los tobillos o incluso las pantorrillas. Mantenga un estiramiento relajado con la cabeza colgando hacia abajo. Manténgase así, respirando suavemente, durante al menos 30 segundos. Póngase erguido, estirándose e inspirando. Después tiéndase y relájese.

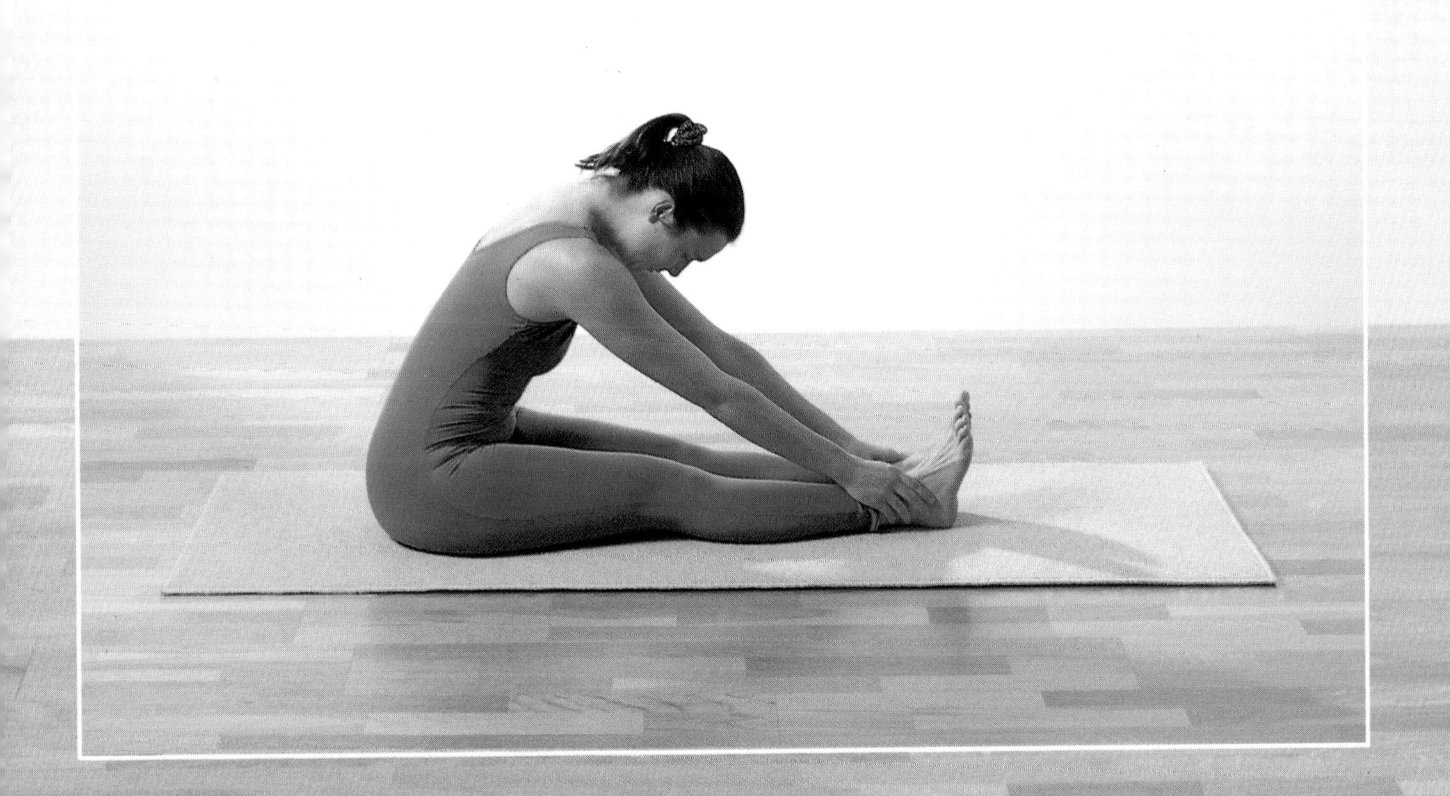

LA COBRA

Las posturas de yoga están equilibradas. Si seguimos el Estiramiento Posterior del Cuerpo de la Cobra, el estiramiento y la compresión se verán complementados. La clave para ejecutar esta postura, es que la Cobra imita a una serpiente que se levanta. Debe ser un movimiento natural e inevitable que en ningún sentido se debe forzar para causar efecto. De este modo, estiramos la parte delantera del cuerpo, se abren tanto el pecho como el abdomen y se comprimen la espalda y la espina dorsal. Un buen modo de comenzar es pensar en un movimiento de danza lento y de despliegue, como los pétalos de una flor que se abre.

1 Comience tumbándose boca abajo, con la frente en el suelo, los brazos a los lados y las palmas hacia arriba. Siéntase cómodo y relajado. Espire lentamente.

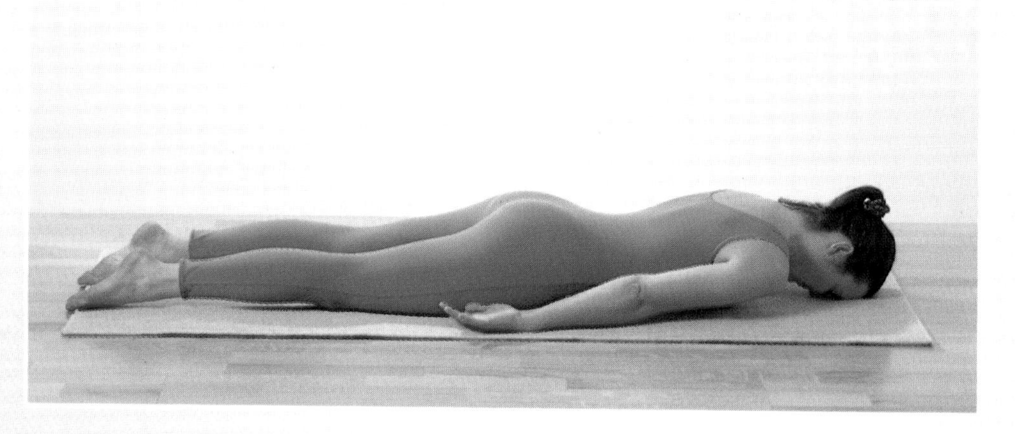

2 Al inspirar, levante la cabeza, el cuello, los hombros y el pecho. Cuando sienta la necesidad de un apoyo adicional, coloque las manos delante de usted, con las palmas hacia abajo, para ayudar al movimiento hacia arriba.

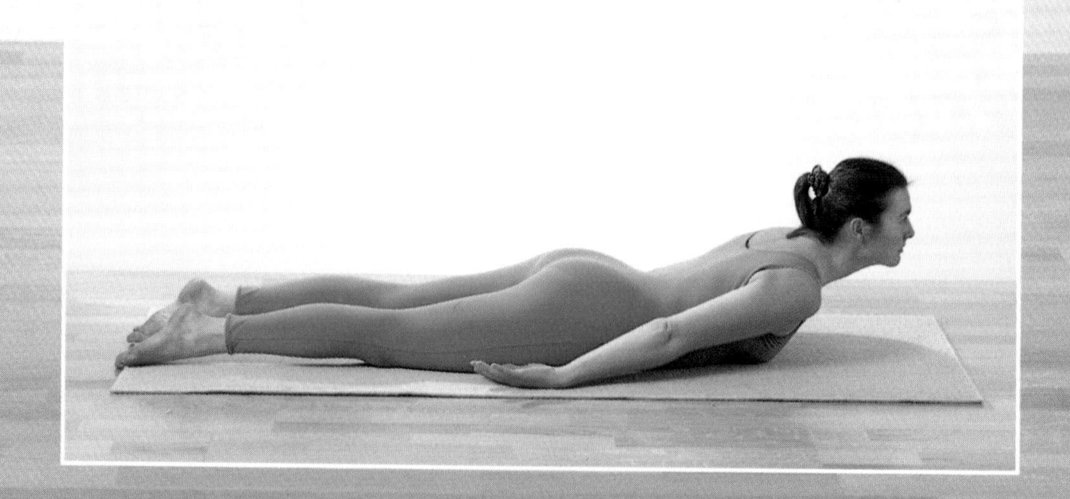

3 Si tiene la espalda débil, o tiene alguna debilidad muscular o de la espina dorsal, puede completar inicialmente la posición con los antebrazos resistiendo en el suelo. En muchos casos, ésta será una posición provisional. Conforme aumente la fuerza y la confianza, transfiera la fuerza a las palmas.

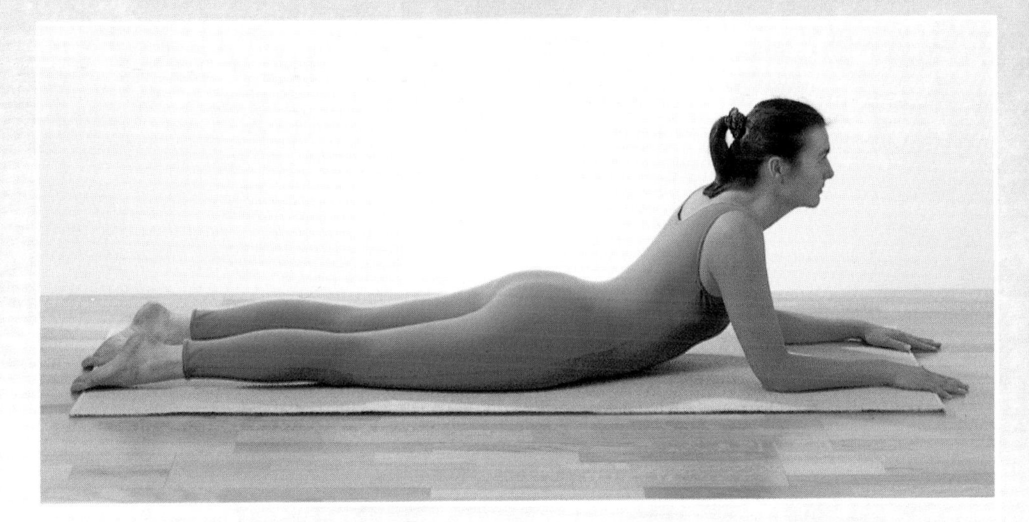

LA ACTITUD CORRECTA

Trate de ceñirse al espíritu de la postura. Por ejemplo, la gente a menudo suele desplomarse al final de la Cobra, pero una serpiente se dejaría caer cuidadosa y completamente. Este control es importante porque ayuda a establecer nuestro control general. Cuando ejecute la Cobra, sea la Cobra.

4 Continúe levantando la parte superior del cuerpo, con los brazos extendidos (sin doblar los codos). Ajuste las manos hasta encontrar la posición más cómoda. Mantenga las caderas y las piernas en el suelo, de modo que los brazos y el tronco equilibren la parte superior del cuerpo. Cierre los ojos y respire lenta y tranquilamente. Mantenga la postura durante al menos 30 segundos y déjese caer durante la espiración, invirtiendo el movimiento y relajándose después.

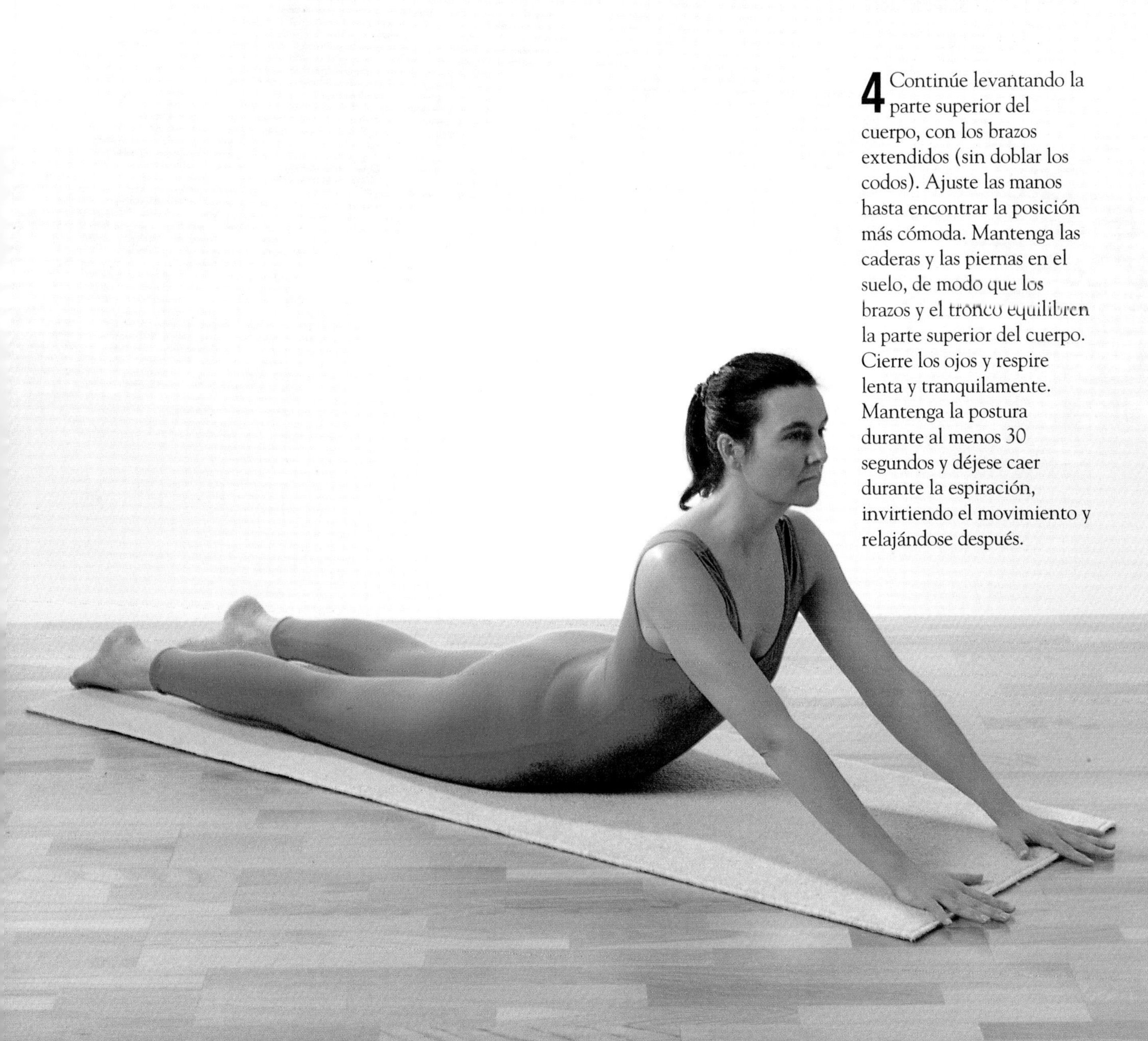

EL ARTE DE LA RELAJACIÓN

Se dice que la relajación es la asana *más difícil en yoga. Se llama la Postura del Cadáver, porque imita cómo descansa el cuerpo tras el* rigor mortis, *cuando toda la tensión abandona el cuerpo. Aunque quizás un nombre mejor sería la Postura de la Vida, porque es completamente abierta, sin desplegar ni agresión ni temor. Recuerde que relajación es lo contrario de activación. Además, no puede intentar relajarse. En las condiciones adecuadas, ocurrirá de forma espontánea.*

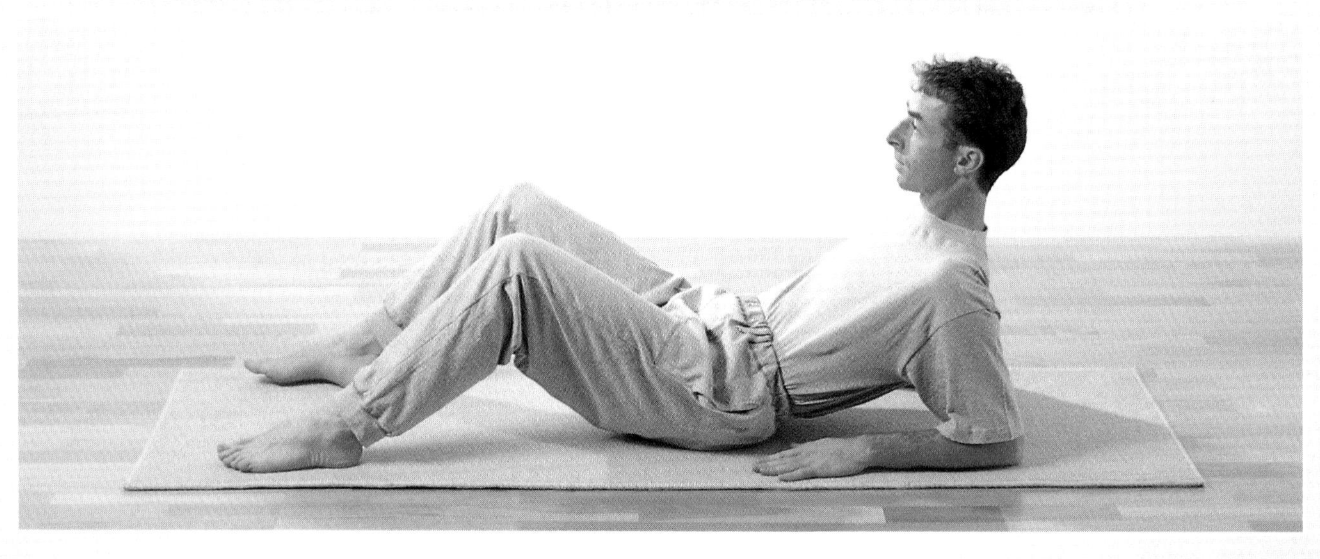

1 Colóquese boca arriba en el suelo, con las rodillas dobladas, descansando sobre los codos y con las palmas de las manos boca abajo.

2 Ponga la espalda todo lo plana que pueda contra el suelo y después separe las piernas, con los pies bien apartados.

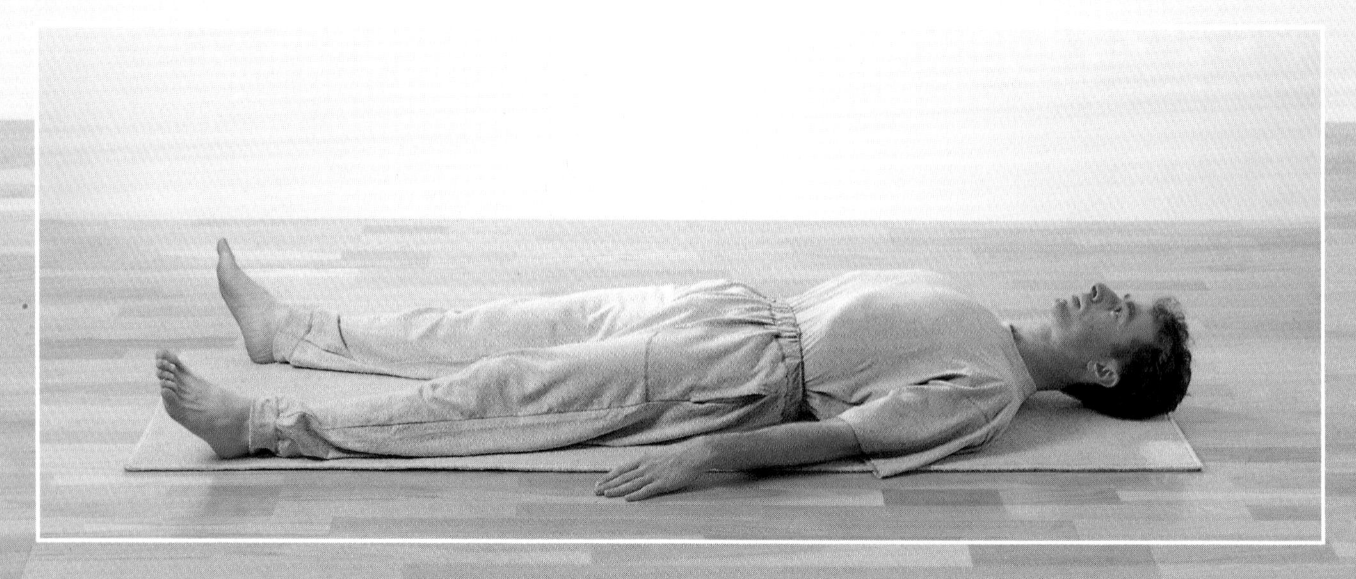

La relajación es un proceso de observación sin intervención. Ante todo observe la respiración, que es bastante automática. Dígase a usted mismo: «No estoy respirando; mi cuerpo está respirando.» Note cómo el estómago sube suavemente con la inspiración y baja con la espiración. Sienta cómo se relajan los músculos y cómo la mente se queda más tranquila cuando lo hacen.

No puede llevar una vida equilibrada sin periodos de relajación. No es lo mismo que el sueño, que es una combinación de descanso y actividad interna específica. La relajación es el proceso vital de dejarse llevar. Las técnicas de relajación pueden practicarse con eficacia a lo largo de la semana, pero recuerde que tanto el cuerpo como la mente se relajan mejor después de algún tipo de actividad física.

CRONOMETRAJE DE LA RELAJACIÓN

Todas las sesiones de yoga acaban con un periodo de relajación. Practicándolo en casa, inicialmente un periodo de cinco minutos será todo lo que pueda conseguir. Increméntelo gradualmente hasta 15 o 20 minutos.

También se pueden intercalar periodos breves de relajación similar entre alguna sesión de *asanas*. El equilibrio entre estar activo y ser capaz de dejarse llevar es extremadamente importante, ya que la tensión indebidamente retenida es muy perjudicial.

3 Separe los brazos del tronco, y arrastre las palmas hacia fuera. Deje que la mente considere las diferentes partes del cuerpo, buscando áreas de tensión. Cuando practique la relajación evite preocuparse por el tiempo. Al principio, es probable que la mente haga lo contrario, diciéndole que se levante y se active. No se preocupe por eso; deje que el proceso se desarrolle lento pero seguro. Mantenga los ojos cerrados suavemente y no pierda conciencia de la respiración tranquila.

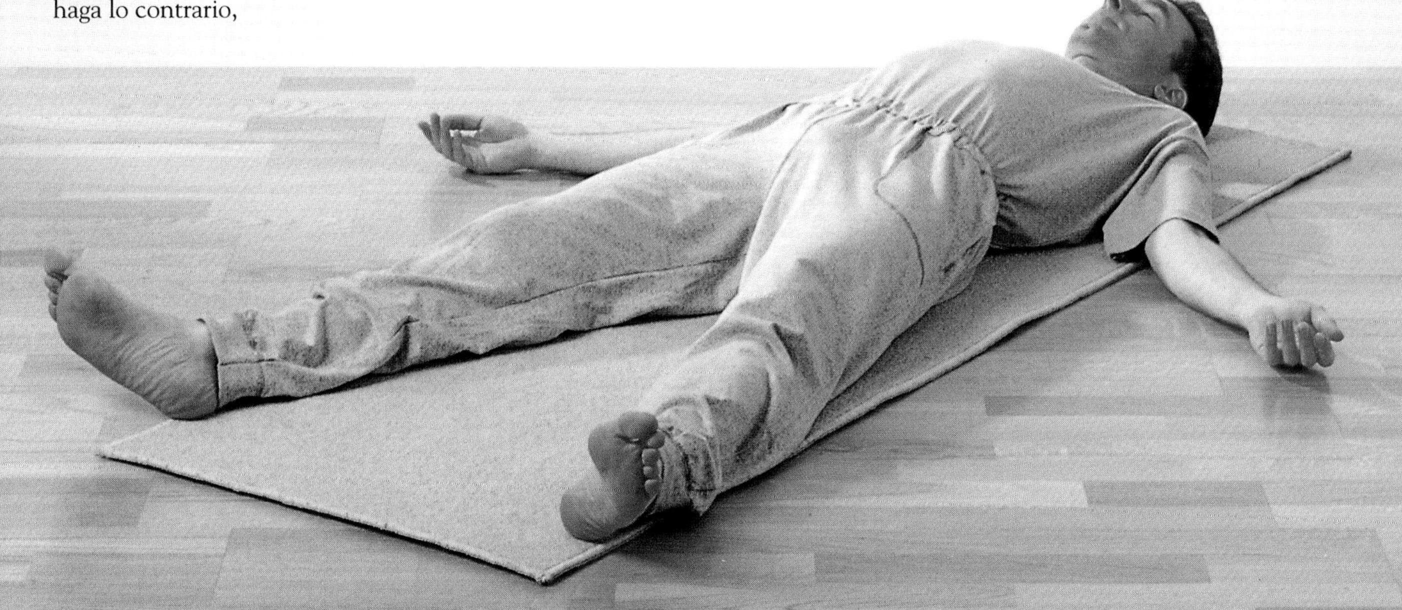

MES

2

DOS

AMPLIAR EL CAMPO DE ACCIÓN

OBJETIVOS DEL MES

Durante el primer mes ha comenzado a quitar tensión del cuerpo, ha aprendido el papel vital de la respiración y ha empezado a relajarse. En el segundo mes, profundizaremos en el conocimiento de la respiración y del poder de la mente. Aprenderá a incrementar un poco la gama de movimientos y a empezar a trasladar esto a un programa diario. Al hacerlo así, desarrollará un mayor grado de control sobre cómo respira y a partir de ahí, empezará a ver que puede ejercer ese control sobre la vida misma.

MEJORAR LA RESPIRACIÓN

Las costillas inferiores desempeñan un papel decisivo en la respiración (vea página 23). Una mala postura y los pensamientos agitados perjudican el proceso de la respiración, pero con una respiración controlada, la mente y el cuerpo pueden restablecerse.

Sentado o en pie con el tronco derecho. No se eche hacia delante ni saque el pecho. Tome conciencia de su respiración durante uno o dos minutos. Empiece a aminorarla un poco y asegúrese de que es rítmica. Coloque los dedos ligeramente sobre las costillas inferiores y sea consciente de su movimiento. Las costillas más altas desempeñan un papel menor y el abdomen está quieto. Concéntrese tranquilamente en la respiración y en sus movimientos rítmicos. Sea capaz de continuar así durante dos o tres minutos.

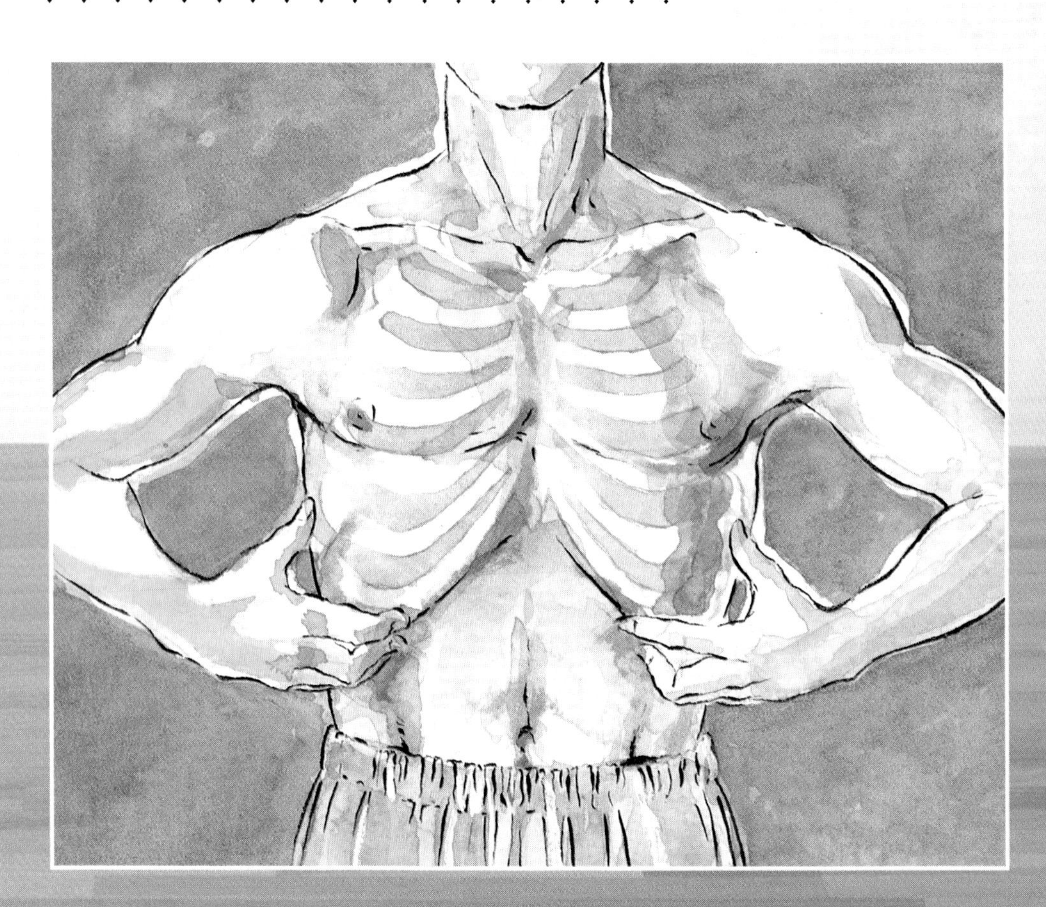

El diafragma, unido a las costillas inferiores, es como una cúpula que el movimiento de las costillas al inspirar estira y casi endereza. Eso ayuda a que los pulmones se llenen y crea también una presión vital en el tronco.

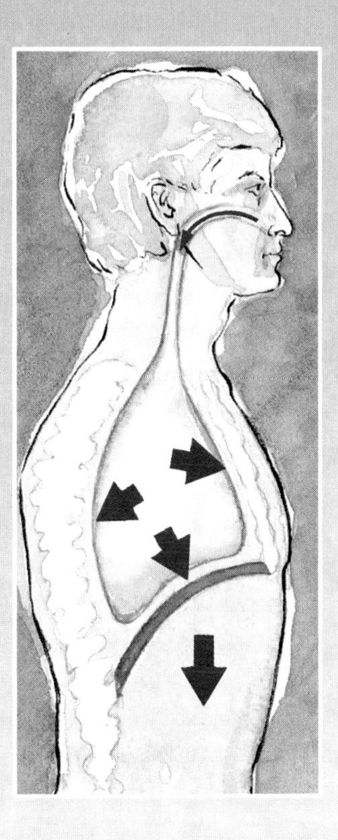

Al espirar, la cúpula se hace más pronunciada de nuevo y se suelta la presión. Éste es el estímulo esencial tanto para la energía como para el funcionamiento natural de todo el tronco.

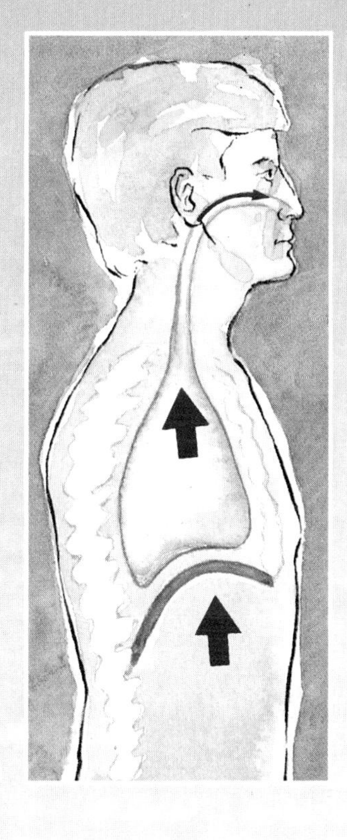

Puede mejorar su proceso natural de respiración y en consecuencia beneficiarse de ello. Es conveniente estar echado porque el proceso es más fácil, pero la misma acción puede también realizarse sentado en posición erguida.

Coloque la parte de la palma de las manos cercana a la muñeca a ambos lados de la caja torácica, contra las costillas inferiores. Concéntrese sólo en esta área y cuando inspire, deje que las costillas salgan. Cuando empiece a espirar, con firmeza pero sin brusquedad, presione las costillas hacia dentro. Si están rígidas, tenga cuidado pero insista firmemente. Sólo si se ha roto una costilla o ha sufrido algún daño recientemente, podría haber algún problema. La flexibilidad de esas costillas es un elemento importante de nuestra energía, física y mental. Continúe con el proceso de apretar y soltar durante cinco minutos, después quite las manos y relájese durante un minuto o dos antes de levantarse.

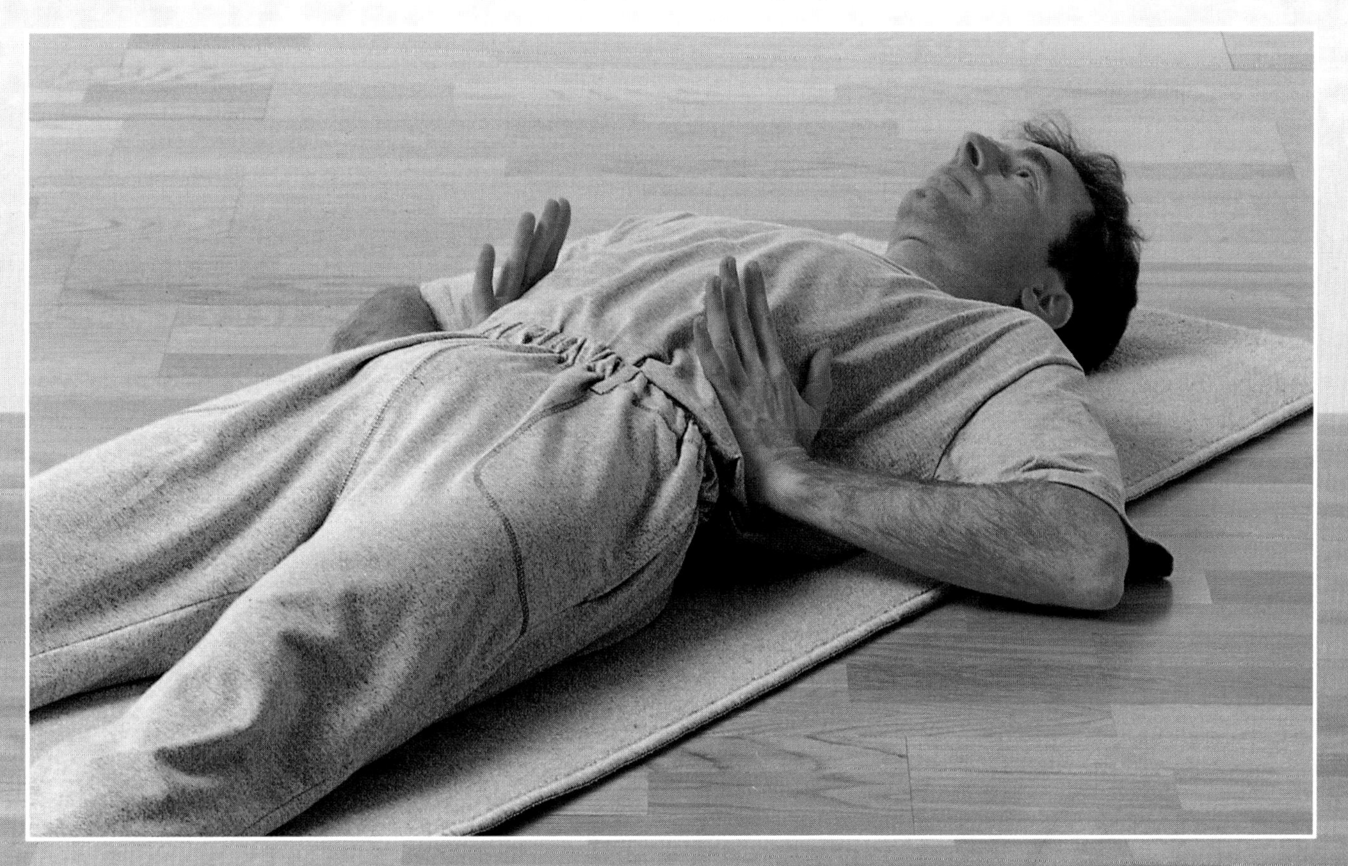

TONICIDAD ABDOMINAL

Además de crear una espina dorsal fuerte y flexible, los músculos abdominales deben mantenerse en buen estado. El control abdominal natural es esencial para la respiración eficaz y mantiene las glándulas y los órganos en buenas condiciones.

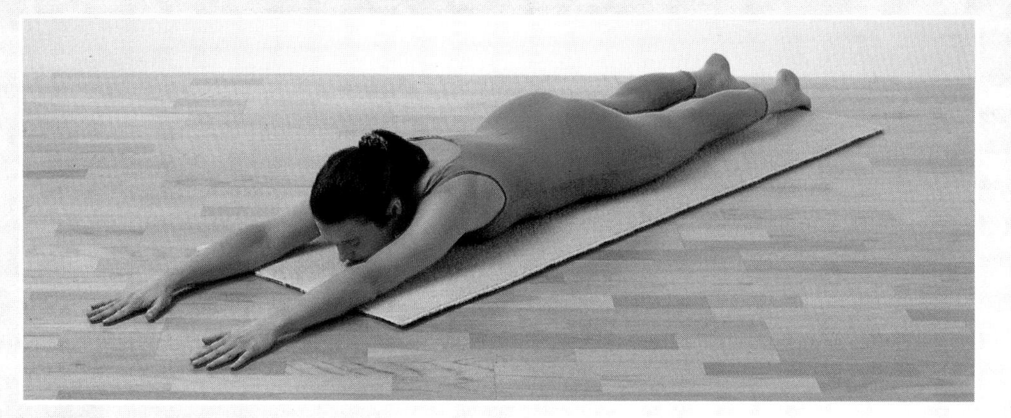

1 **La Canoa.** Tumbado boca abajo, con la barbilla contra el suelo, los brazos extendidos hacia delante y los pies uno cerca del otro.

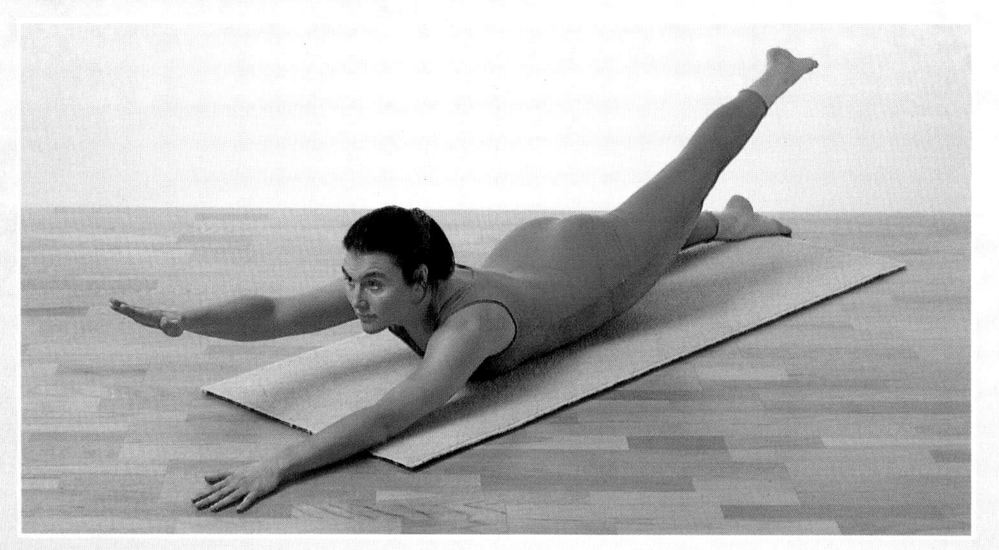

2 Una vez que haya espirado, estire el brazo derecho y la pierna izquierda al inspirar. Bájelos cuando espire. Repítalo con el brazo izquierdo y la pierna derecha. Realice cada movimiento tres veces.

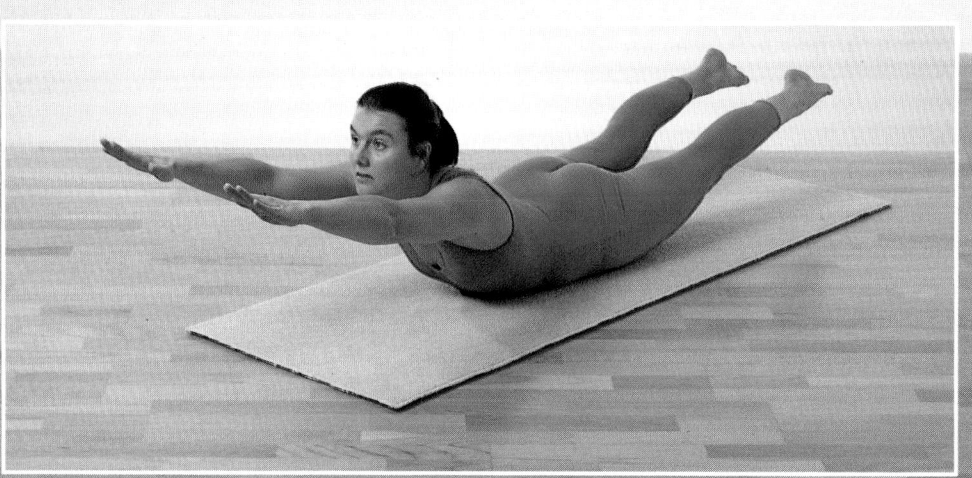

3 Finalmente, intensifique un poco la respiración y, al inspirar, estire los dos brazos y las dos piernas, descansando sobre el abdomen. Repítalo tres veces. Cuando haya terminado, relájese durante un minuto o dos.

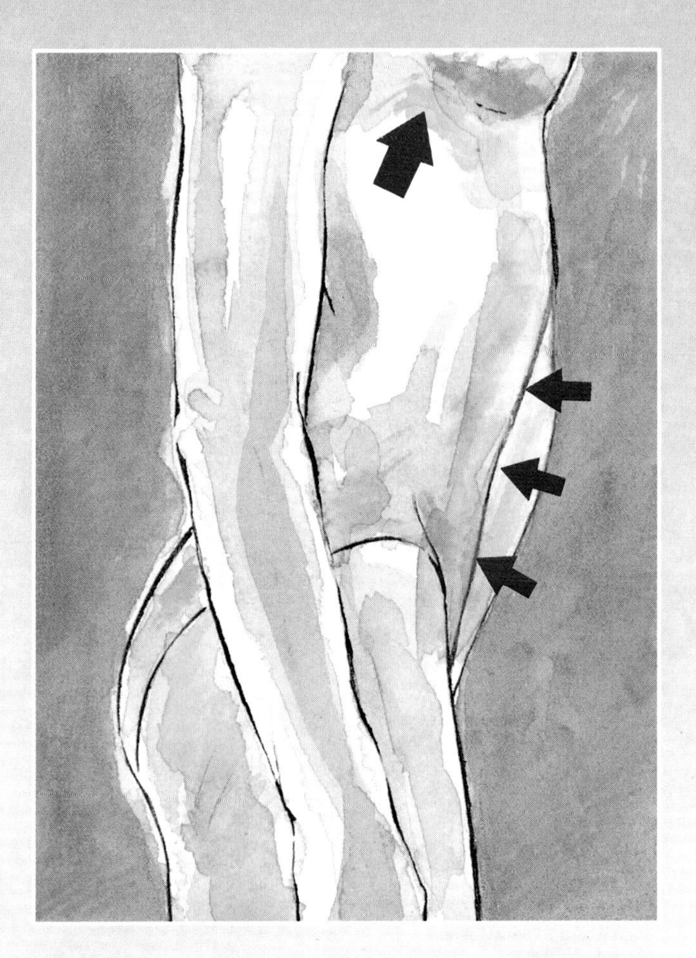

Los músculos abdominales pueden fortalecerse espirando con fuerza al mismo tiempo que metemos los músculos hacia dentro. Relájelos durante la inspiración. Puede repetirlo varias veces. Ayudará como preliminar para la Canoa Invertida.

COMPRENDER EL RITMO

La vida humana es una serie de ritmos. Cuando gozamos de buena salud física y mental, estos ritmos son armónicos, como las diferentes partes de una orquesta sinfónica. Cuando se vuelven discordantes, cuando se pierde el ritmo, perdemos el bienestar y cuando no tenemos bienestar, aparecen las dificultades mentales y físicas. Las posturas de estas páginas deben verse desde este punto de vista y no como simples ejercicios.

La Canoa Invertida.
Echado sobre la espalda, con los pies juntos, extienda los brazos sobre el suelo por encima de su cabeza, juntando las palmas de las manos. Cuando haya espirado, inspire y levante los brazos, la cabeza, los hombros y las piernas. No levante las manos o los pies más de unos 40 cm. del suelo. Esto llevará al máximo la tensión de los músculos abdominales. Espire cuando esté bajando lentamente. Repítalo tres veces y relájese durante un minuto o dos.

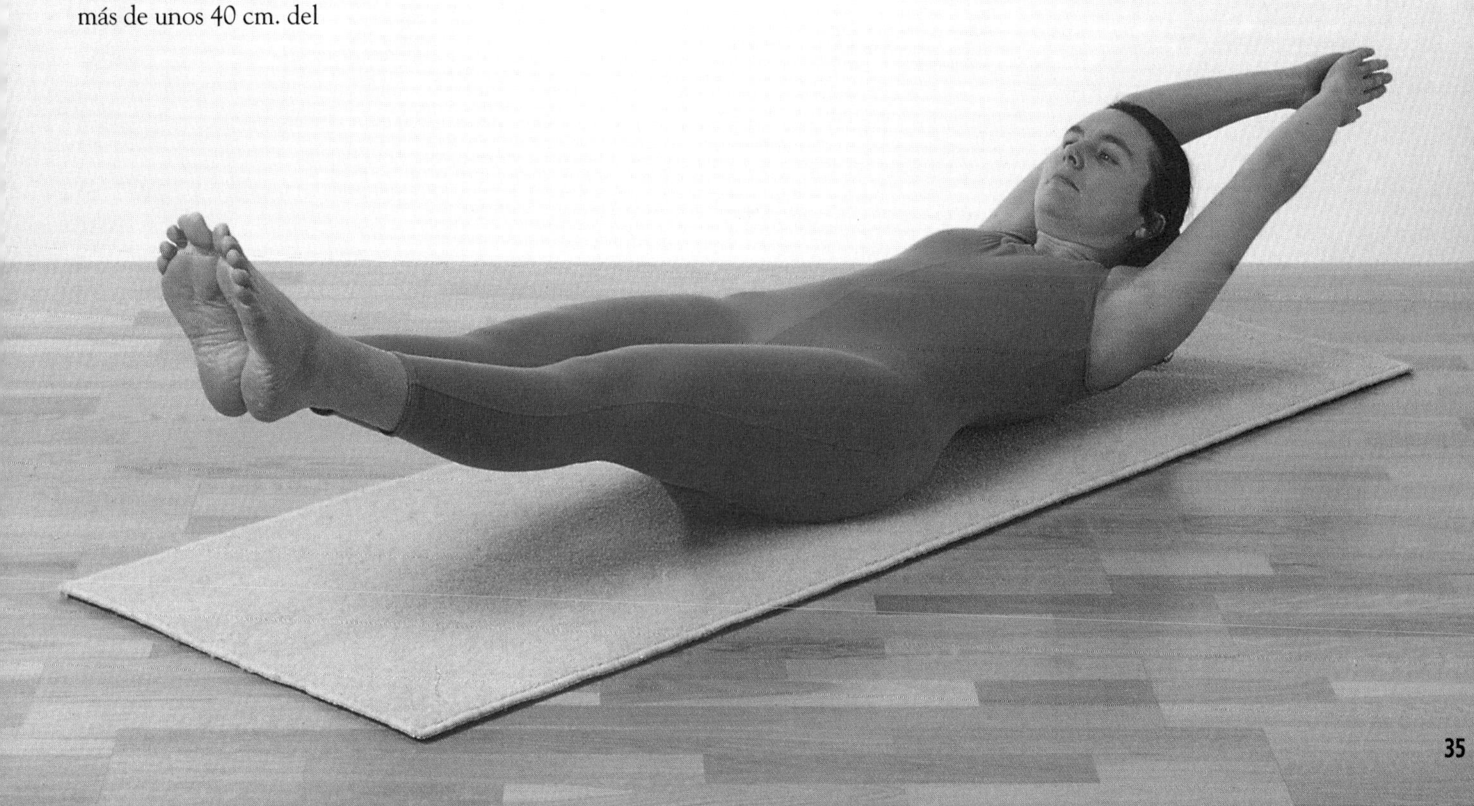

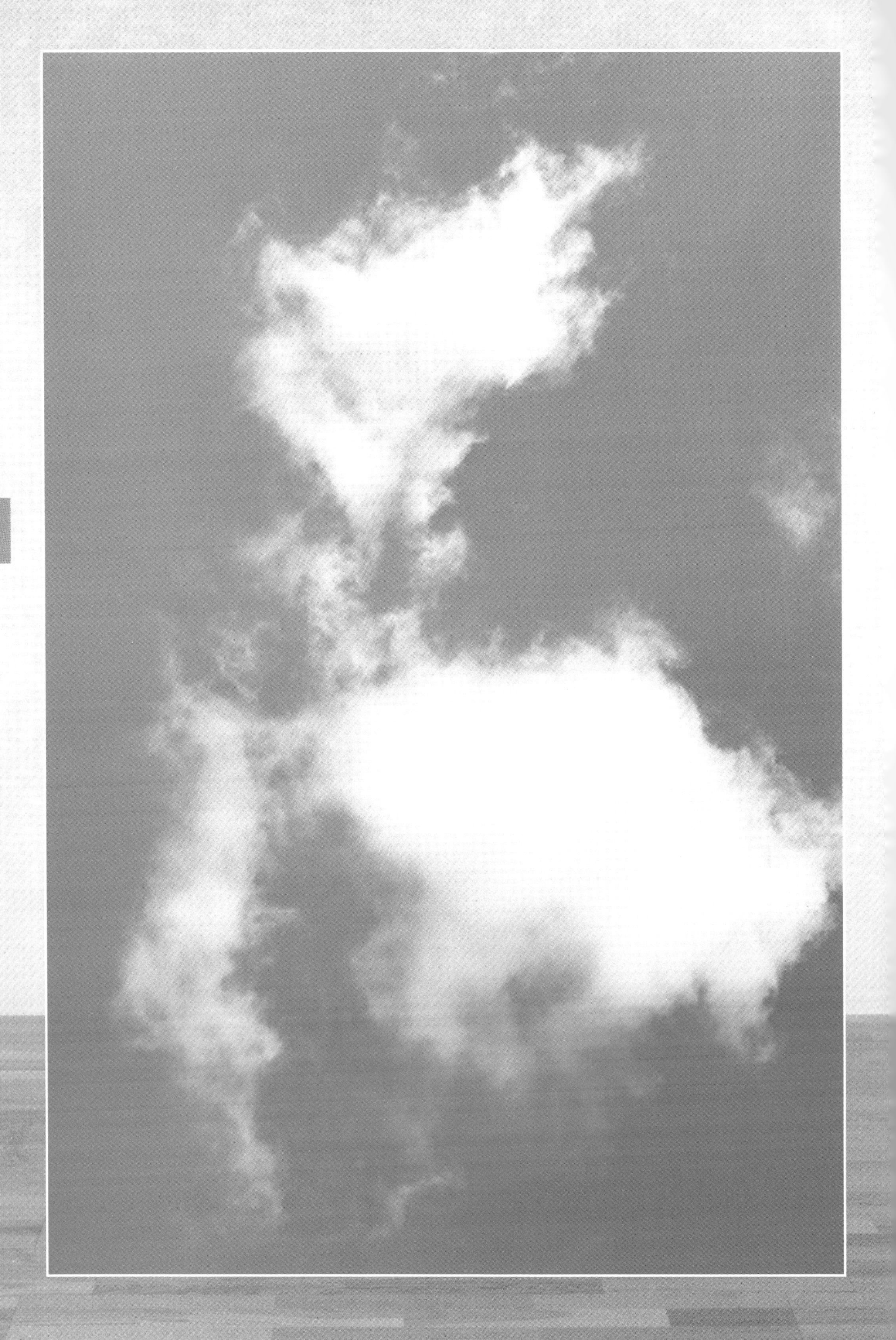

EL PROCESO DE VISUALIZACIÓN

La visualización es un aspecto central de la vida humana; evocamos imágenes en nuestra mente a lo largo de todo el día. El yoga nos enseña a sacar partido de ese fenómeno natural. Si se aplica con concentración, la mente tiene un poder asombroso, pero, si nos limitamos a juguetear con la idea, los resultados sólo serán intermitentes y poco satisfactorios. La capacidad de retener una simple imagen mental puede ser uno de los logros más importantes de la vida. Un conocido yoguin indio, Swami Rama, estuvo trabajando en experimentos en el Instituto Menninger en América, donde demostró que podía controlar el latido de su corazón con la visualización.

CONTROLAR EL PENSAMIENTO

Un conocido swami declaró en una ocasión. «Los seres humanos no harán nada para ayudarse a ellos mismos, excepto trabajar para ello.» Una vez que se haya dado cuenta de que la visualización es un proceso natural, no preparado, podrá determinar convertirlo en una parte de su vida. Por supuesto, el cerebro interpondrá pensamientos irrelevantes, pero si persiste, esto ocurrirá cada vez menos. Cuando haya conseguido un control mental importante, su vida mejorará enormemente.

El Swami Rama simplemente visualizaba un cielo azul, con nubes pequeñas, esponjosas y casi inmóviles. Al ser completa su concentración, el cerebro aceptaba este concepto como una realidad y, en consecuencia, todo el cuerpo iba más despacio.

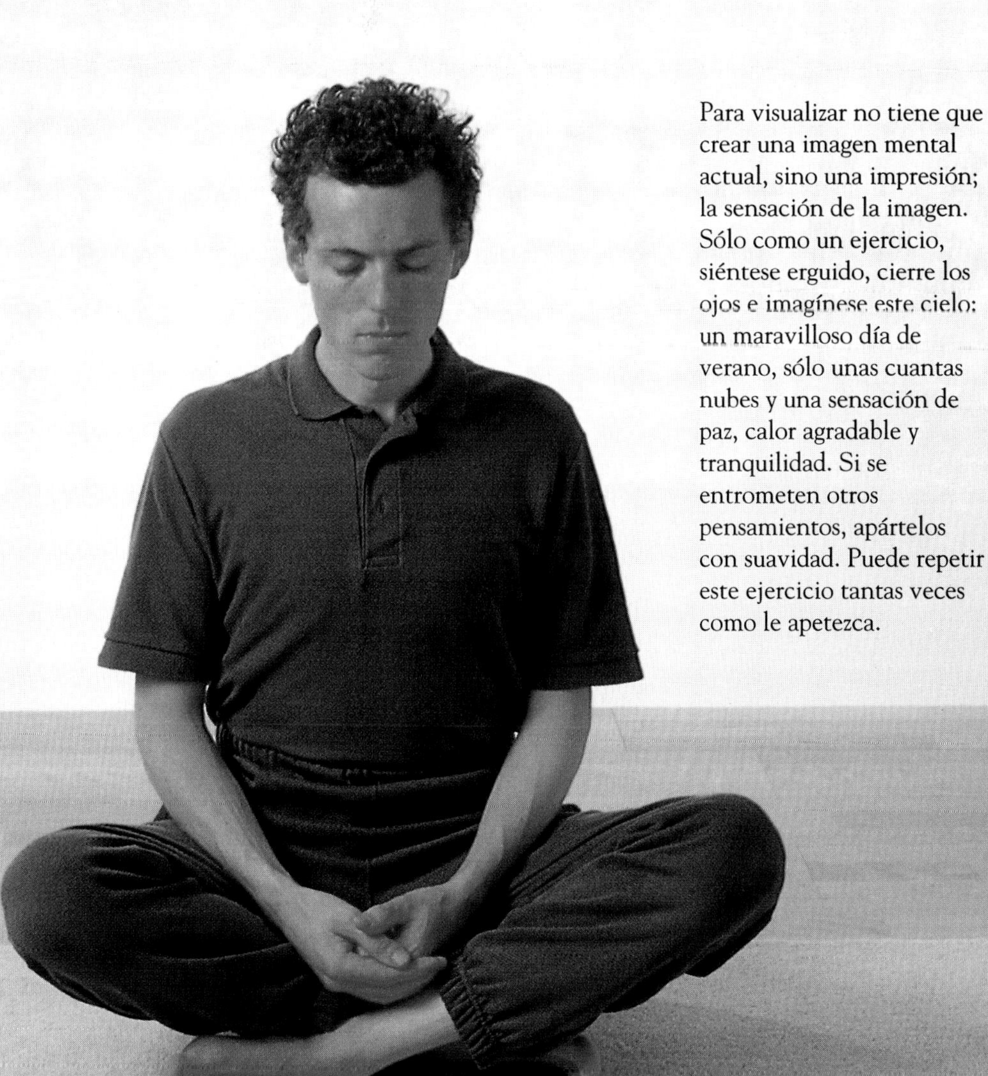

Para visualizar no tiene que crear una imagen mental actual, sino una impresión; la sensación de la imagen. Sólo como un ejercicio, siéntese erguido, cierre los ojos e imagínese este cielo: un maravilloso día de verano, sólo unas cuantas nubes y una sensación de paz, calor agradable y tranquilidad. Si se entrometen otros pensamientos, apártelos con suavidad. Puede repetir este ejercicio tantas veces como le apetezca.

LAS REGLAS DE LA VISUALIZACIÓN

Para visualizar con eficacia, recuerde que la estructura humana se ha desarrollado muy específicamente. Cuando estamos sentados, descansamos sobre la espina dorsal y los músculos necesitan estar en armonía. La espina dorsal es importante también para el trabajo del sistema nervioso. No podrá visualizar con eficacia si está flojo o si tiene el tronco deformado.

1 A no ser que pueda sentarse cómoda y correctamente en el suelo, use una silla. No se apoye sobre el respaldo si no está derecho. Cierre los ojos y deje que la cabeza descanse cómodamente sobre los hombros. Mueva un poco los hombros para liberar cualquier tensión. Ponga las manos juntas sobre su regazo. Escuche el suave sonido de su respiración: sienta el toque frío del aire en sus orificios nasales al inspirar y el cálido flujo de aire cuando espira. Sienta la sensación de relajación al espirar.

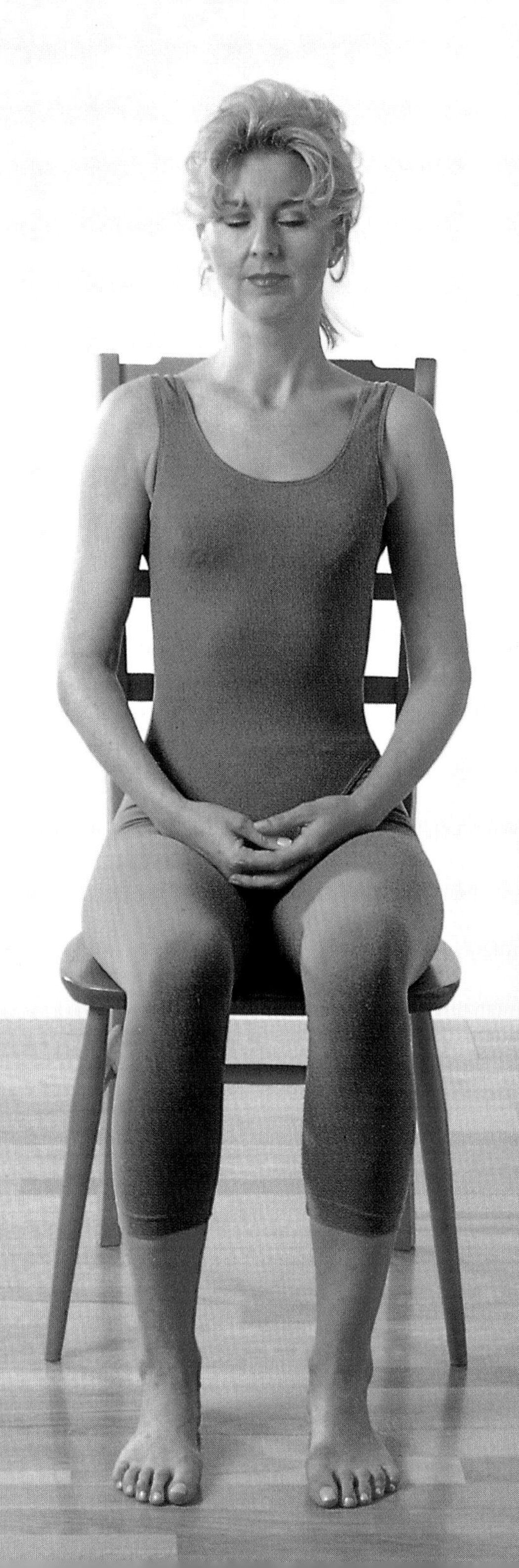

2 El tiempo ahora no importa. El ritmo lento de su respiración es como el reconfortante tic-tac del reloj del abuelo, que en lugar de empañar el silencio lo realza. Al espirar, repítase a usted mismo: «Estoy en paz.» Cuando esté realmente a gusto, empiece a adentrarse suavemente en la visualización que ha elegido. Hágala sentir en usted; deje que le envuelva completamente. Tiene que convertirse en su realidad: se ha adentrado en su propio mundo y ahora está viviendo completamente en él.

UNA VISUALIZACIÓN SIMPLE

Cada vez que respiramos se produce una entrada de energía, no sólo por el flujo de oxígeno a través de los pulmones, sino por el estímulo de la fuerza electromagnética del cuerpo. En yoga esto es el prana. *Fluye a través del sistema nervioso, estimula el refuerzo constante de los tejidos óseos, controla el latido del corazón y transmite mensajes a través del cerebro. Cada célula del cuerpo tiene su propio campo eléctrico, mientras que el diafragma actúa como la bomba de todo el sistema.*

Siéntese tranquilamente, compruebe su postura, concéntrese en su respiración haciéndola lenta, rítmica y sosegada. Imagine su respiración cuando inspira a través de sus orificios nasales como una niebla cálida y tranquilizadora extendiéndose como un cálido flujo hasta lo alto de la cabeza. Espirando lentamente, sienta la respiración correr por todas las partes de su cuerpo, hasta la punta de los pies. Si tiene cualquier otro pensamiento intruso, apártelo con suavidad y deje que esa imagen se haga completamente realidad para usted.

Continúe durante un mínimo de 5 minutos (a su debido tiempo, hasta unos 20 minutos). Cuando acabe, deje que la visualización se desvanezca, reteniendo la sensación de cálida energía. Abra los ojos y estírese.

ELEGIR UNA IMAGEN

En las primeras etapas de la visualización, puede conseguir el estado de ánimo adecuado recordando una época en la que todo estuviera bien. Unas vacaciones, quizás, donde el sentimiento de paz y el cálido sol se unieron para hacerle sentir totalmente en armonía. Esos recuerdos pueden ayudarle a crear sus propias imágenes.

CONCEBIR UN PROGRAMA

Es importante integrar las diversas facetas de la práctica del yoga en la rutina de la vida diaria. Alguna gente dice: «No puedo permitirme ese tiempo». La respuesta es: «No puede permitirse no permitírselo.»

Un beneficio importante de la disciplina del yoga es que le hace sentirse bien. Esta sensación ayuda al cuerpo en todas sus actividades y también hace que la mente esté más clara y penetrante. Media hora de entrega a estas prácticas le ahorrarán al menos toda una hora de actividades confusas y en tensión.

La necesidad de práctica regular no se limita a las posturas. Ayudar a la respiración, calmar la mente, estimular la paz y la salud, todo desempeña un papel principal.

Hay mucho que decir a favor de dejar un tiempo específico cada día para la práctica, pero si no es posible, intente al menos encajar las actividades entre cualquier tiempo que tenga disponible, a condición de dejar al menos 1 hora y media antes de comenzar para digerir un pequeño tentempié o dos horas para una comida. Esto influye tanto en la respiración y en las prácticas mentales como en las posturas. Es importante dejar que la digestión se realice para estar libre.

POSTURAS
El estiramiento y la relajación son pasos preliminares importantes para practicar las posturas. El estiramiento debe contrarrestarse siempre con un balanceo relajado. Deben ejecutarse ejercicios con el cuello y los hombros en todas las sesiones.

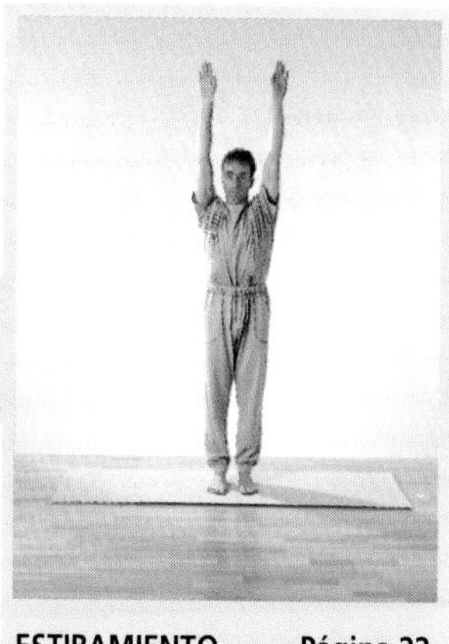

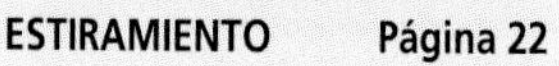

ESTIRAMIENTO Página 22

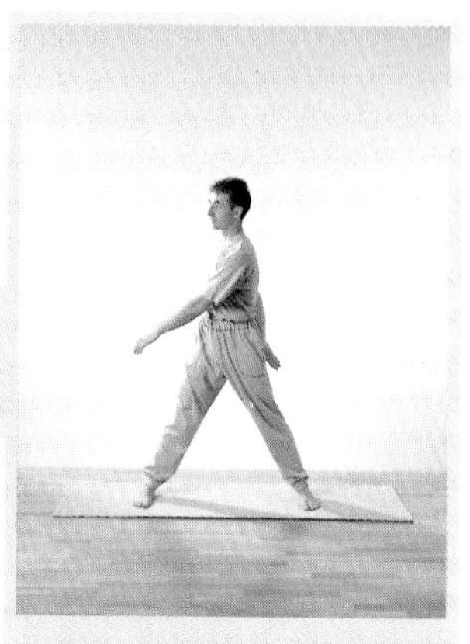

ESTIRAMIENTO Página 22

El Gato y el Giro Espinal simple tonifican y realzan de manera importante la flexibilidad de la espina dorsal. Estos deben ser los primeros movimientos con la columna vertebral que se realicen, especialmente en las primeras etapas.

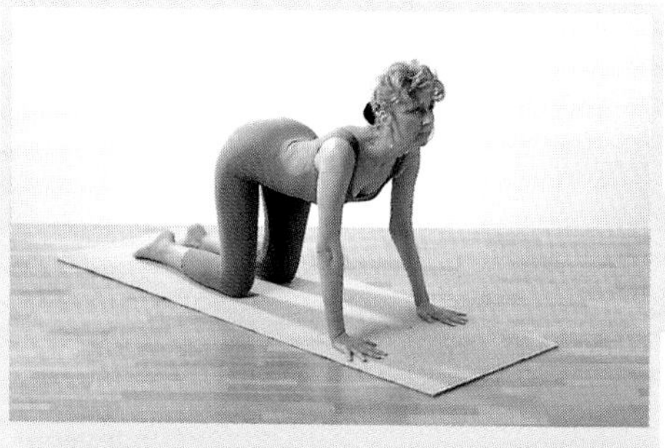

EL GATO Página 24

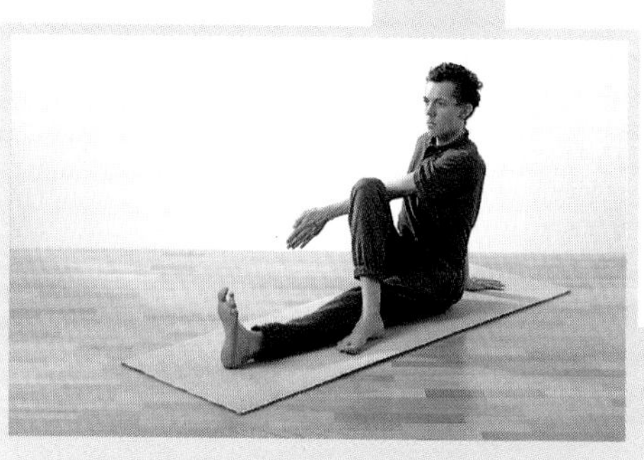

GIRO ESPINAL Página 25

El Estiramiento Posterior del Cuerpo levanta el tronco para desplegar la espina dorsal. Evite encorvarse cuando se estire hacia delante, pero al mismo tiempo relaje la espalda en el estiramiento. Con la Cobra, asegúrese de que equilibra los brazos y el tronco, para que la espalda se relaje sin sensación de tirantez.

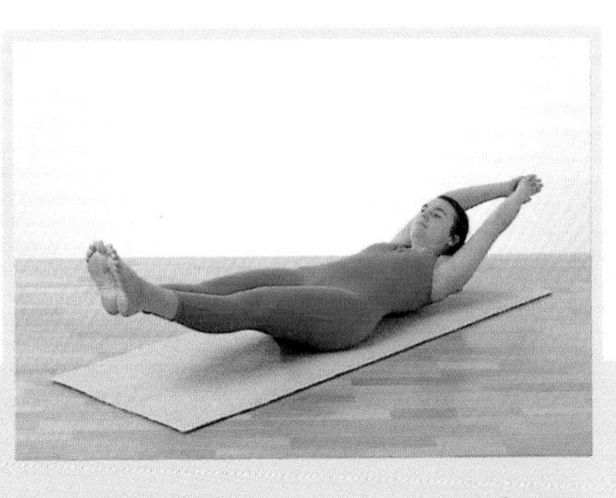

CANOA INVERTIDA Página 35

RELAJACIÓN

La tensión muscular retenida pedirá al menos un minuto de relajación entre posturas. Al final de una sesión de posturas relájese durante al menos cinco minutos. La mayoría de las sesiones de yoga concluyen con una relajación de aproximadamente quince minutos.

CANOA Página 34

La Canoa y la Canoa Invertida tonificarán los músculos abdominales. En la canoa, se estiran las piernas y los brazos (tal y como se ha mostrado); en la canoa invertida deben respetarse los límites indicados. Mírese en un espejo durante las primeras etapas, hasta que sepa que lo está haciendo correctamente.

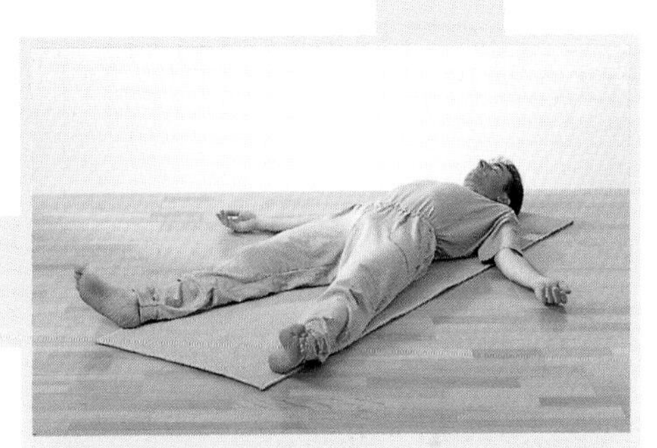

RELAJACIÓN Página 31

RESPIRACIÓN

Tanto durante una sesión de posturas como a lo largo del día, preste atención para armonizar la respiración. Deje flexible la caja torácica, disfrute viendo que su respiración es rítmica. Sea consciente de todo el proceso de toma de energía.

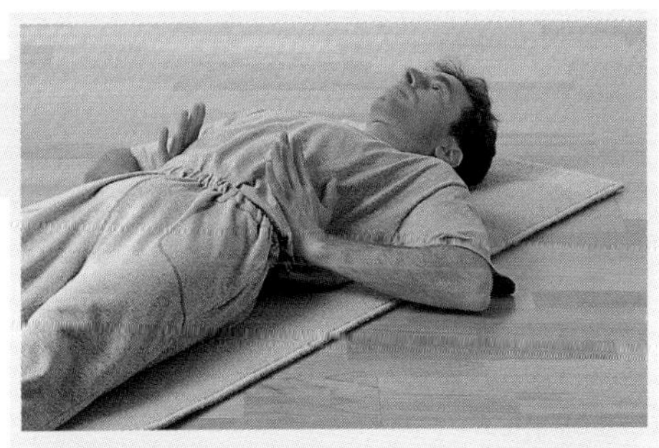

Página 33

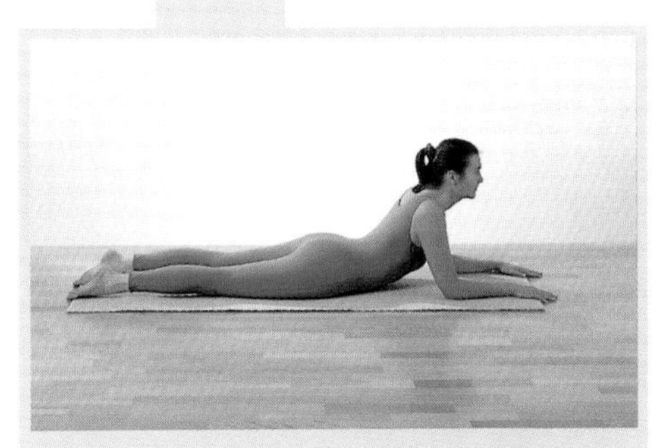

COBRA Página 29

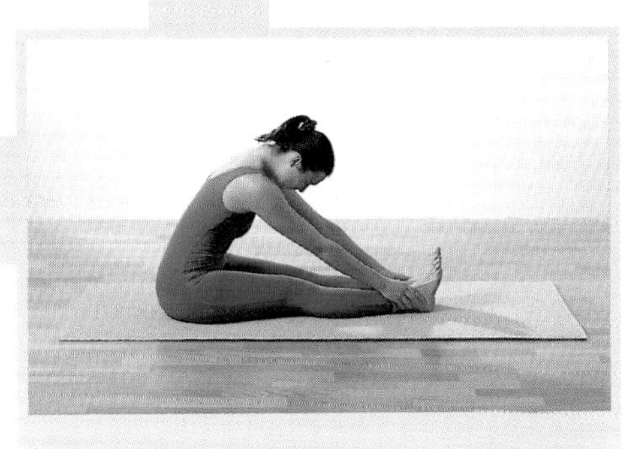

ESTIRAMIENTO POSTERIOR Página 27

VISUALIZACIÓN

Al igual que con la respiración, la visualización podría desempeñar un papel importante a lo largo del día. No se detenga en los aspectos llenos de tensión, aunque eso no significa que los ignore, sino más bien favorezca los pensamientos de armonía, paz y belleza. El cuerpo y la mente responderán.

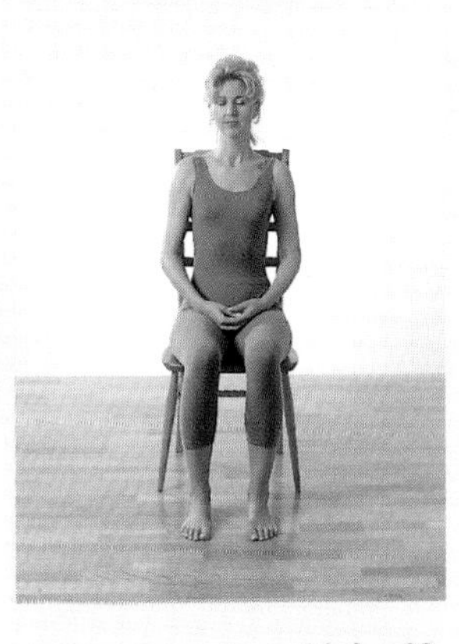

Página 38

MES

3

TRES

EL YOGA MINUTO A MINUTO

OBJETIVOS DEL MES

La práctica del yoga no consiste sólo en dejar regularmente un tiempo para los ejercicios o la relajación. Es un acercamiento total a la vida. De nada sirve que deje unos breves períodos para las actividades beneficiosas si después cae en viejos y malos hábitos el resto del tiempo. Durante los meses 1 y 2 se ha enfatizado la total interconexión entre mente y cuerpo. Ahora que ya ha practicado algunos movimientos básicos y vislumbrado el excitante potencial mental, puede llevar más lejos esta integración.

RELAJARSE EN CASA

Generalmente la palabra relajación se utiliza en dos sentidos diferentes. El sentido del yoga es dejarse llevar mediante el uso correcto del cuerpo y el alma; el sentido diario es el de dejarse caer pesadamente. Quizás no digamos: «Vamos a repantigarnos delante de la televisión», pero eso es lo que hacemos. Durante las comidas, también acostumbramos a encorvar los hombros y a aplastar el aparato digestivo.

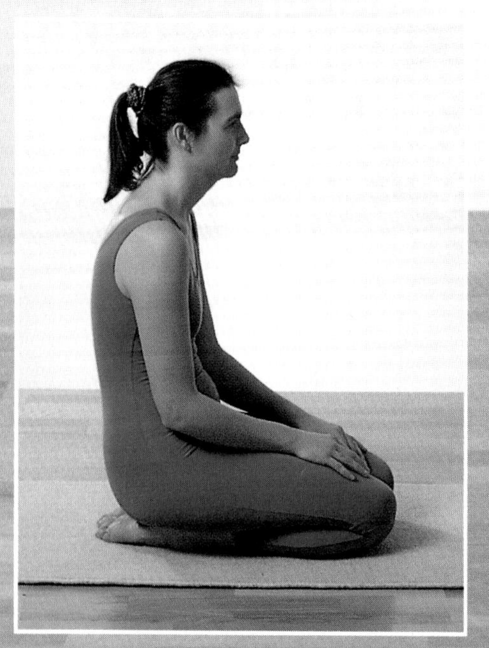

1 Estar con los hombros caídos nos reduce en muchos aspectos: afecta a los músculos de la espalda, perjudica la respiración y obstaculiza el funcionamiento de los órganos abdominales y digestivos.

2 Sentarse con el pecho sacado también afecta a los músculos de la espalda, puede obstaculizar fácilmente el sistema nervioso y tiene como resultado una respiración poco profunda e ineficaz.

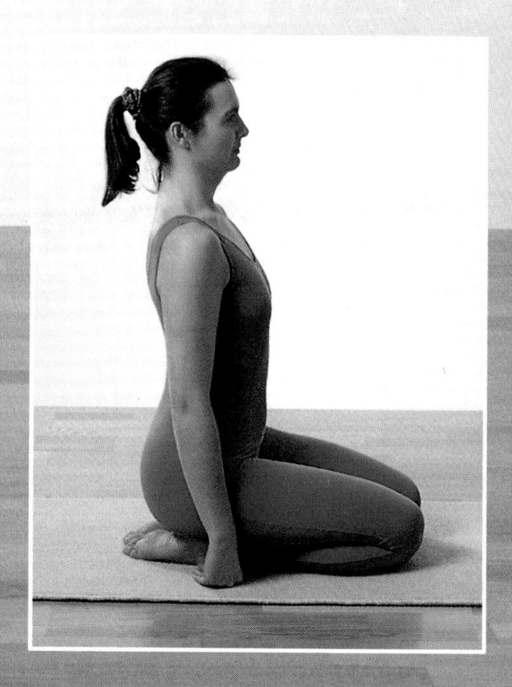

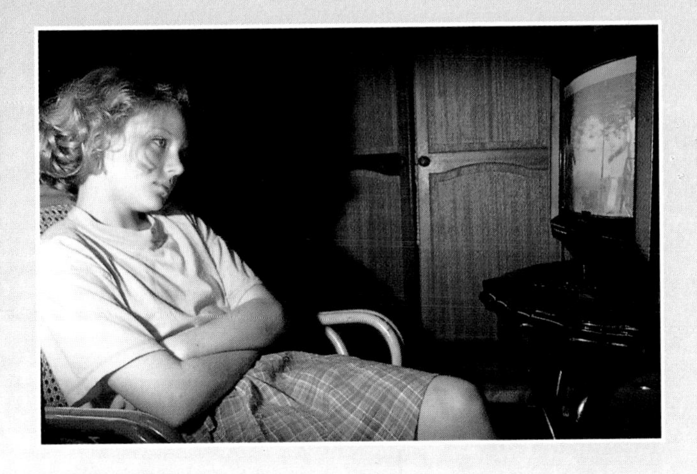

Naturalmente, nadie necesita sentarse correctamente todo el tiempo, pero para estar activo de manera eficaz o relajado de manera agradable es necesario corregir la postura. El arte de sentarse correctamente ha sido un punto central del yoga durante miles de años, no sólo como una disciplina, sino para permitirnos obtener el máximo tanto del cuerpo como de la mente. Muchos problemas pueden derivarse, o desarrollarse, a partir de tardes «repantigadas» frente al televisor.

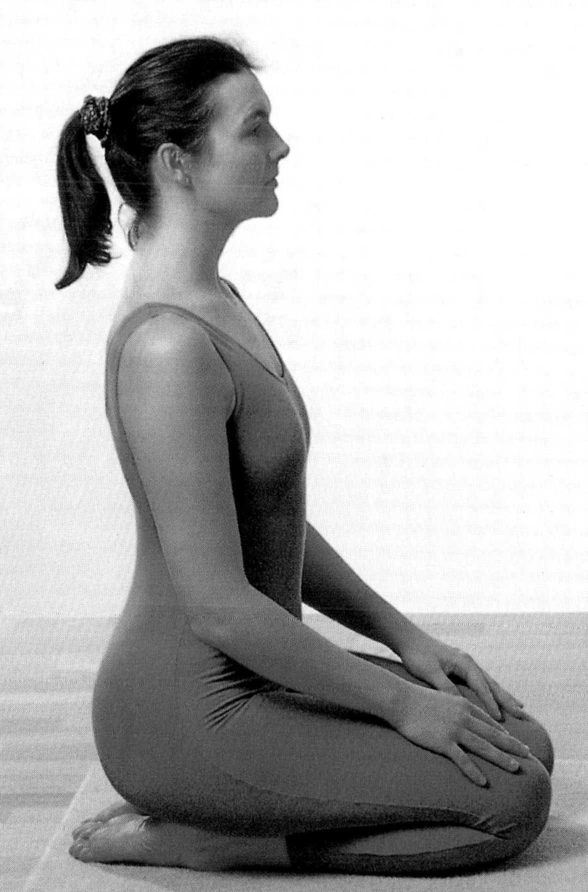

3 No debe acentuarse demasiado la necesidad de una postura derecha pero no rígida. Estas imágenes se han realizado en una posición sentada simple, pero las sillas, usadas con sensatez, también son eficaces. Bien sentado, tendrá la mente más alerta y estará usando el cuerpo de manera saludable.

MOVERSE AL REVÉS

Una de las cosas que la mayoría de la gente conoce sobre el yoga es que aquellos que lo practican a menudo descansan sobre sus cabezas. La Posición de Cabeza no se incluye en este programa porque necesita ser enseñada con cuidado y, si se aprende por cuenta propia, puede resultar perjudicial. Existen otras posiciones invertidas que son más fáciles de aprender, y que proporcionan beneficios reales. La Posición de Medio Hombro, por ejemplo, mejora la circulación y el flujo sanguíneo, estimula las glándulas tiroides, y cuando se ejecuta de una manera relajada elimina presión del corazón.

1 La Posición de Medio Hombro. Túmbese boca arriba, con las piernas juntas, las manos a los lados y las palmas hacia abajo. Recuerde que los hombros soportarán la mayor parte del peso, de modo que asegúrese de que no están tensos. Muévalos con firmeza antes de comenzar. Sea consciente también de que realizará la posición con el confortable balanceo de un cuerpo relajado.

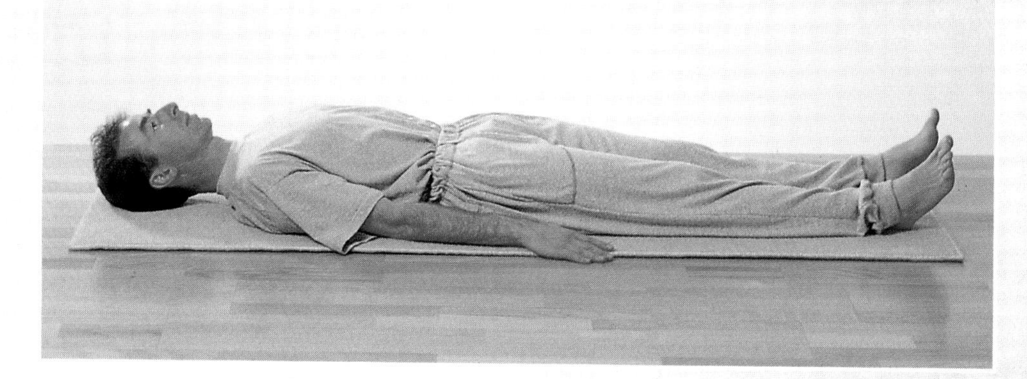

2 Una vez haya espirado, inspire, balanceando las piernas y el tronco en el aire (las piernas dobladas o estiradas) como si fuera a dar una voltereta sobre su espalda.

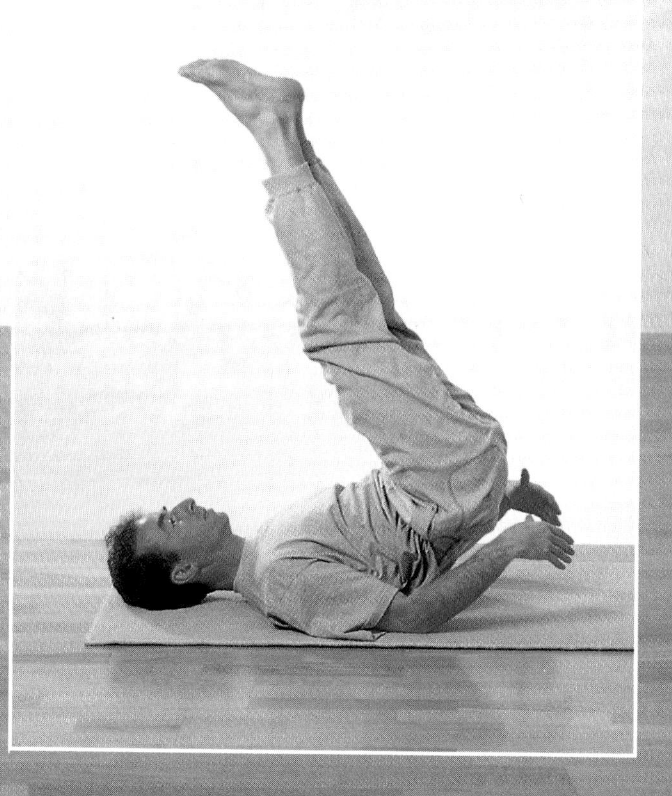

MEJORAR LA CONCIENCIA DEL CUERPO

Las Posiciones de Medio Hombro y de Hombros Completa son posturas excelentes para mejorar la conciencia del cuerpo. Cuando éramos niños nos encantaba dar volteretas sobre nuestra espalda y necesitamos revivir esta sensación. La razón principal por la que los niños tienen una energía semejante es que la dejan fluir en libertad. Los adultos tienden a bloquearla o a rechazarla. La Posición de Hombros, ejecutada correctamente es una gran fuente de energía.

4 Cuando vaya a bajar espire, coloque los brazos con las palmas hacia abajo sobre el suelo para soportar el peso y baje lentamente las piernas, de nuevo, dobladas o estiradas. Al equilibrarse el cuerpo en cada uno de los aspectos de la *asana*, toda la posición se hace estimulante y tranquilizadora. Cuando haya completado la postura, relájese totalmente durante un minuto o dos.

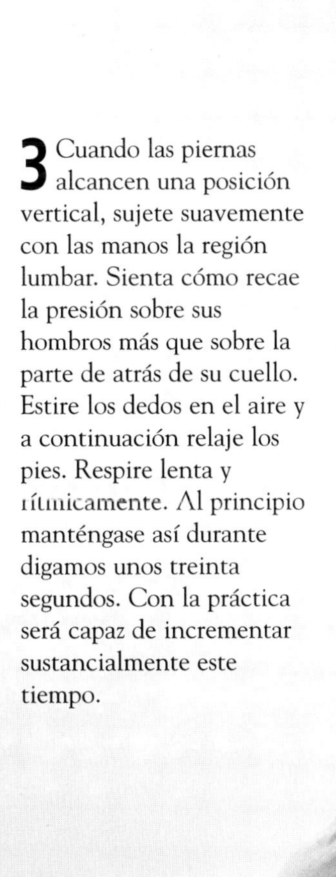

3 Cuando las piernas alcancen una posición vertical, sujete suavemente con las manos la región lumbar. Sienta cómo recae la presión sobre sus hombros más que sobre la parte de atrás de su cuello. Estire los dedos en el aire y a continuación relaje los pies. Respire lenta y rítmicamente. Al principio manténgase así durante digamos unos treinta segundos. Con la práctica será capaz de incrementar sustancialmente este tiempo.

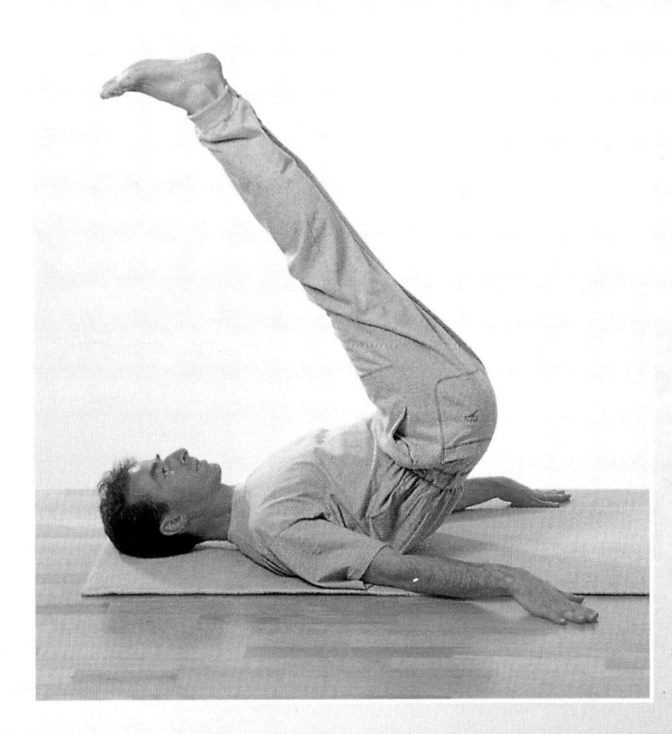

EL PEZ

Esta es la contrapostura de la Posición de Medio Hombro, ya que comprime las vértebras cervicales una vez que las habíamos estirado. También abre el pecho completamente.

1 Tumbado en el suelo con los pies juntos, levante el tronco apoyado sobre los codos, arqueando la espalda y echando hacia atrás la cabeza.

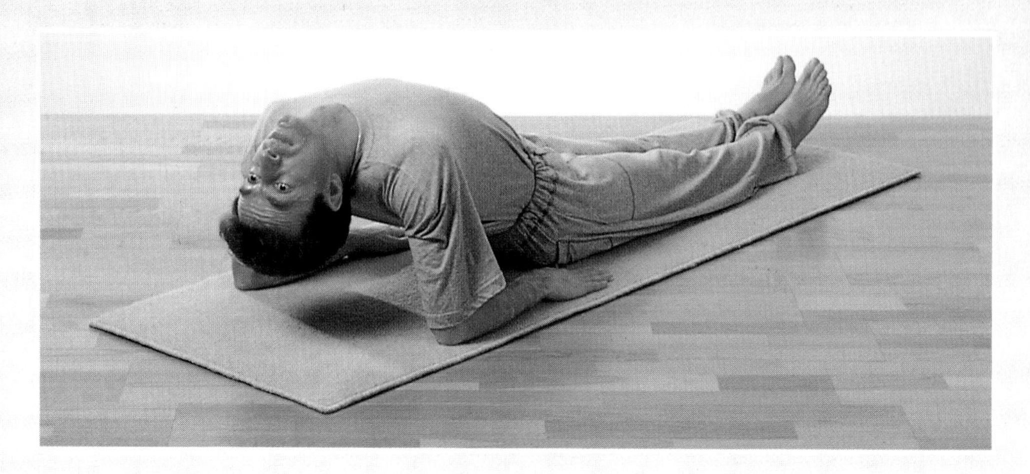

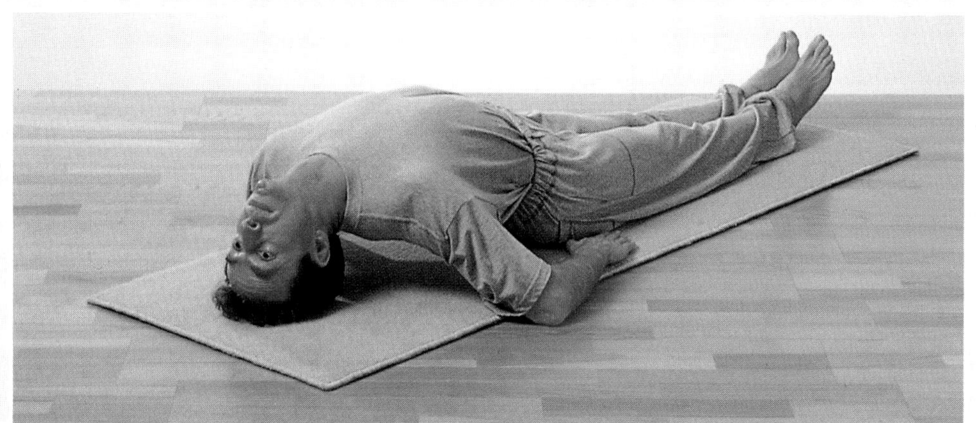

2 Mueva los codos de forma que la coronilla descanse sobre el suelo y se estire el pecho.

3 Junte las palmas de las manos en posición de rezo *(namaste)*. Respire lenta y profundamente. Manténgase así durante 30 segundos.

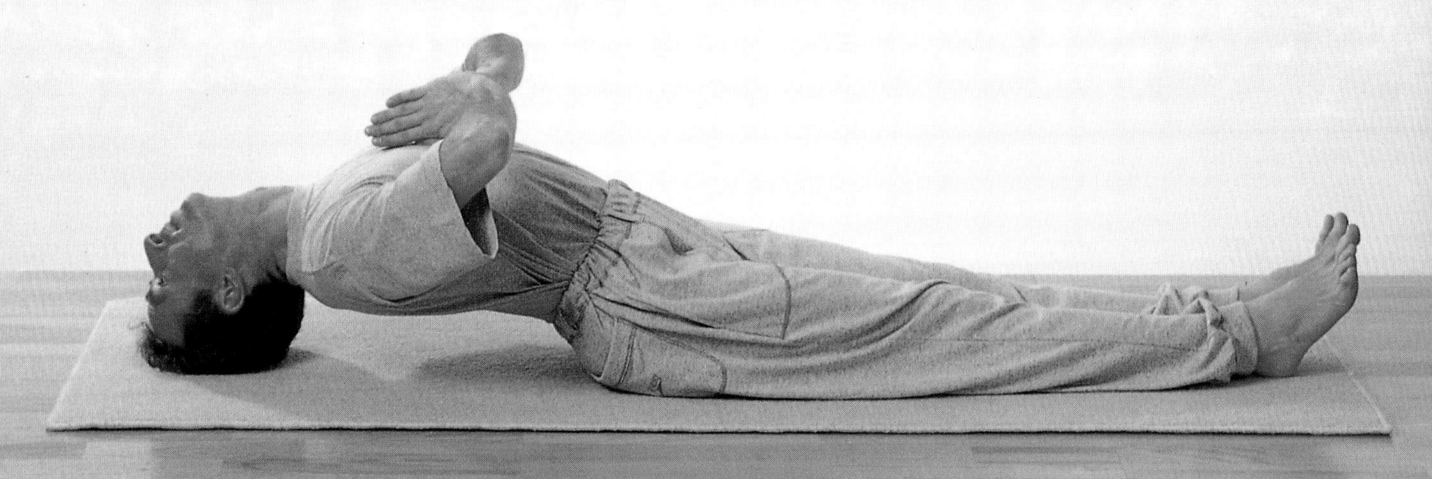

VISUALIZACIÓN EN LAS POSTURAS

Las asanas se han desarrollado en gran parte a partir de prácticas meditativas. Si mantiene o utiliza su cuerpo en una posición equilibrada y después deja que su mente se sumerja en algún concepto beneficioso, el cuerpo se adaptará él mismo de manera natural, volviéndose más libre y flexible. No es fácil de conseguir, pero se pueden obtener grandes beneficios. Es uno de los aspectos únicos del yoga, apartándolo de otros enfoques.

La práctica regular de las posturas asegurará que se realizan con la mínima tensión y sin gasto de energía. Cuando eso ocurra, pueden introducirse los aspectos de la visualización. Alguna de las posturas que ha estado practicando puede mejorarse ahora. Cuando esté realizando aquéllas en las que se sienta confortable y equilibrado, deje que su mente se sumerja en una hermosa puesta de sol y experimente la maravillosa sensación de bienestar que evoca. Verá cómo mantiene mejor la postura y cómo le parece cómoda durante más tiempo.

ESTABLECER SUS PROPIAS DIRECTRICES

Trabaje siempre con ideas que le parezcan cómodas. Para la mayoría de la gente un hermoso amanecer es inspirador, pero algunos han tenido una experiencia negativa que podría despertarse. Si es así, elija otra imagen. Recuerde que progresar en yoga es un proceso en dos sentidos. Absorba lo que ha aprendido, pero no olvide nunca que usted desempeña su propio papel.

HACER INVENTARIO

Es el momento de detenernos y reflexionar sobre los progresos hasta la fecha, y también de considerar los próximos pasos. Cada mes ha contenido algunas asanas *nuevas, pero quizás le hubiera gustado que se incluyera algo más. El lenguaje clásico que usaban los sabios del yoga era el sánscrito. En él existe una hermosa palabra:* santosha. *Significa estar contento de donde estamos y construir a partir de esa satisfacción. No quiere decir conformarse con sino más bien trabajar a partir de.*

La mayoría de la gente se encamina por el sendero del yoga porque quieren mejorar sus vidas. Todos necesitamos pensamientos que nos inspiren. Durante muchos siglos, los sabios del yoga han unido la vida humana al crecimiento de la flor del Loto o Nenúfar. La flor es una de las más perfectas que existen: un círculo de hermosos pétalos resplandeciendo sobre el agua del lago. Los budistas tienen un bello dicho: «Om mane padme hum» que significa «Contempla la joya en la flor del Loto». La raíz del Loto, sin embargo, está profunda en el cieno del fondo del lago. La raíz del Loto utiliza esos lóbregos ingredientes como su alimento y envía hacia arriba brotes que se elevan en el agua hasta que se enfrentan con la superficie. Aquí, y sólo aquí, se forma el capullo y emerge la flor perfecta.

Nuestras vidas y el Loto

Especialmente en estos días de agitación, nuestras propias vidas, al igual que las raíces del Loto, parecen estar sumergidas, y para nosotros es fácil pensar que no podemos elevarnos por encima de los problemas que nos rodean. Las dificultades y los problemas que nos abruman son desafíos que tenemos que enfrentar y superar y, como el Loto, podemos enviar brotes que finalmente florecerán bajo el sol.

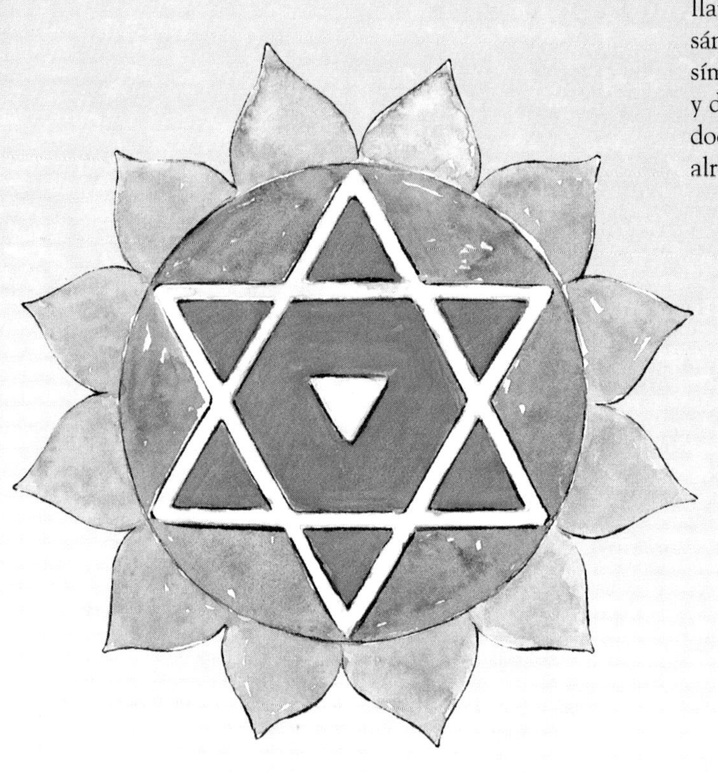

El Centro del Corazón se llama *Anahata Chakra* en sánscrito. Combina los símbolos del sol (positivo) y de la luna (negativo), con doce pétalos de Loto alrededor de él.

CONCENTRACIÓN

Hoy en día se nos dice demasiado a menudo que podemos dominar cosas importantes con muy poco esfuerzo. Esto no es verdad. Podemos facilitar un poco el proceso de aprendizaje, pero necesitamos *santosha,* y eso depende del desarrollo del poder de concentración. Muy a menudo se evoca y se habla de la concentración, pero muy poca gente tiene una mínima idea de cómo conseguirla. Las sugerencias específicas que se han ofrecido ayudarán, pero «si no lo conseguimos al principio...»

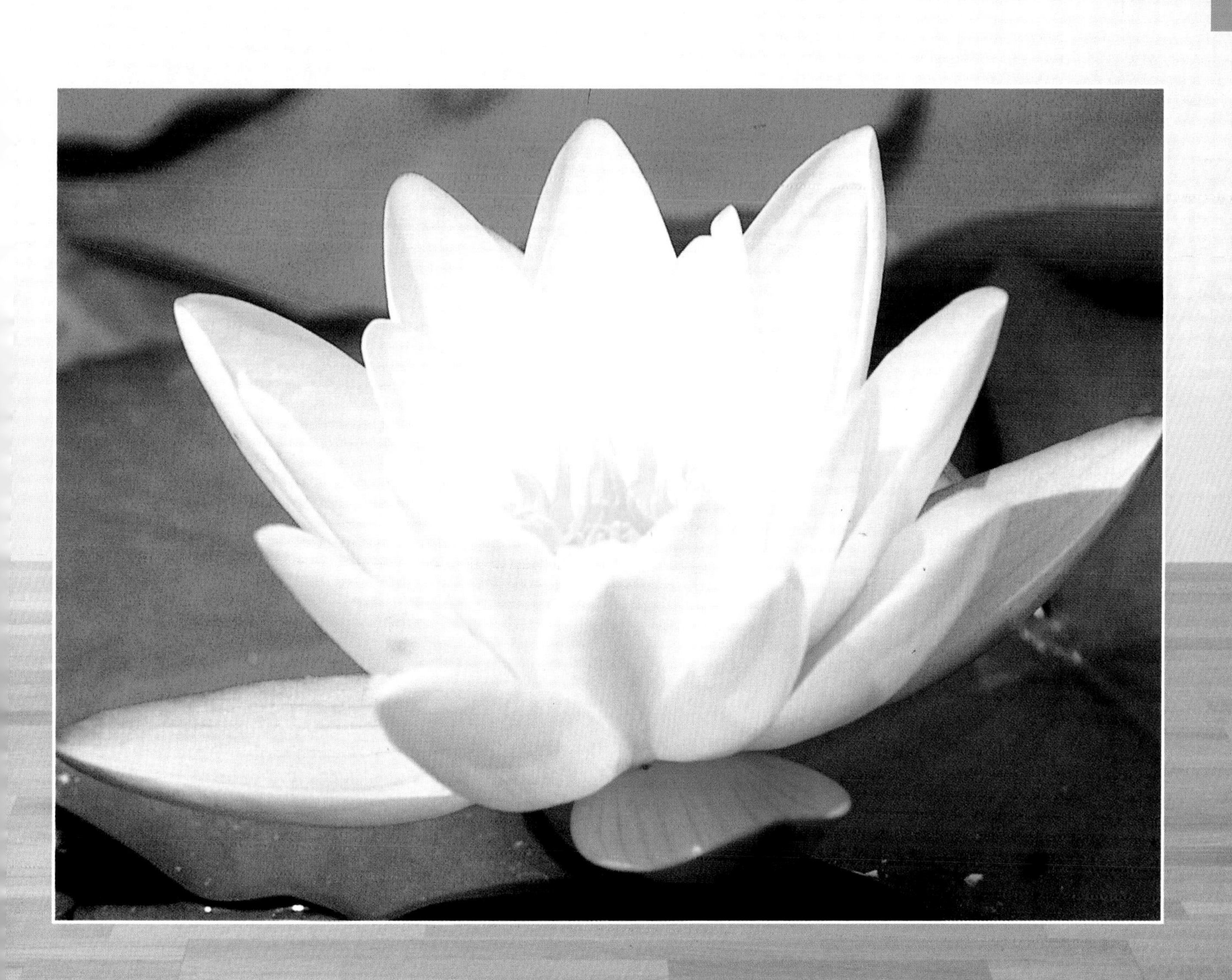

CONTINUAR EL PROGRAMA

Conforme se vaya acostumbrando a practicar las posturas del yoga, vea cómo su comprensión del mismo se intensifica. Es muy fácil caer en la rutina de realizarlas de forma automática y sin pensar, mientras que lo esencial es todo lo contrario. El progreso viene de ir con la postura, no de crear las tensiones erróneas, tanto mentales como físicas. De la frecuente afirmación de que el yoga no es competitivo no se deduce que su actitud frente a su realización sea inconsiderada; en otras palabras, alcanzar la armonía de mente, cuerpo y energía produce los mejores resultados.

3

POSTURAS
De ahora en adelante notará cómo incluso movimientos simples, como estos estiramientos, producen resultados cada vez más profundos. Igual que el cuerpo de un perro expresa su alegría cuando lo sacan a pasear, nuestro cuerpo muestra su alegría cuando lo estiramos de forma eficaz.

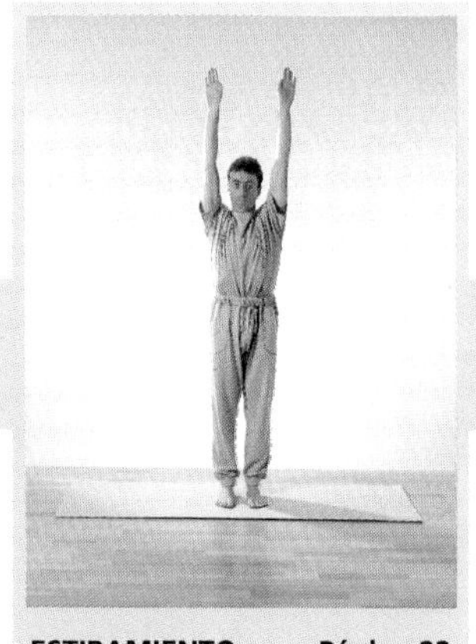

ESTIRAMIENTO Página 22

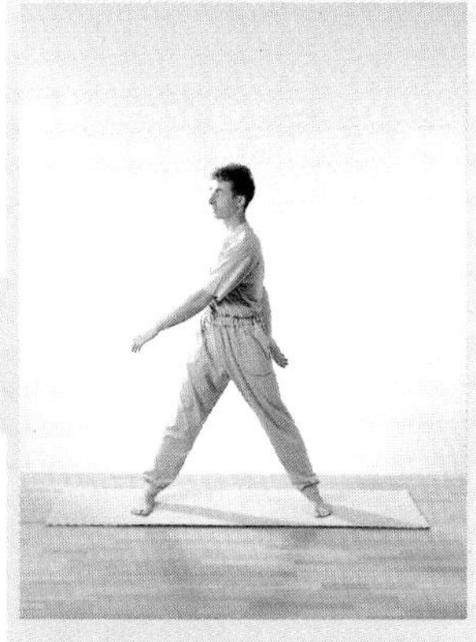

ESTIRAMIENTO Página 22

ESTIRAMIENTO
Irá incrementando su conciencia del beneficio de las contraposturas. Un estiramiento hacia delante siempre va acompañado de un estiramiento hacia atrás y así sucesivamente, como se muestra aquí.

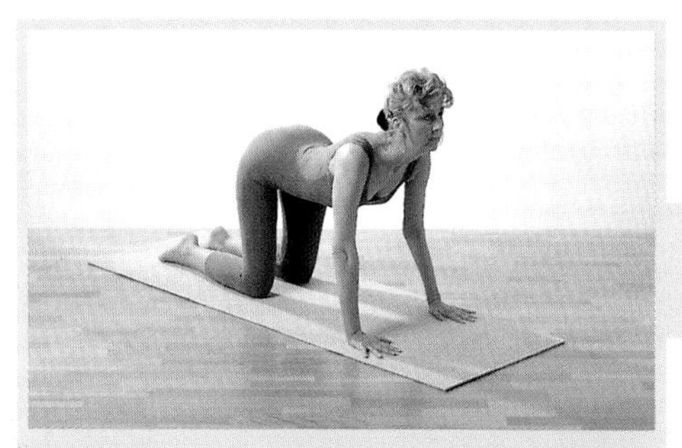

EL GATO Página 24

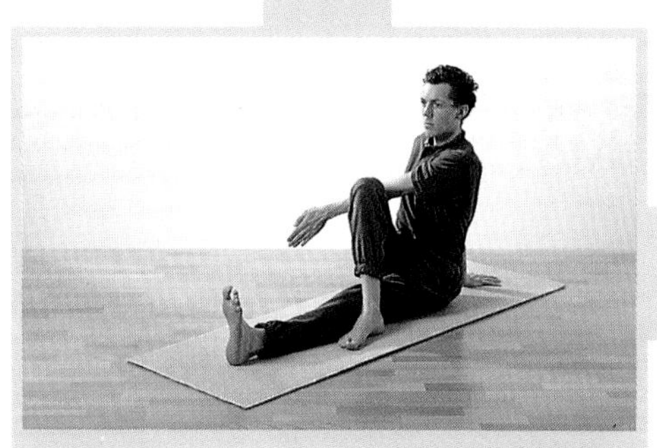

GIRO ESPINAL Página 25

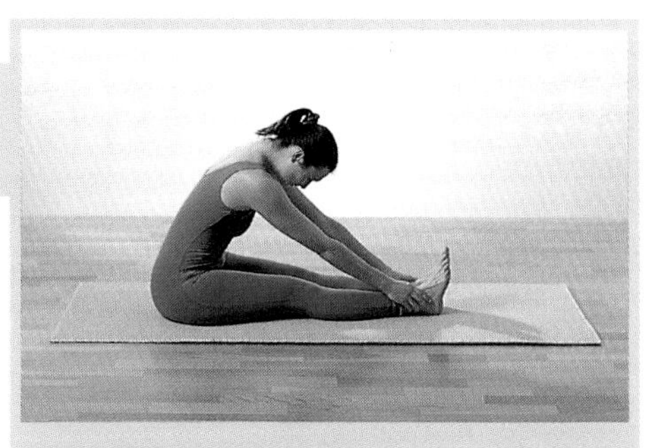

POSTERIOR Página 27

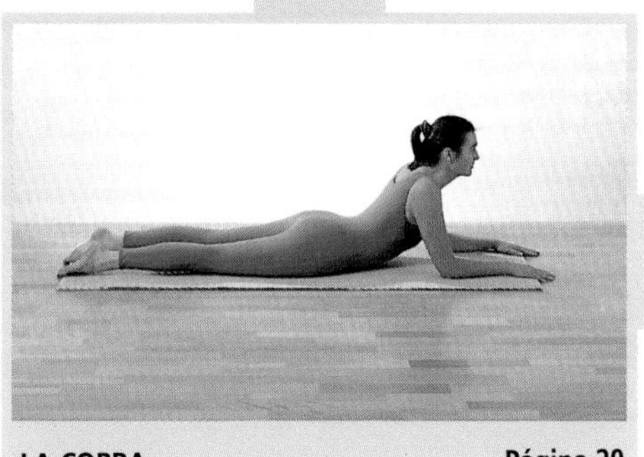

LA COBRA Página 29

RELAJACIÓN
Recuerde que tras una sesión de posturas deben seguir al menos cinco minutos de relajación.

RESPIRACIÓN Y VISUALIZACIÓN
Es importante separar la actividad respiratoria, mientras que la visualización enlaza entre sí mente y respiración.

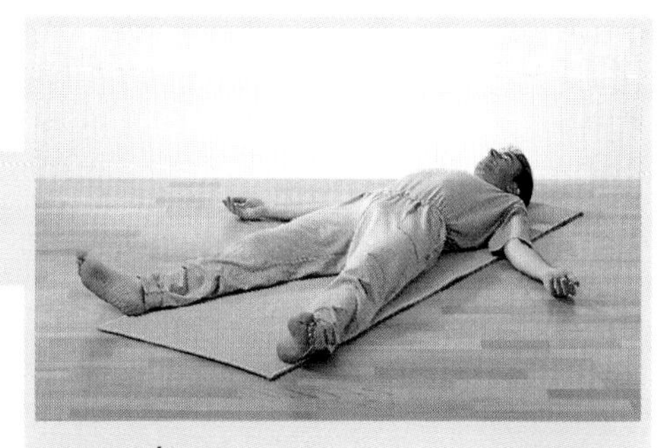

RELAJACIÓN **Página 31**

Una postura correcta (como se muestra aquí) trae muchos beneficios, empezando por el equilibrio del sistema nervioso, que desempeña un papel tan importante en la vida.

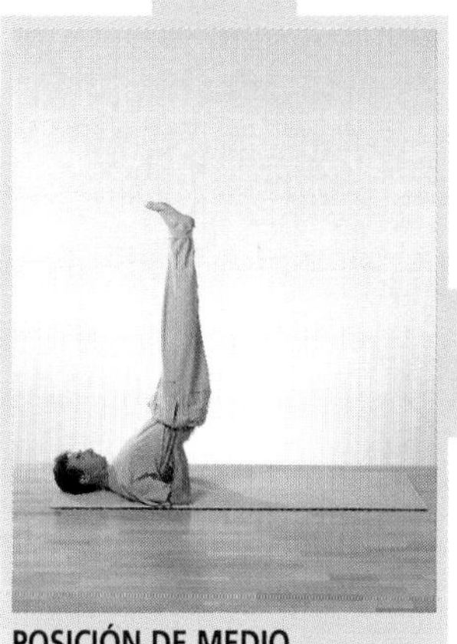

POSICIÓN DE MEDIO HOMBRO **Página 45**

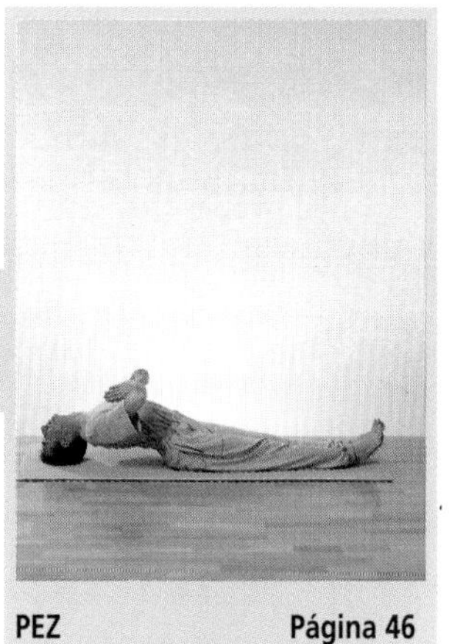

PEZ **Página 46**

Usted nota ese «contra-equilibrio» cuando empieza a sentir los beneficios de la inversión. Las actividades contrastadas del cuello y los hombros en las dos posturas siguientes nos proporcionan un excelente ejemplo que viene al caso.

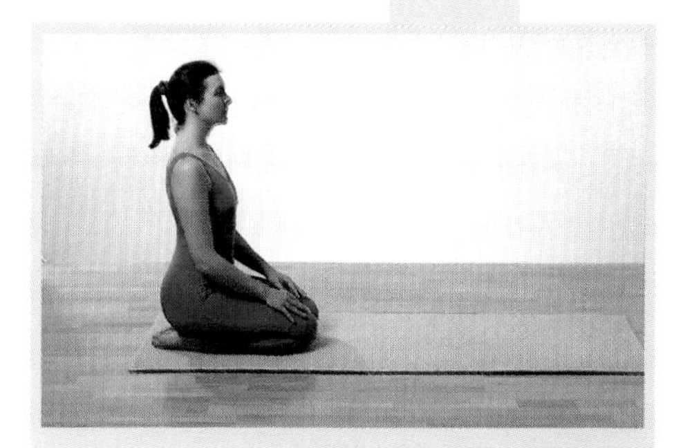

Página 43

Una respiración armoniosa y rítmica lo conduce hacia pensamientos rítmicos y armoniosos, el centro de la visualización.

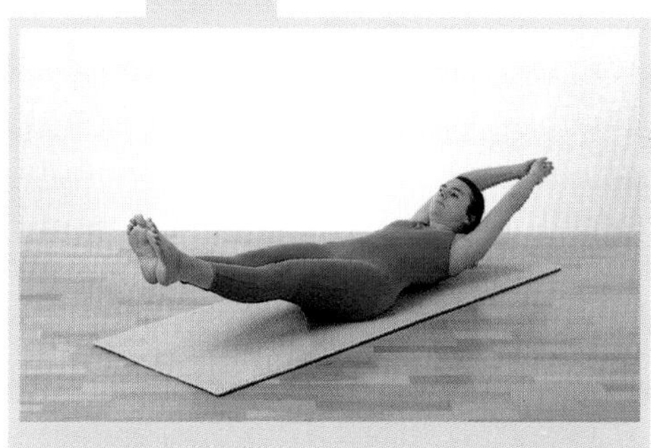

CANOA INVERTIDA **Página 35**

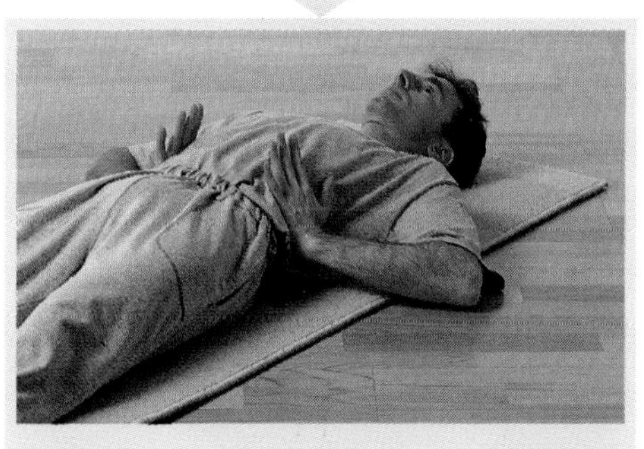

Página 33

Además de practicar para mejorar la respiración tumbados boca arriba, casi en cualquier momento del día podemos practicarlo en una posición sentada con muy buenos resultados.

CANOA **Página 34**

MES

4

CUATRO

MEDITACIÓN

OBJETIVOS DEL MES

Los cuatro aspectos complementarios de la vida humana son la activación, la relajación, la visualización y la meditación. Todos son esenciales para una existencia verdaderamente plena; son las armas básicas para la salud y la felicidad. Ahora está usando su cuerpo en asociación con la mente y la energía a través de la respiración. Está estimulando su vida a través de la relajación y la visualización. El próximo paso importante a dar es incorporar la paz de la meditación. Durante este mes practicará más asanas, *pero, lo que es incluso más importante, profundice en el modo en que usa su cuerpo, no sólo practicando yoga, sino en todos los aspectos de la vida.*

PRIMEROS PASOS

¿Cuál es la diferencia entre relajación, visualización y meditación? En la relajación usted permite que su cuerpo trabaje a poca velocidad, como un motor en punto muerto, mientras observa pero no interfiere. En la visualización, usted utiliza las imágenes para estimular el funcionamiento del cuerpo. En la meditación, separa la mente del cuerpo (sin perder conciencia de su presencia) y se sumerge en un único concepto no físico. Eso lo lleva más allá de las limitaciones normales de la vida, para conseguir un control mucho mayor.

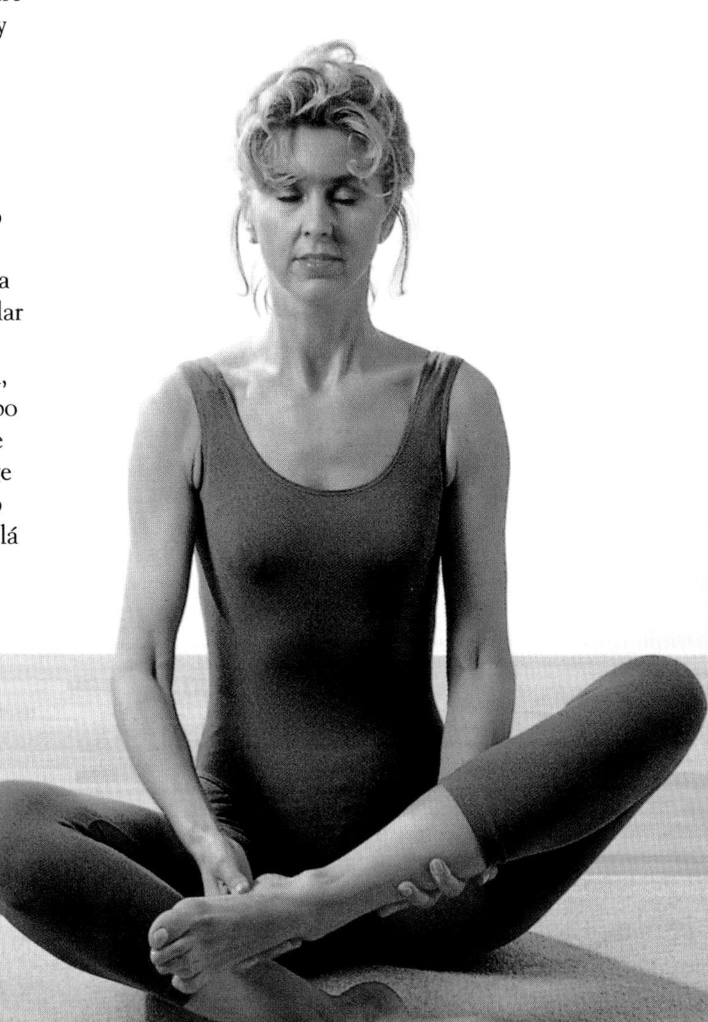

Puede meditar sentado en una silla o en el suelo. No es aconsejable meditar tumbado. Las condiciones ya explicadas (páginas 28-29) se aplican también aquí: el tronco debe estar derecho, de forma confortable, las manos juntas (en una posición más clásica en la que los pulgares y los dedos índice se tocan) y los ojos cerrados. Algunas escuelas son partidarias de la meditación con los ojos entreabiertos, pero a la mayoría de la gente esto le parece extremadamente difícil. Es esencial que el cuerpo esté cómodo, ya que de no ser así se dan señales de agotamiento al cerebro y la base para la calma mental es imposible.

Hay innumerables formas de meditación y es sensato probar varios antes de encontrar el que realmente nos conviene, pero no ir de uno a otro como una mariposa; eso no nos ayudará.

La meditación Hamsa

Una imagen que se ha utilizado durante siglos en la meditación india es la de los gansos salvajes. Esas criaturas se sienten como en casa tanto sobre la tierra, en el agua o en el aire. Por ello, se han convertido en el símbolo del espíritu libre. Una forma eficaz de comenzar a meditar es sentarse correctamente en una habitación donde no le molesten. Cierre los ojos y concéntrese en el flujo y el sonido de su respiración. Después de un minuto o dos, visualice un ganso volando por el aire. La palabra sánscrita para este pájaro es Hamsa. Mantenga la visualización durante unos minutos y después, cuando inspire, repita «Ham», y al espirar, repita «sa». «Ham...sa».

Deje que se desvanezca la visión del pájaro, pero continúe repitiendo «Ham...sa» junto con la inspiración y la espiración. Aparte suavemente cualquier pensamiento extraviado que pueda entrometerse y prosiga con las repeticiones. Al principio bastará con diez minutos. Puede ir aumentando gradualmente y, en poco tiempo, entre 20 y 30 minutos será lo ideal.

Conforme se vaya acostumbrando a esta práctica, no sólo verá que su mente está tanto en paz como despierta, sino que su cuerpo también se siente ágil y flexible, ya que los beneficios de la meditación son considerables.

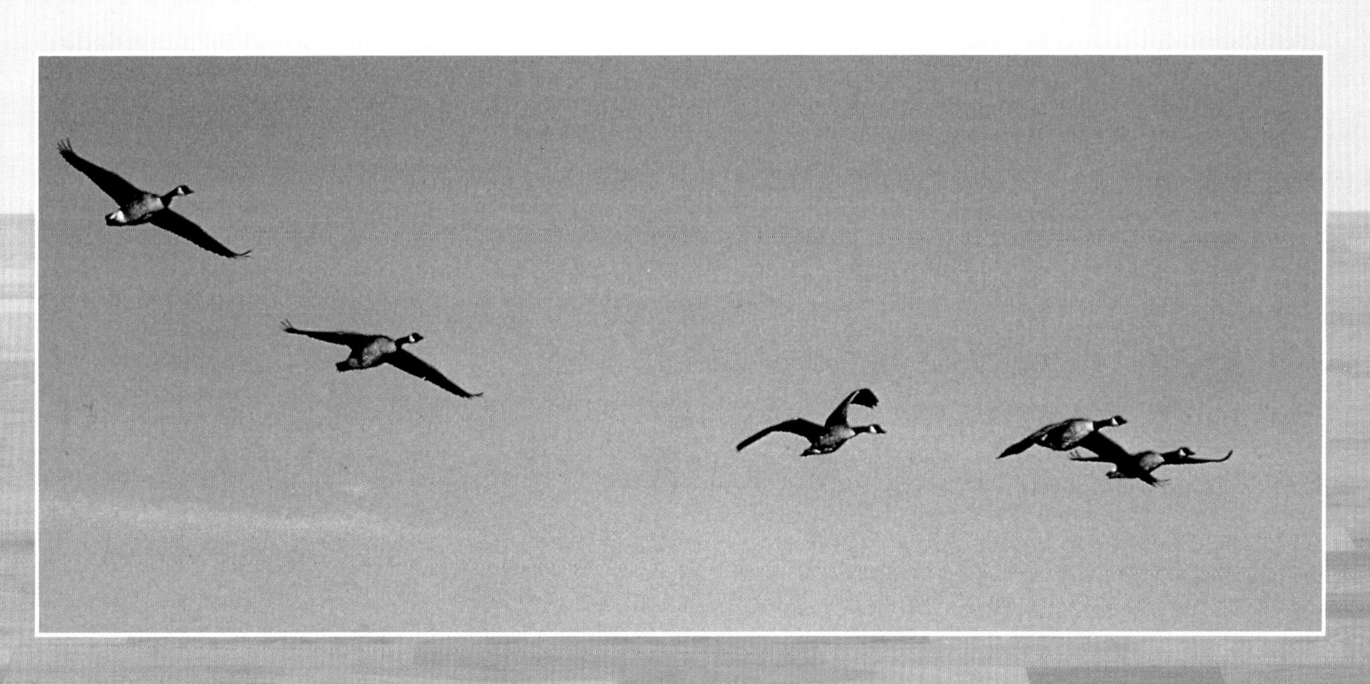

LA RESPIRACIÓN EN MONTAÑA

Al principio, nos hemos concentrado en mejorar el proceso natural de la respiración, porque demasiado a menudo las presiones y el estilo de vida diaria han deteriorado la forma en que respiramos. Ahora ya puede practicar unas cuantas técnicas que beneficiarán tanto el cuerpo como la respiración y estimularán el flujo de energía. La primera de ellas, La Respiración en Montaña, nos recuerda que la atmósfera en las regiones montañosas y en las zonas de corrientes de agua está cargada de iones negativos, que han resultado ser muy beneficiosos tanto mental como físicamente.

1 En pie o sentado, erguido en postura cómoda, con los brazos a los lados. Suponemos que está usted en pie. Espire lentamente.

2 Al aspirar, estire los brazos levantándolos hacia los lados, un poco más atrás de la línea de los hombros, de modo que, al alzarlos, los músculos del tronco se estiren y se levanten.

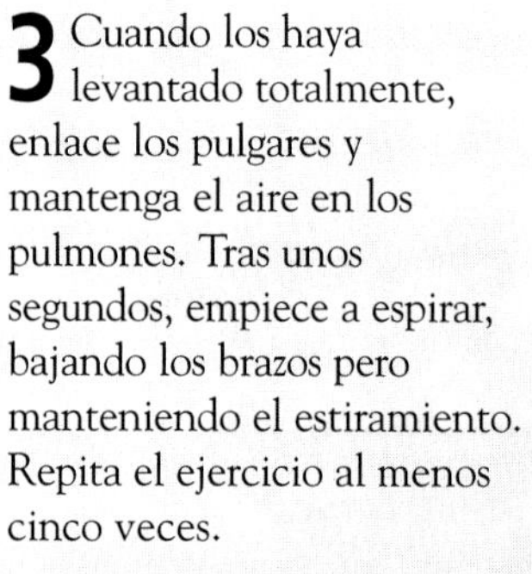

3 Cuando los haya levantado totalmente, enlace los pulgares y mantenga el aire en los pulmones. Tras unos segundos, empiece a espirar, bajando los brazos pero manteniendo el estiramiento. Repita el ejercicio al menos cinco veces.

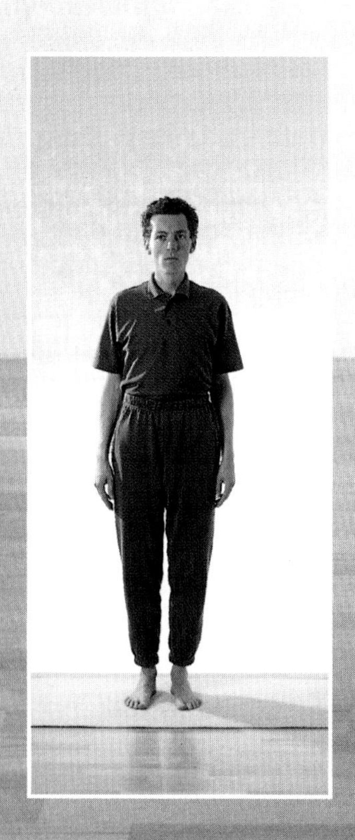

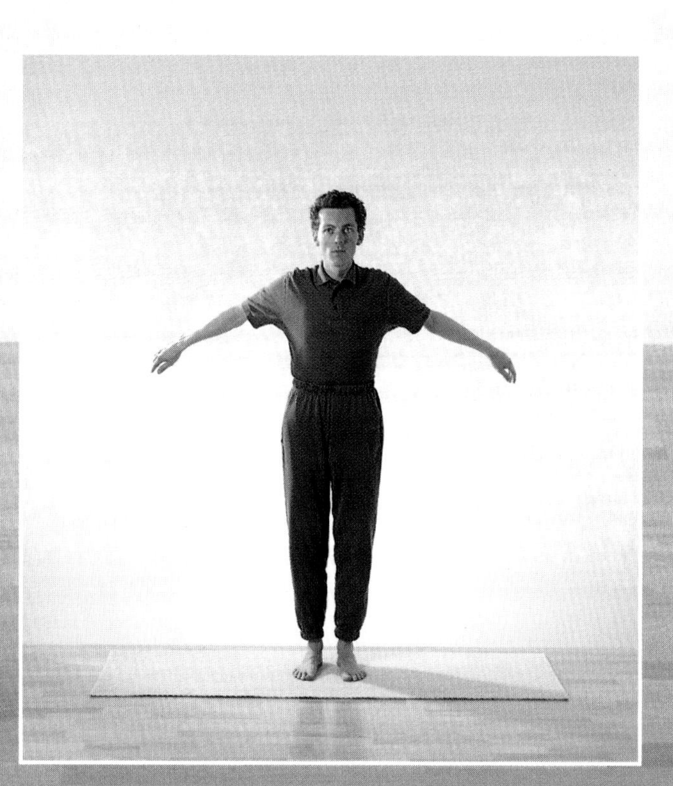

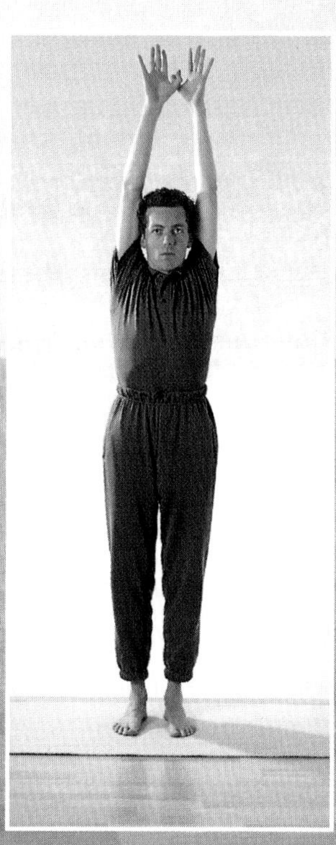

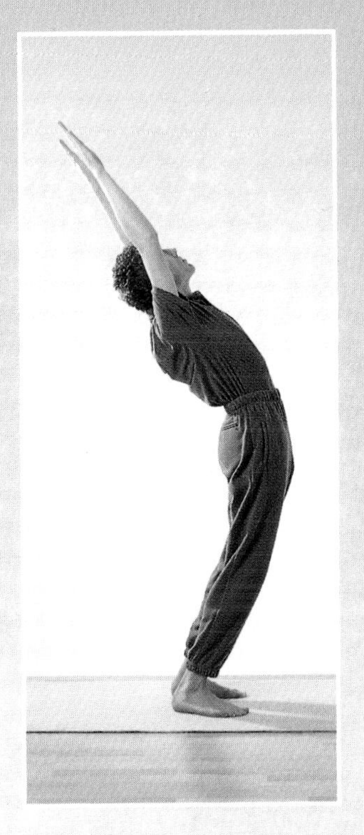

1 **Respiración Limpiadora.** En estos tiempos sedentarios, la respiración de la gente es a menudo poco profunda y se acumula aire viciado en el fondo de los pulmones. Para renovarlo, póngase en pie, erguido, con los pies un poco separados y balancee los brazos hacia arriba, doblándose un poco hacia atrás con la boca cerrada.

2 Ahora, balancéese hacia delante, espirando por la nariz con un fuerte sonido «Ja». La cabeza debe estar floja y los brazos colgando. Meta hacia dentro los músculos abdominales para que salga más aire de los pulmones. Repita tres veces.

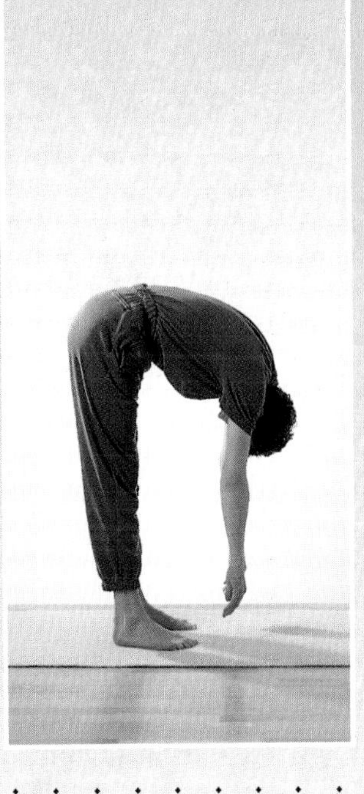

EXPERIMENTAR EL *PRANA*

Resulta muy fácil subestimar la importancia de la respiración. Literalmente es vida y debería venerarse como tal. Al concentrarse en la respiración, bien para mejorarla de forma natural y a través de ejercicios específicos, la mente debería preguntarse por esa Fuerza de Vida, llamada en yoga prana.

RESPIRACIÓN PARA ACLARAR LOS PULMONES

La polución, el humo y una respiración poco profunda tienden a obstruir los conductos de los pulmones, tal y como se puede ver en una radiografía. Este ejercicio aprieta los pulmones para facilitar la expulsión de la mucosidad y las obstrucciones. Si padece de problemas de pecho o enfisema, consulte a su médico antes de practicarlo.

1 De pie como para la montaña, inspire, estirando los brazos, doble los codos y coloque los dedos sobre los hombros.

2 Reteniendo la respiración y manteniendo los dedos sobre los hombros, lleve los codos hacia delante.

3 Baje la cabeza y dóblese hacia delante desde la cintura, apretando el pecho todavía con la respiración retenida. Manténgase así durante algunos segundos. Después levántese espirando e invierta el movimiento inicial. Repita tres veces.

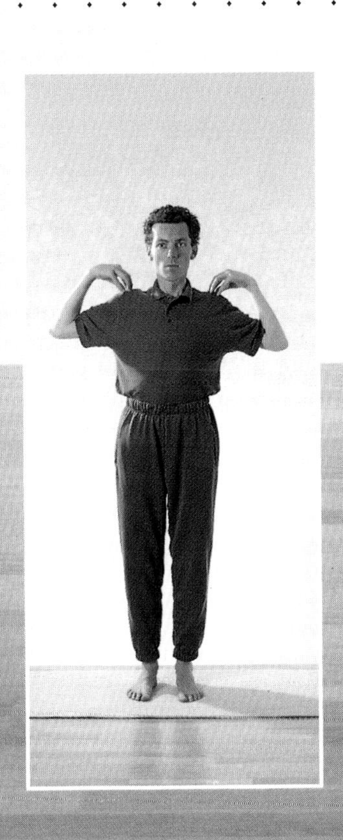

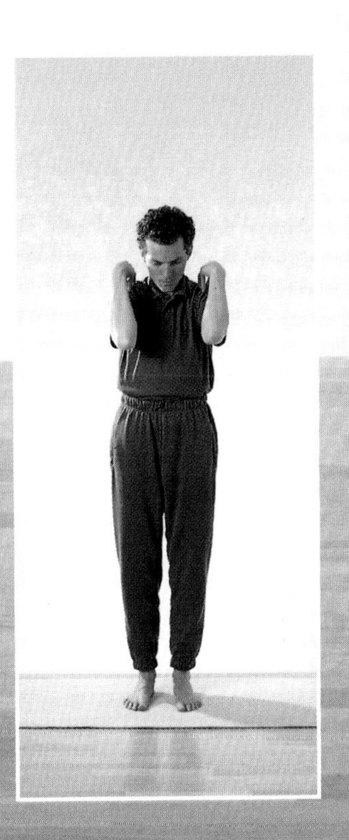

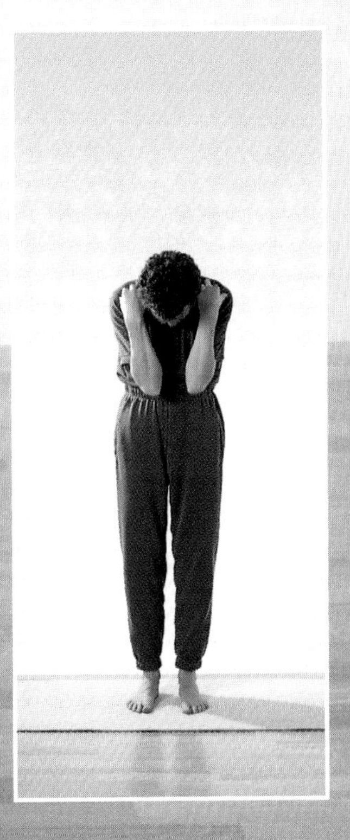

OTRA VEZ AL REVÉS

¿Es natural que nos pongamos del revés? Sólo tiene que ver cómo juegan los niños para encontrar la respuesta, les encanta dar volteretas, hacer el pino y rodar. Mantener el cuerpo activo e incluso colocarlo del revés es un instinto heredado de forma natural. Las posiciones invertidas del yoga racionalizan este instinto, para nuestro beneficio físico y mental. La Postura de la Tranquilidad es una postura «patas arriba» que es físicamente estimulante y mentalmente tranquilizadora. Aunque las asanas en yoga se realizan con control, el balanceo y el sentido de equilibrio que todos teníamos cuando éramos niños sin inhibiciones son esenciales para ejecutarlas de manera eficaz.

1 La Postura de la Tranquilidad. Túmbese en el suelo, con los pies juntos, los brazos a los lados y las palmas hacia abajo.

Respire con profundidad y, al aspirar, balancee las piernas en el aire, usando los brazos y las manos para hacer presión y mantener el equilibrio.

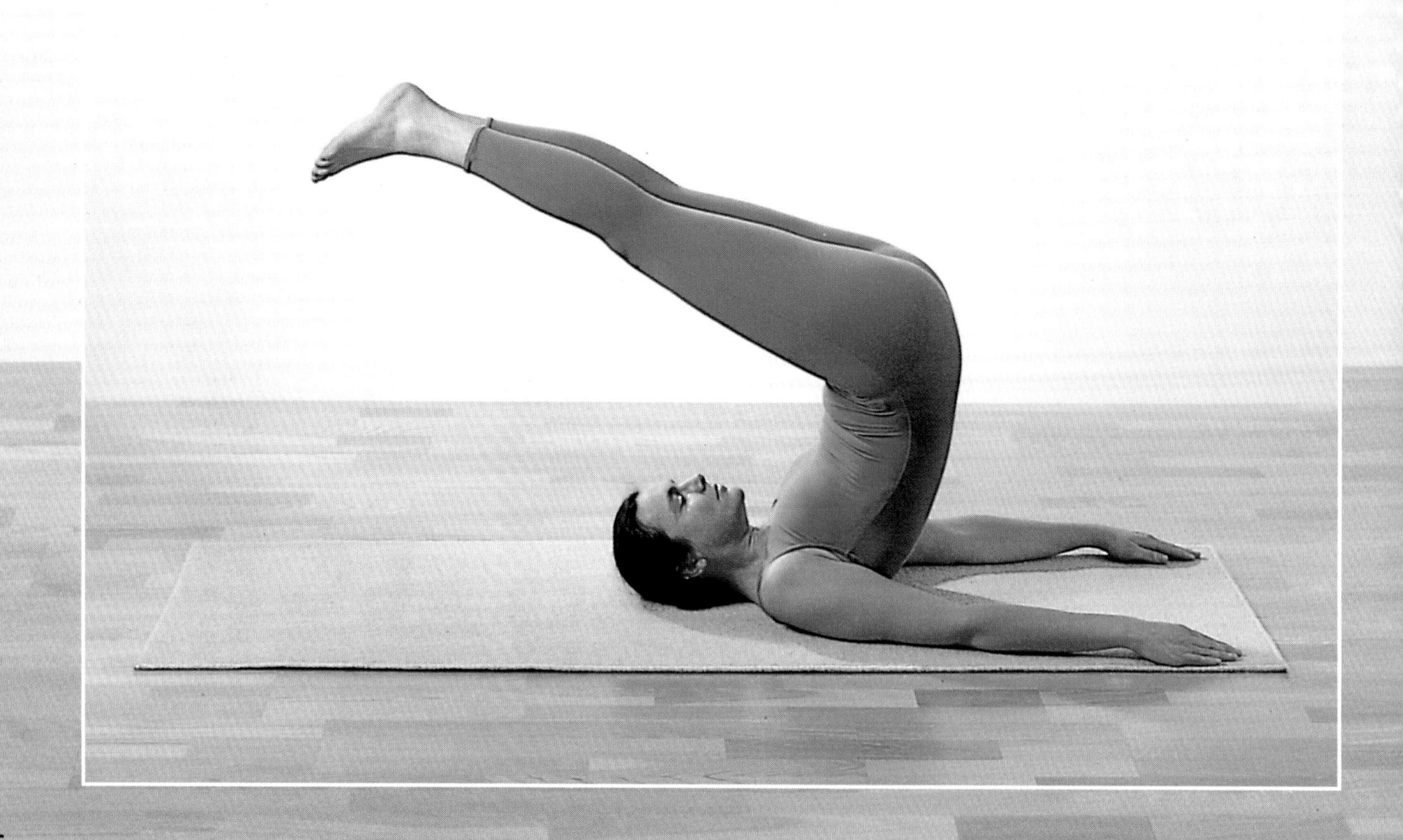

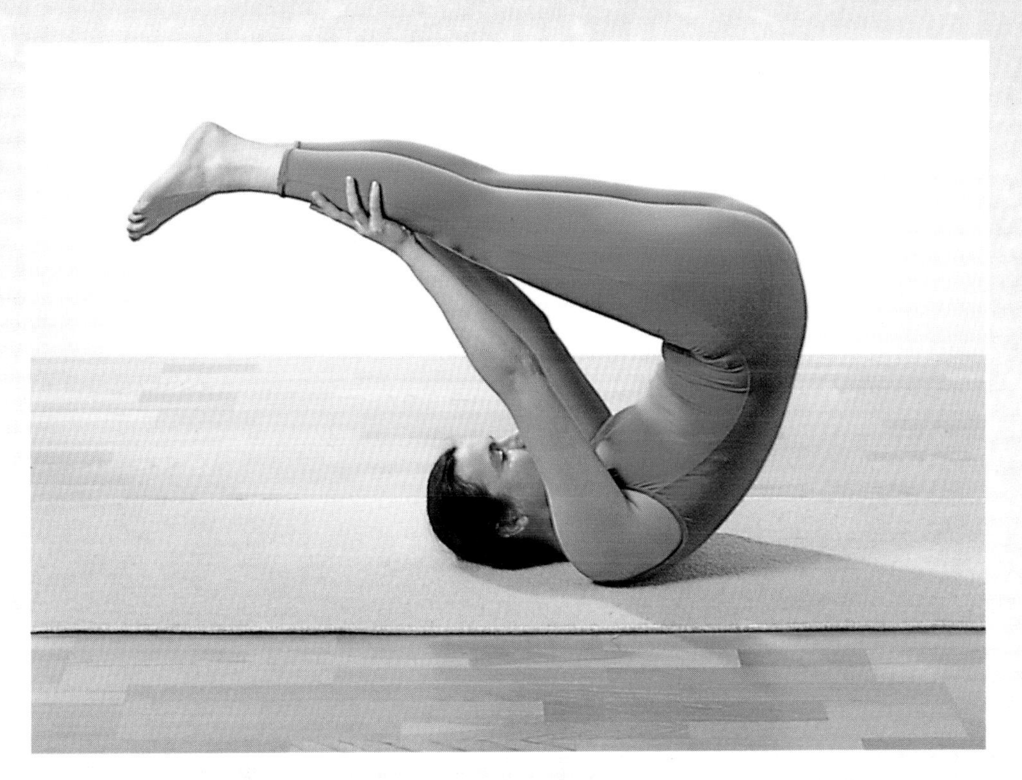

RECUPERAR EL ENTUSIASMO INFANTIL

Recuperar el entusiasmo infantil es un aspecto importante de la práctica de los adultos: necesita combinar este instinto con la meditación. Mientras que una realización lenta y controlada es esencial en yoga, a menudo podrá progresar si antes que nada recupera ese brío de la infancia y, a partir de ahí, impone el mayor control aprendido como un adulto.

2 Cuando sienta que mantiene el equilibrio sobre los hombros, levante las manos y sujétese los tobillos o las espinillas. Los brazos tienen que estar derechos y no doblados por los codos. Mantenga la posición, preferiblemente con los ojos cerrados, respirando suavemente. Desarrolle gradualmente la sensación de que está flotando. Manténgala todo el tiempo que le resulte cómodo. Vuelva a poner los brazos en el suelo para controlar el lento descenso de las piernas.

3 **El Arado.** De la Postura de la Tranquilidad puede pasar al Arado (así llamado porque el cuerpo parece un arado tirado por caballos). Quite las manos de las piernas, bajando las piernas hasta que los dedos toquen el suelo. Mantenga el equilibrio dejando que los dedos sujeten ligeramente la espalda. Al igual que en la Postura de la Tranquilidad, antes de empezar a bajar coloque las manos en el suelo y úselas para controlar el lento movimiento de las piernas. Relájese durante un minuto o dos.

CONTROLAR NUESTRAS RESPUESTAS

La vida es una serie de desafíos y el modo en que la gente los afronta desempeñará a lo largo de los años un papel principal en su concepto de la vida y su salud. Se ha demostrado que los acontecimientos felices pueden desafiar tanto como los desafortunados; todos son aspectos de esa palabra tan usada que es estrés. Nadie puede evitar los acontecimientos estresantes, pero es posible controlar nuestras reacciones hacia ellos. Es clásico que los textos sobre yoga argumenten que la forma de tratar tanto los acontecimientos felices como los desafortunados es no dejar que nos afecten. Pocos conseguirán esto, pero no es difícil efectuar beneficiosas modificaciones.

1 Las malas noticias afectan a la respiración, que a su vez agarrota los músculos del tronco. Del mismo modo, se obstaculiza el flujo de energía hacia el cerebro, haciendo difícil pensar con claridad. Si algo malo ocurre, siéntese con calma, coloque las manos en el pecho, ralentice su respiración y tome conciencia de su control tanto al aspirar como al espirar. En un minuto o dos verá cómo se mitiga la presión.

2 Incluso las buenas noticias pueden perturbar nuestro equilibrio. Para aceptar las buenas noticias con calma y de forma eficaz, suba las manos con las palmas hacia abajo hasta el nivel del pecho y sienta como empuja hacia abajo esa sensación de jadeo que le invade. Deje que las manos se levanten un poco cuando aspira y que desciendan cuando espira. De nuevo, asegúrese de que la respiración se ha ralentizado.

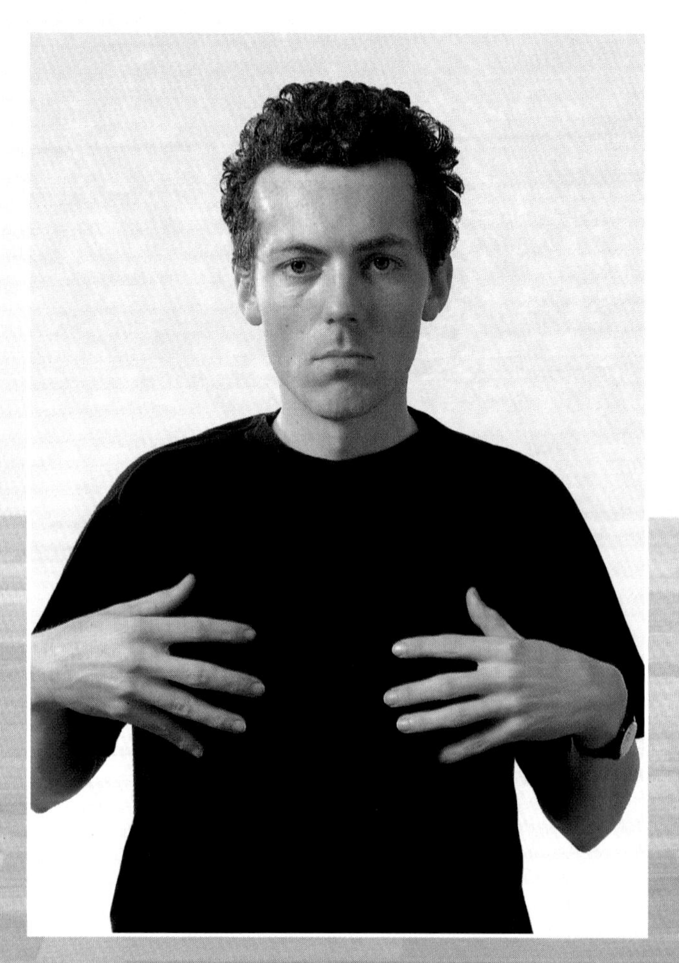

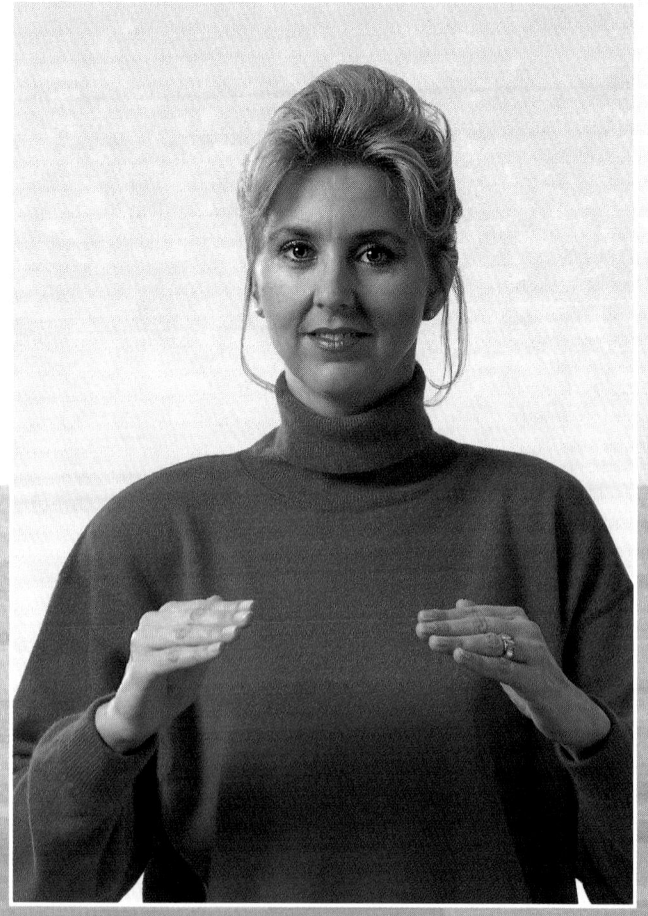

CAMBIAR

Las reacciones a los acontecimientos de la vida se convierten en reflejos firmes y es muy difícil cambiarlos. Pero cambiar es posible y hay que trabajar donde esas reacciones hacen daño, lo que es muy a menudo el caso, para poder efectuar ese cambio. Por ejemplo, se puede ayudar a esas personas que siempre están mirando el reloj y corriendo de un lado a otro, simplemente pegándoles un círculo de color en la esfera. Cada vez que miren el reloj esto les recordará la necesidad de aminorar la velocidad.

3 Si algo le preocupa, usted tiende a sentir que la cabeza le da vueltas y que apenas puede comprender lo que está sucediendo. En todas estas emociones, es esencial ralentizar y tranquilizar de forma consciente la respiración. En este caso, colocar las puntas de los dedos suavemente sobre la frente ayuda a reducir la confusión mental.

4 Las noticias irritantes o que nos molestan pueden provocar, si no las reprimimos, reacciones perjudiciales. Colocar las manos sobre el pecho en la posición de oración *(namaste)* tiene un efecto calmante, sólo por el lenguaje de su cuerpo. Consiga aminorar la velocidad de su respiración y la irritación disminuirá.

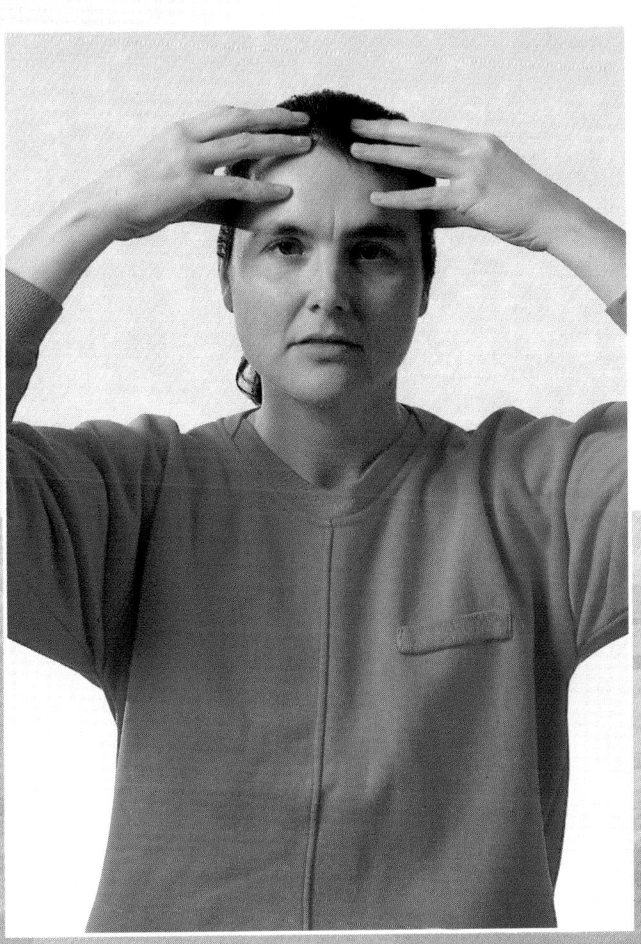

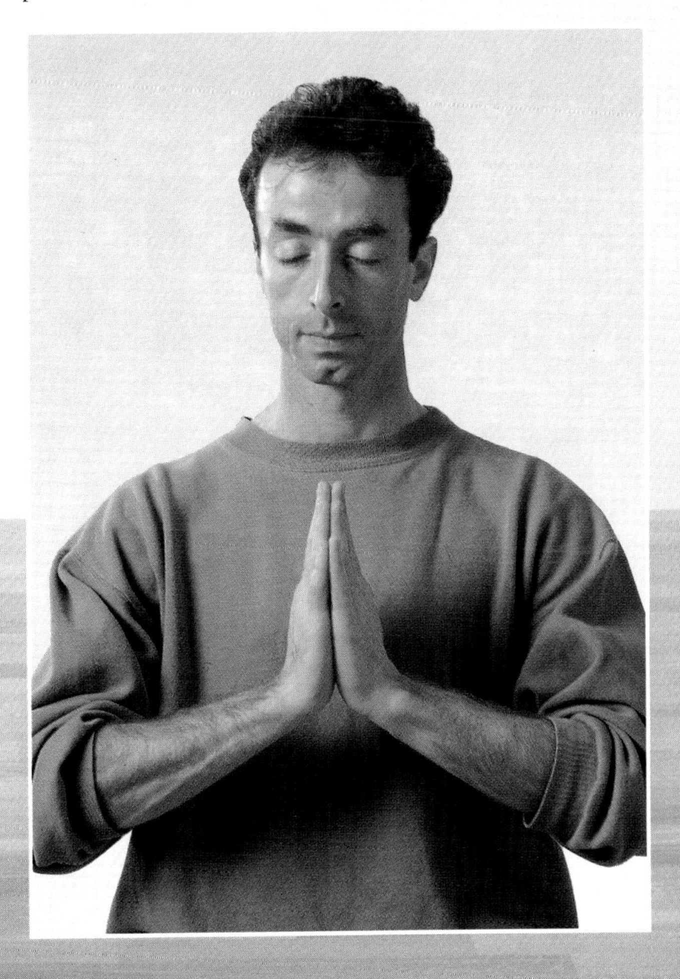

CONTINUAR EL PROGRAMA

Una ley científica, que es también la base del pensamiento del yoga, dice lo siguiente: nada se crea, nada se destruye, todo está en un proceso de cambio. Cualquier programa de yoga también necesita desarrollarse, madurar y cambiar. Este mes se ha puesto más énfasis en la respiración. De ningún modo quiere decir que se haya ignorado las posturas, pero se explora la sorprendente mejora que el control eficaz de la respiración puede proporcionar a la vida.

Mientras que la visualización desempeña ahora un papel diario importante, usted puede empezar a explorar las maravillas de la meditación. «Maravillas» es, sin lugar a dudas, la palabra, ya que la meditación lo conducirá a reinos hasta ahora insospechados, a condición de que se lo tome con tranquilidad, no espere milagros, y permita que el desarrollo se produzca a su ritmo.

RESPIRACIÓN
Aunque progrese muy bien en yoga, siempre habrá un lugar para controlar la respiración mediante las manos.

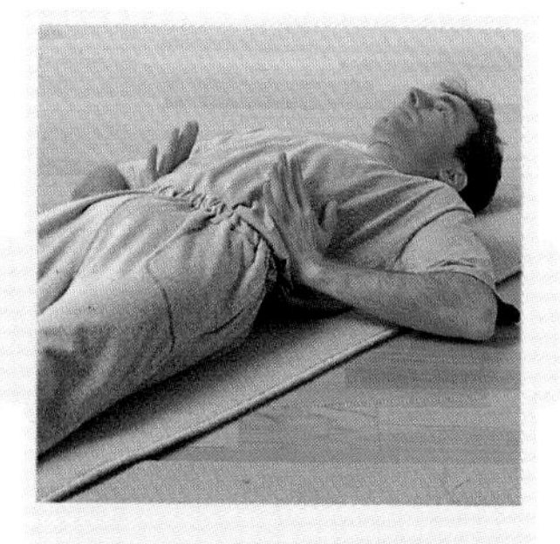

Página 33

La Postura de la Montaña combina un fuerte uso del cuerpo con el desarrollo importante de la respiración, lo que se puede vincular con la respiración «Ha».

Mantener los pulmones despejados es de gran importancia para todo el mundo y no sólo para los que sufren problemas de pecho.

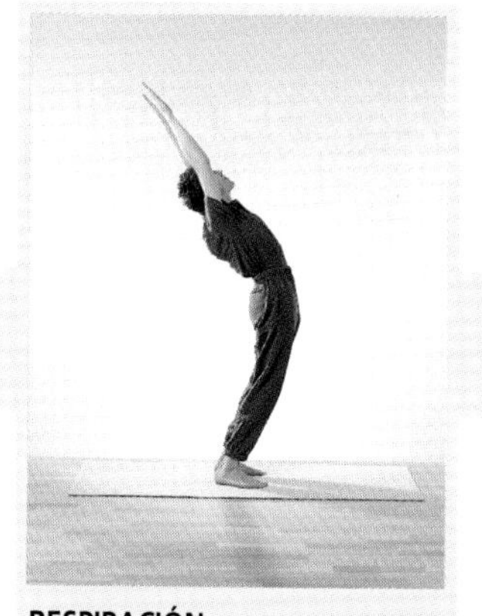

RESPIRACIÓN LIMPIADORA Página 55

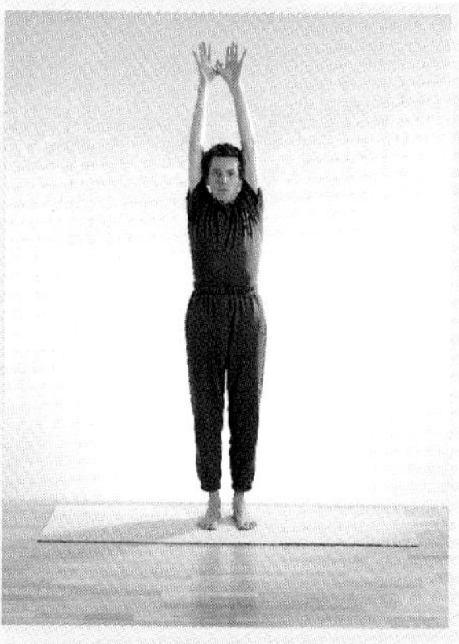

RESPIRACIÓN EN MONTAÑA Página 54

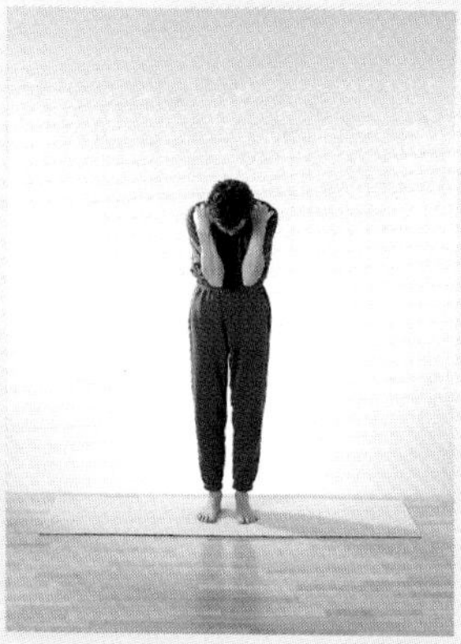

RESPIRACIÓN PARA DESPEJAR LOS PULMONES Página 55

Si utiliza estas directrices, será capaz de trazar una secuencia de respiración de, digamos, diez minutos, que lo ayudarán en todos los sentidos.

POSTURAS
Practicar una secuencia de posturas equilibradas, como las que se muestran aquí, harán que el cuerpo, la energía y el cuerpo respondan. Una sesión semejante, aunque no supere los 15 o 20 minutos, lo dejarán resplandeciente.

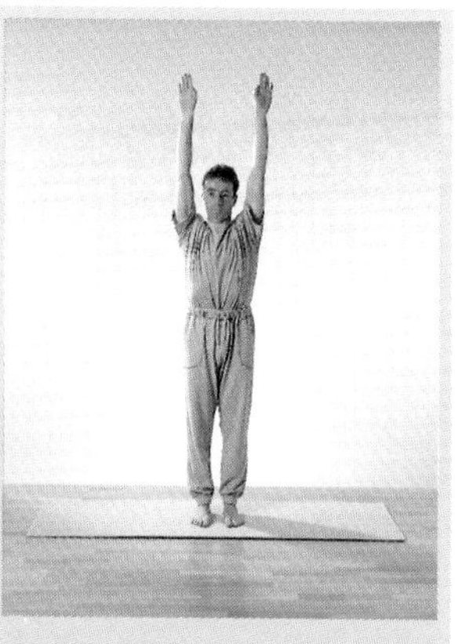

ESTIRAMIENTO Página 22

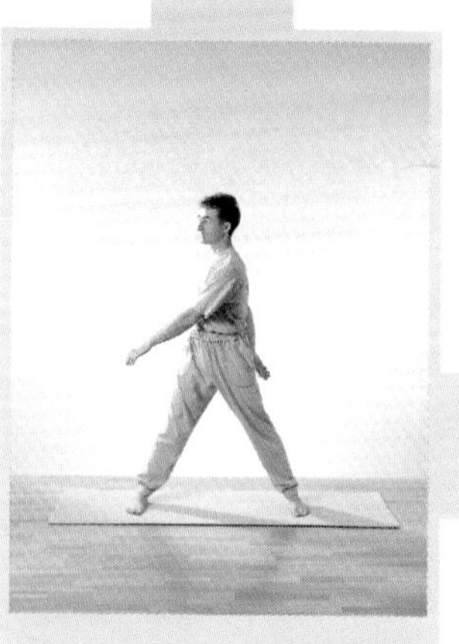

ESTIRAMIENTO Página 22

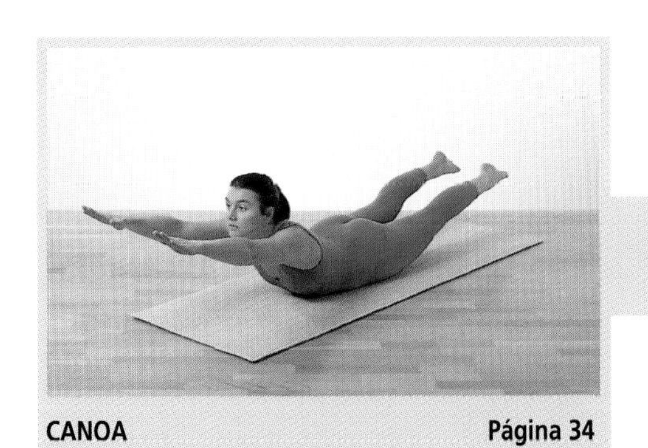

CANOA Página 34

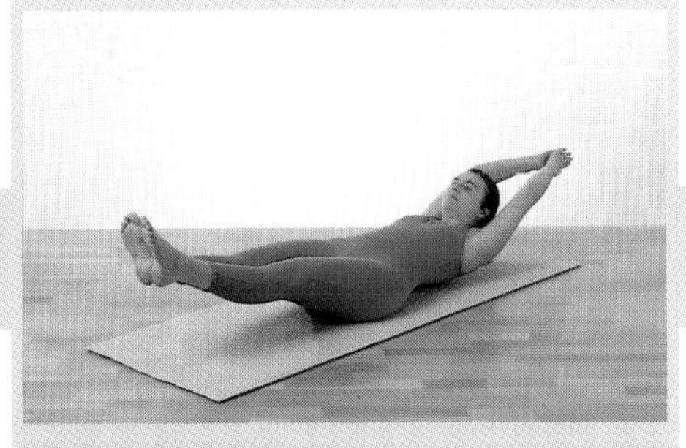

CANOA INVERTIDA Página 35

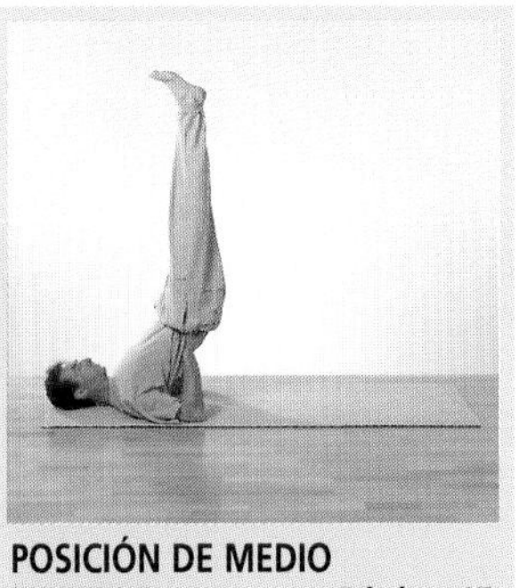

POSICIÓN DE MEDIO HOMBRO Página 45

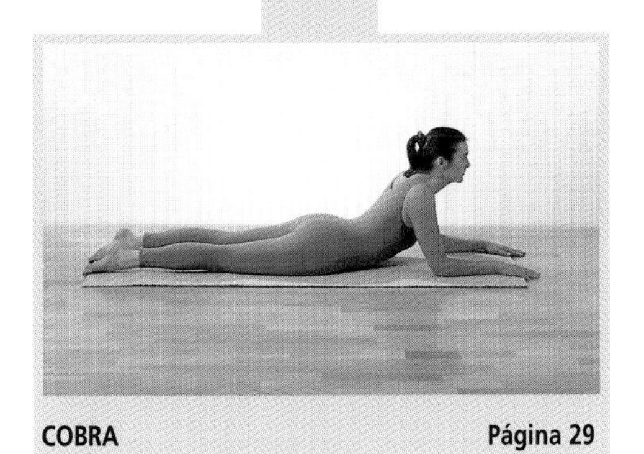

COBRA Página 29

En cierto sentido el arado es la postura que más exige. Su buena ejecución no depende de que la forcemos, sino de que dejemos que ocurra.

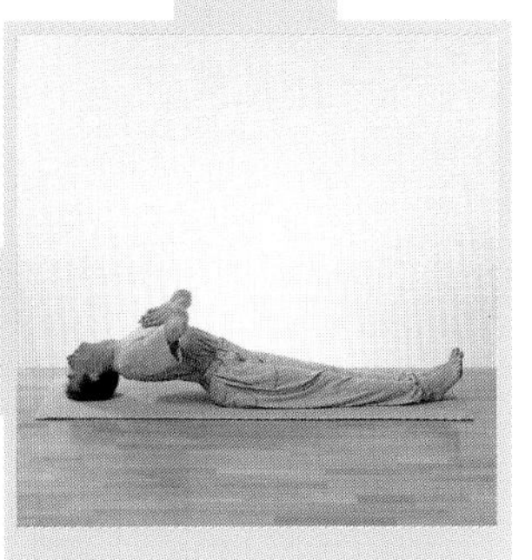

PEZ Página 46

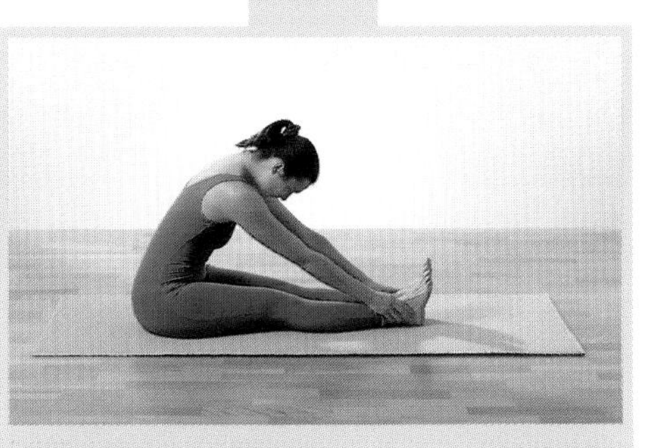

ESTIRAMIENTO POSTERIOR Página 27

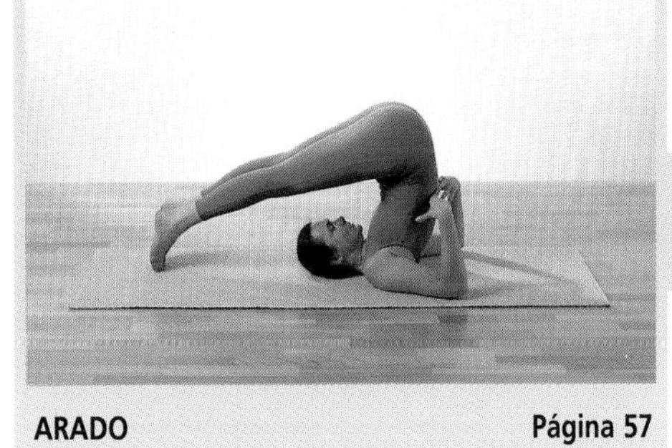

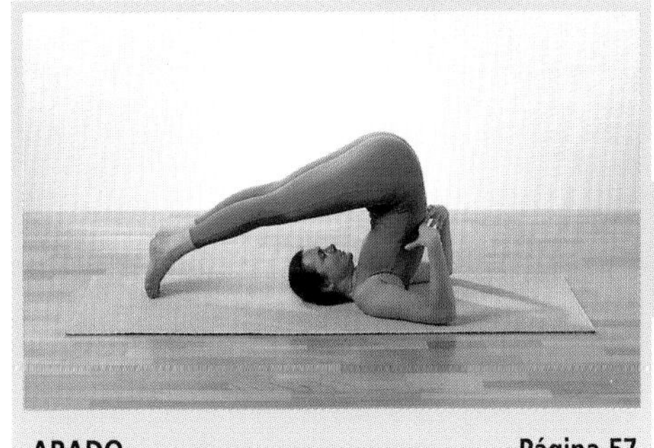

ARADO Página 57

RELAJACIÓN
La relajación final es cada vez más importante conforme sus asanas físicas se van volviendo más exigentes.

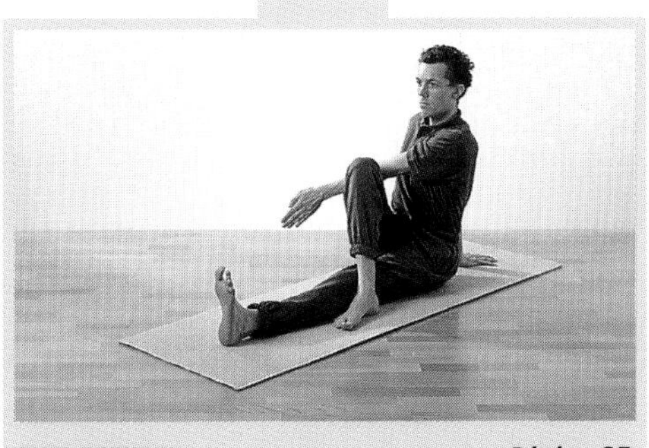

GIRO ESPINAL Página 25

MEDITACIÓN
Mucha gente se asusta de la meditación, aunque es un proceso completamente natural. Ni se aferre a ella ni tampoco se asuste de ella. Al principio sienta sólo la alegría de dejar el cuerpo y el cerebro calmados y funcionando tranquilamente.

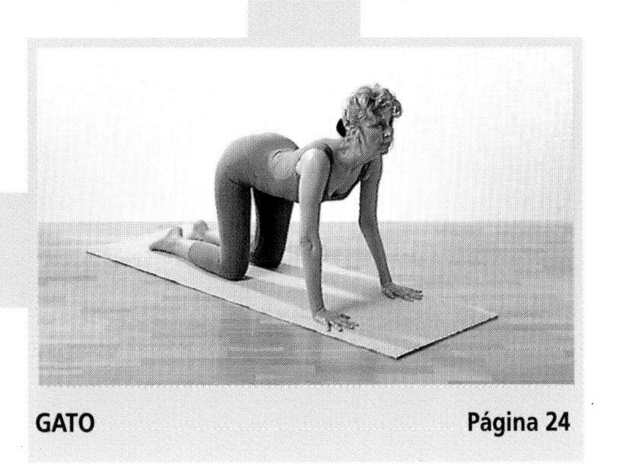

GATO Página 24

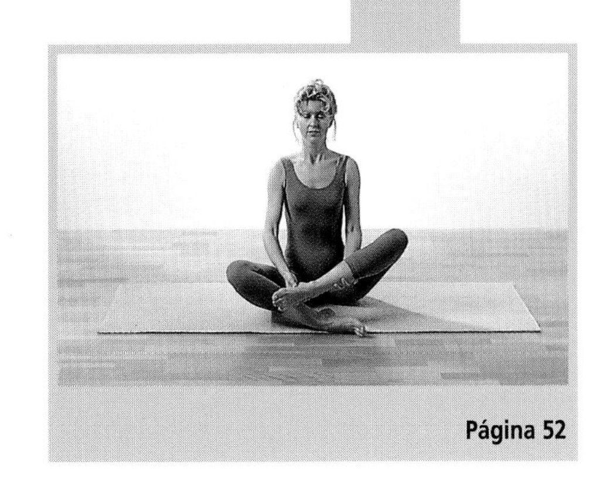

Página 52

MES

5

CINCO

CUERPO Y MENTE

OBJETIVOS DEL MES

La gente que practica el yoga empieza con una variedad de condiciones físicas diferentes. Sin embargo, la mayoría comienza con agarrotamientos y con la idea de alguna limitación importante. Una cosa está clara: el cuerpo responde a su uso inteligente. Este mes puede trabajar con mayor profundidad en el equilibrio psicológico. El modo en que usted toma parte en la ejecución de las asanas desempeña un papel principal a la hora de determinar lo bien que las realiza. Una buena idea es imaginar árboles o ramas respondiendo al viento. El airoso movimiento de las ramas sugiere la voluntad de dejarse llevar por la fuerza.

EL PUENTE

Todas las posturas que se basan en la actividad de la espina dorsal, benefician también a la mayoría de las otras partes del cuerpo. El masaje rítmico de los órganos abdominales, por ejemplo, puede conseguirse con la combinación de movimiento y respiración. Este tipo de masaje desempeñará un papel importante para mantener una buena salud. Mientras tanto, la flexibilidad de la espina dorsal puede suponer una gran diferencia a la hora de liberar nuestro cuerpo de un daño potencial.

1 Túmbese sobre su espalda, con los brazos a los lados, las palmas hacia abajo y los talones pegados a las nalgas. Espire.

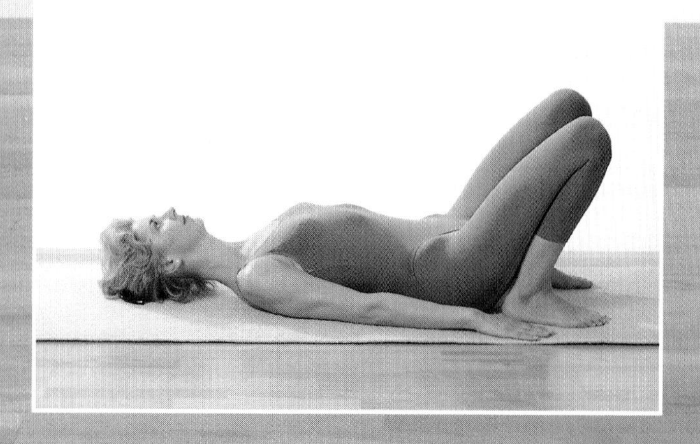

2 Al aspirar, levante la espalda, las nalgas, los muslos y coloque las manos en la región lumbar, con las palmas abiertas para mantener la posición, y apoyándose sobre los codos. Retenga la respiración y baje lentamente cuando esté listo al espirar.

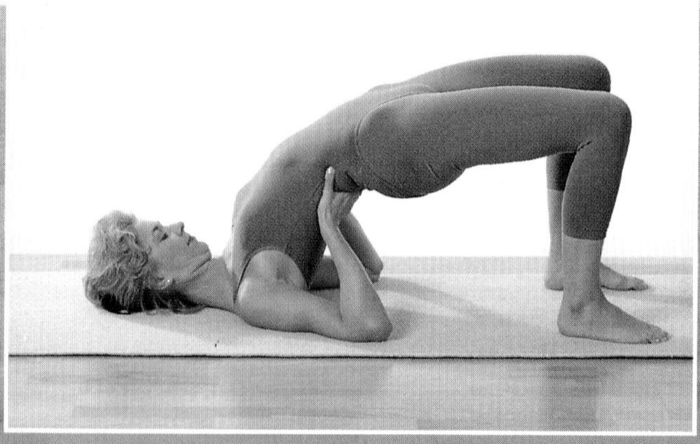

PROGRESOS EN EL ARADO

Muchas posturas de yoga pueden presentar variaciones que proporcionen un beneficio mayor, pero su realización es opcional. Esta variación de la posición del Arado tiene el desafortunado nombre de Postura Asfixiante, pero no deje que eso lo desanime. ¡No tiene por qué ahogarse y la evolución es beneficiosa!

La Postura Asfixiante

1 Ejecute la postura del Arado como se le ha mostrado con anterioridad y manténgase así durante un minuto o dos respirando con tranquilidad. No tenga ninguna prisa.

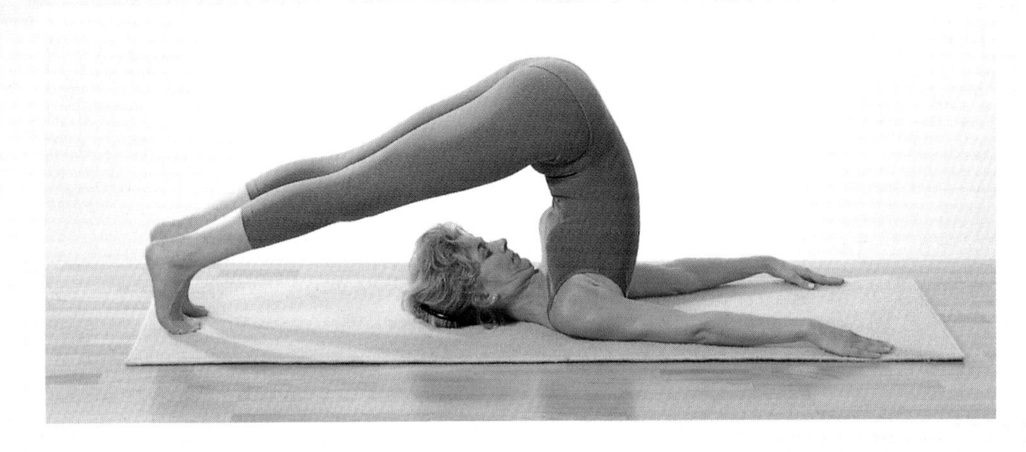

2 A continuación, doble las rodillas al espirar y colóquelas en el suelo junto a los hombros. Rodéelas con los brazos y agárrese las manos por encima de la parte de atrás de las rodillas, junto a la coronilla. De nuevo, mantenga la posición tranquilamente con una respiración suave. Vuelva a la posición normal del Arado cuando se sienta preparado y, por último, vuelva a tumbarse sobre el suelo lentamente con una espiración controlada. Relájese.

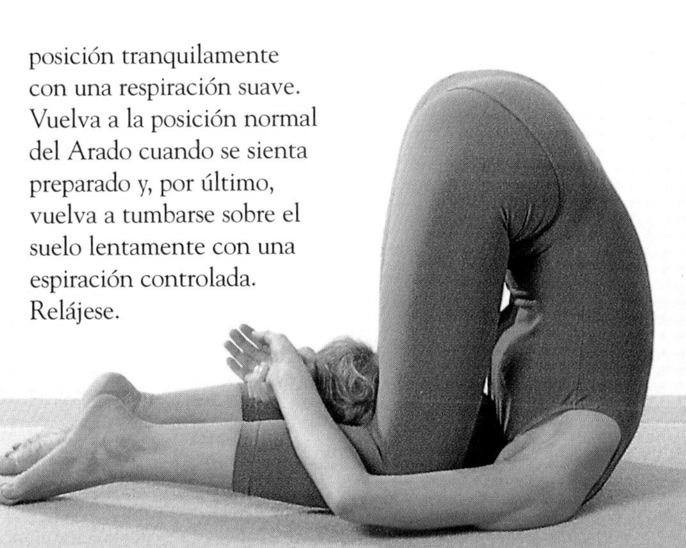

FLEXIONES LATERALES

1 En pie, con las piernas separadas y las palmas de las manos contra los muslos.

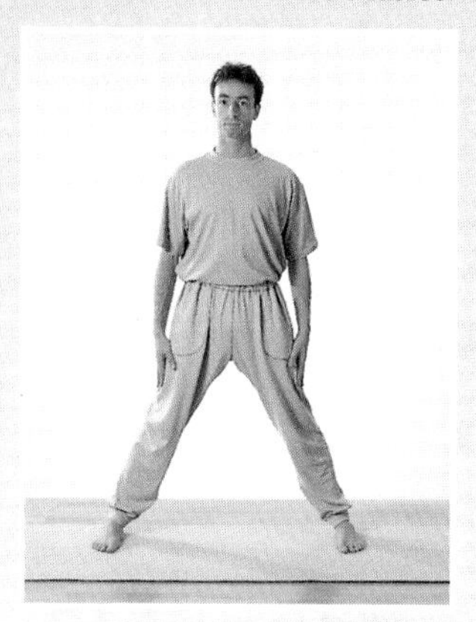

Los cuatro movimientos básicos de la espina dorsal son: hacia delante, hacia atrás, hacia los lados y los giros. El movimiento lateral es importante, no sólo para la espina dorsal, sino también alternativamente para abrir y comprimir ambos lados del pecho y del abdomen. Al mismo tiempo, la mente, al centrarse en extenderse hacia la derecha y después hacia la izquierda, se concentrará tranquilamente y nos ayudará a mejorar nuestra salud física y mental.

2 Al inspirar, estire el brazo derecho hacia arriba, girando la palma de la mano hacia dentro, tocar la oreja con el brazo.

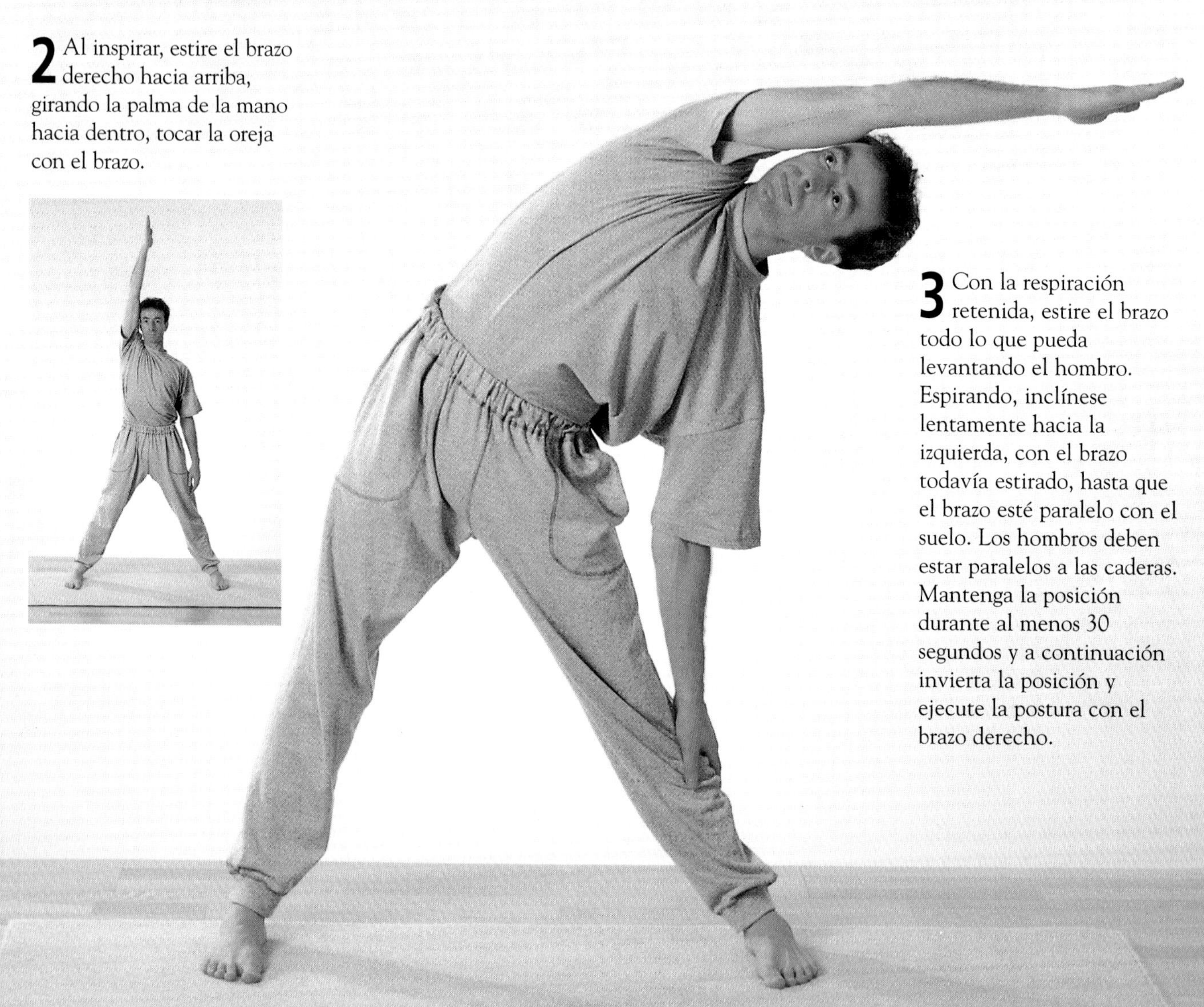

3 Con la respiración retenida, estire el brazo todo lo que pueda levantando el hombro. Espirando, inclínese lentamente hacia la izquierda, con el brazo todavía estirado, hasta que el brazo esté paralelo con el suelo. Los hombros deben estar paralelos a las caderas. Mantenga la posición durante al menos 30 segundos y a continuación invierta la posición y ejecute la postura con el brazo derecho.

GIRO ESPINAL (CON LAS PIERNAS DOBLADAS)

Una vez que ya ha realizado el Giro Espinal con las piernas extendidas (ver página 25), puede progresar y ejecutarlo con ambas piernas dobladas. Cada versión de la postura tiene su valor propio.

1 Sentado en el suelo, doble la pierna derecha hacia la ingle y coloque la pierna izquierda también doblada por encima de la rodilla derecha. La palma de la mano izquierda en el suelo en línea con el centro de la espalda pero separada unos centímetros de ella. No se apoye en el brazo.

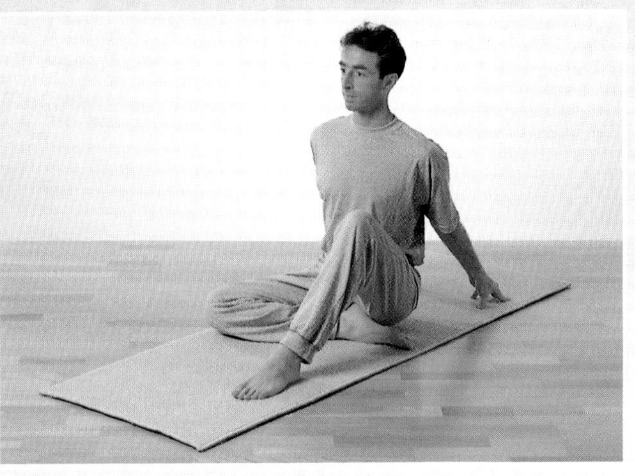

2 Cruce el codo derecho sobre la rodilla izquierda doblada, abrazando el pecho.

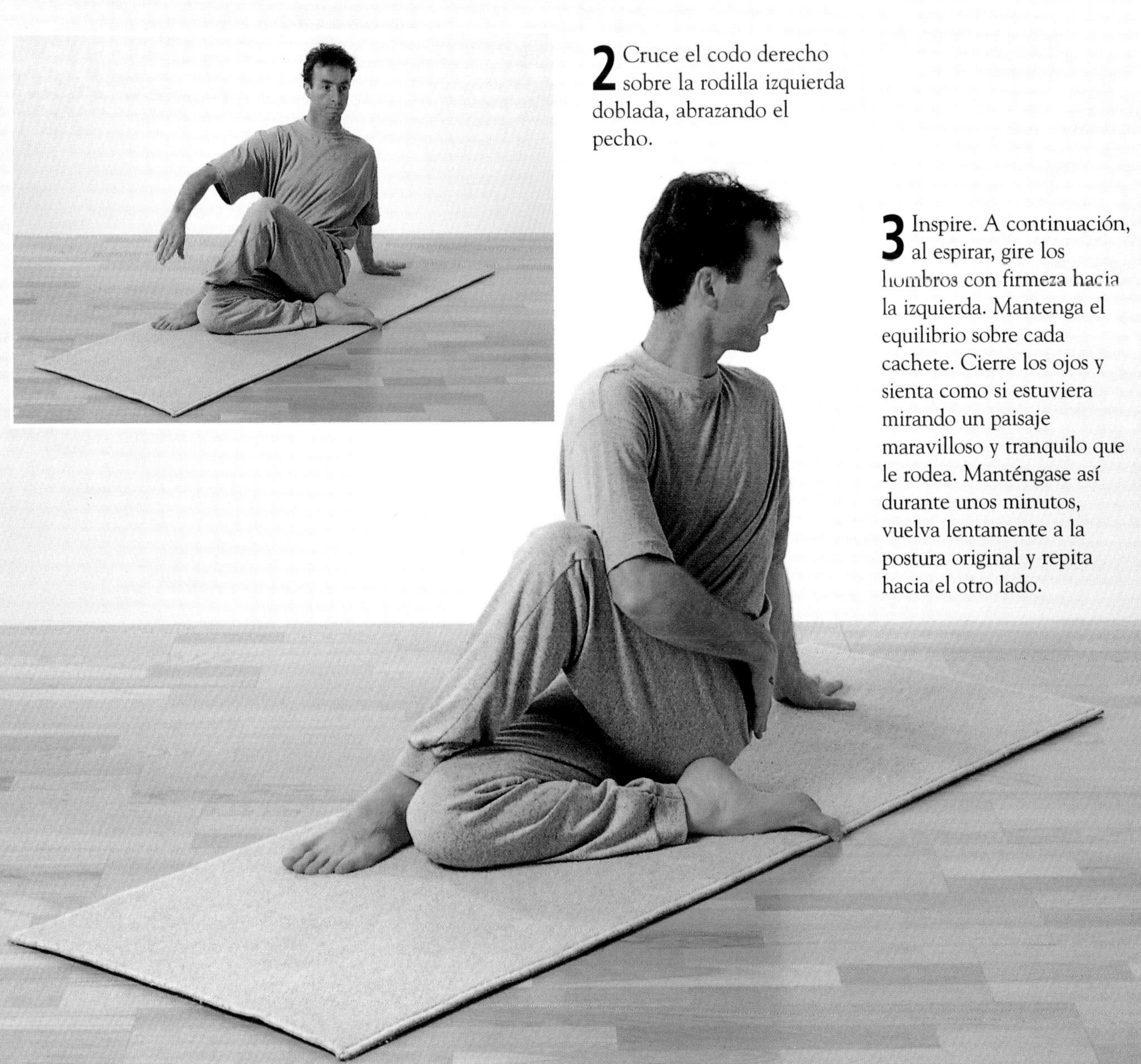

3 Inspire. A continuación, al espirar, gire los hombros con firmeza hacia la izquierda. Mantenga el equilibrio sobre cada cachete. Cierre los ojos y sienta como si estuviera mirando un paisaje maravilloso y tranquilo que le rodea. Manténgase así durante unos minutos, vuelva lentamente a la postura original y repita hacia el otro lado.

MEJORAR LA TÉCNICA

Una vez que se ha asegurado de que ha comprendido correctamente todos los detalles físicos de las posturas, la ejecución depende casi enteramente de su estado de ánimo. No se preocupe por el cuerpo, sino concéntrese en conceptos simples y sosegados. Procure que sean lo más tranquilos que pueda; no permita que sus pensamientos brinquen.

PROGRESOS CON LA ESPINA DORSAL

Es muy fácil continuar ejecutando una postura con regularidad sin realizar ningún progreso mental o físico. Es importante progresar con cuidado y lentitud especialmente con las asanas que liberan partes del cuerpo que se agarrotan con facilidad, en particular la espina dorsal, los músculos del tronco y los tendones de la corva.

Estiramiento Posterior del Cuerpo. Es muy normal que dejemos que la zona lumbar se ponga rígida, lo que nos puede producir mucho dolor. No olvide levantar la espalda cuando va hacia delante, pero con la intención de mantener el estiramiento sin mantener una sensación de tensión. Sobre todo, no se preocupe por el tiempo. Si la mente está tranquila y la respiración sosegada y controlada, los músculos y las articulaciones se ajustarán solos.

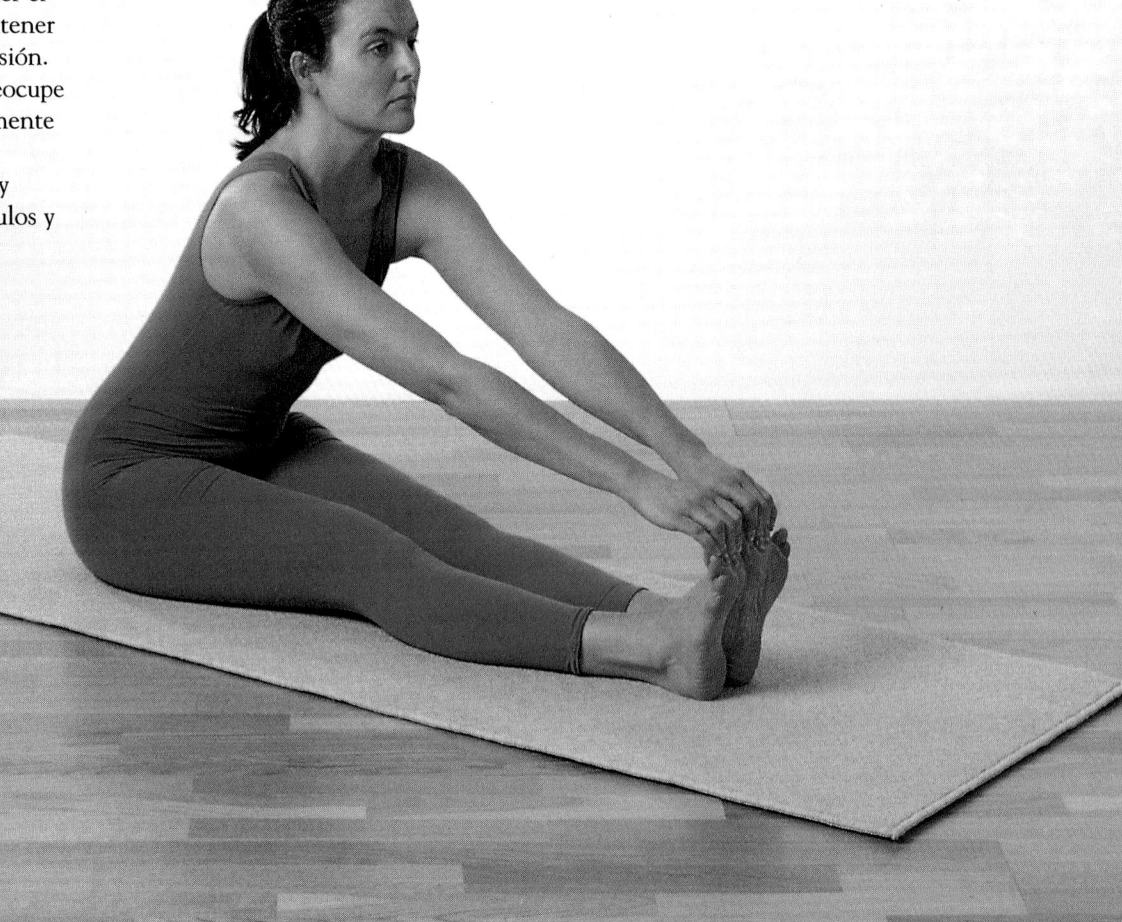

Aquí le echaremos otro vistazo al Estiramiento Posterior del Cuerpo y a la Cobra. Si con el Estiramiento consiguió llegar a agarrarse los tobillos o las pantorrillas, ahora es el momento de intentar alcanzar los dedos de los pies. Con la Cobra, debe acercar un poco más los brazos estirados, consiguiendo que la espina dorsal haga una curva más pronunciada. En ambos casos se consigue el progreso dejando que éste ocurra y no por una determinación inflexible. Para lograrlo, use toda su concentración y asegúrese de eliminar todas las consideraciones externas.

DESPEJAR LA MENTE

Comience la práctica diaria despejando la mente de manera consciente. Comience cada día de nuevo. Es muy fácil realizar una rutina de forma mecánica. Un aspecto principal del Hatha-yoga es poner a los que lo practican en contacto inteligente con su cuerpo creando una verdadera conciencia. No es aprensión ni ninguna forma de narcisismo. Se trata, sin embargo, de un sentimiento de pertenencia sin el cual usted no se siente realmente vivo.

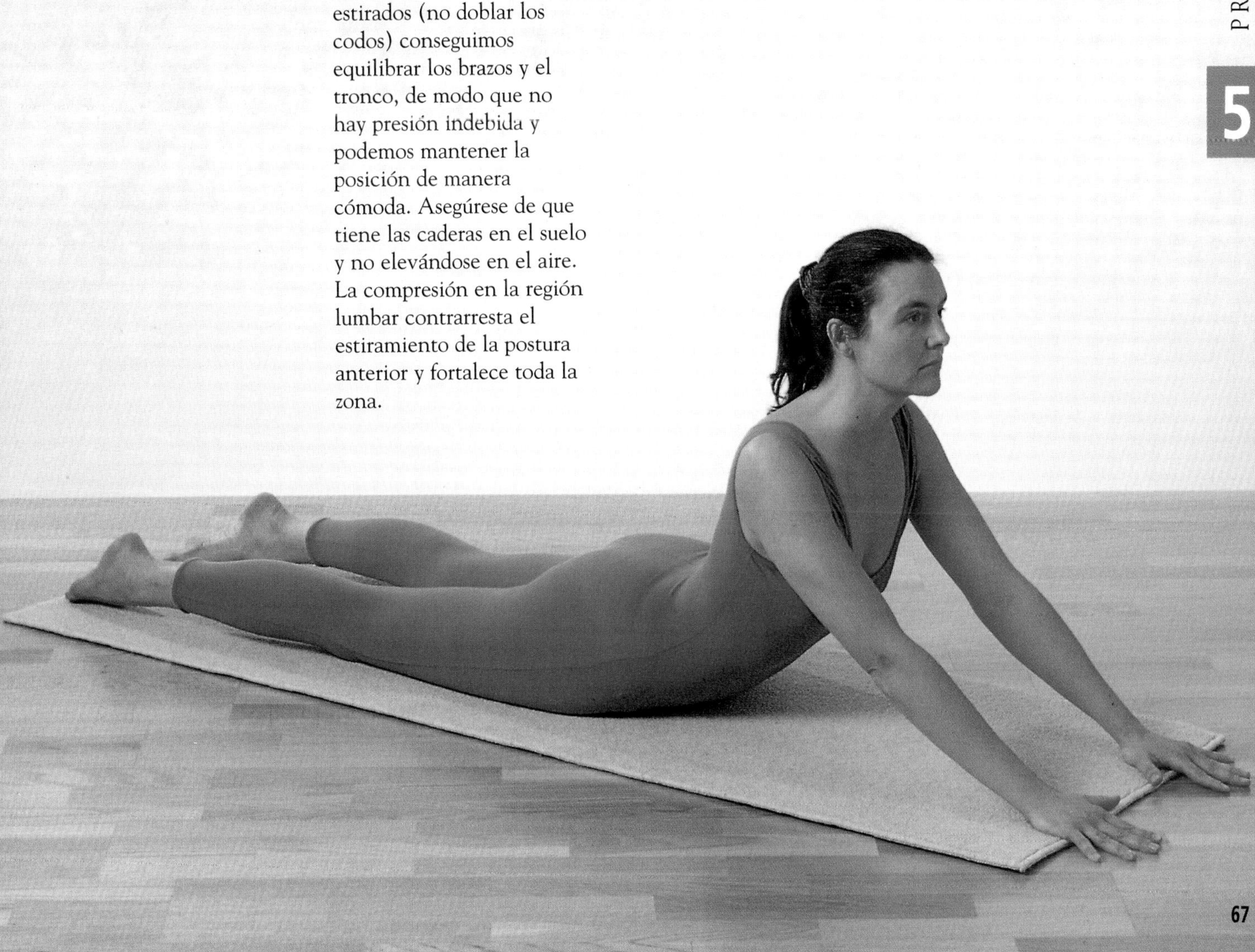

La Cobra. Con los brazos estirados (no doblar los codos) conseguimos equilibrar los brazos y el tronco, de modo que no hay presión indebida y podemos mantener la posición de manera cómoda. Asegúrese de que tiene las caderas en el suelo y no elevándose en el aire. La compresión en la región lumbar contrarresta el estiramiento de la postura anterior y fortalece toda la zona.

MEDITACIÓN CON VELA

La primera condición para la meditación es el poder de concentración, darana en sánscrito. Realizar esto le ayudará a comprender lo importante que es la meditación, ya que todo el mundo conoce el valor de la concentración. El objetivo es dirigir la mente para que se centre en un único tema. Desde la escuela se insta a los niños a concentrarse y a partir de ahí, la gente se da cuenta de lo importante que es la concentración para conseguir sus objetivos. Sin embargo, en la vida diaria raramente se nos enseña cómo concentrarnos. Por consiguiente, la meditación, al ofrecernos técnicas de concentración, es una valiosa ayuda en todos los aspectos de la vida, desde para llevar a cabo las actividades de la vida diaria hasta para encontrar una profunda paz mental.

Meditar con una vela encendida es una práctica muy antigua. Es suave y tranquilizador. Es también, si se compara, una sencilla introducción al arte de la concentración. Siéntese erguido en el suelo o en una silla, después de haber colocado una vela a una corta distancia delante de usted en un lugar donde pueda verla con claridad. Mire con detenimiento la llama de la vela durante dos o tres minutos, fijándose primero en su contorno: si está fijo, si parpadea, y a continuación en los colores de la llama. Tápese los ojos con las manos y continúe mirando la imagen de la vela que todavía persiste. Continúe fijándose en el movimiento y en el color. Cuando la imagen de la llama empiece a desvanecerse en su mente, quítese las manos de los ojos, dejándolos cerrados, y mantenga la conciencia de la llama aunque ya no pueda verla. Cuando esa conciencia desaparezca, abra suavemente los ojos. Con la práctica, el periodo final de conciencia será cada vez más largo. Sólo puede mantenerse a través de la concentración.

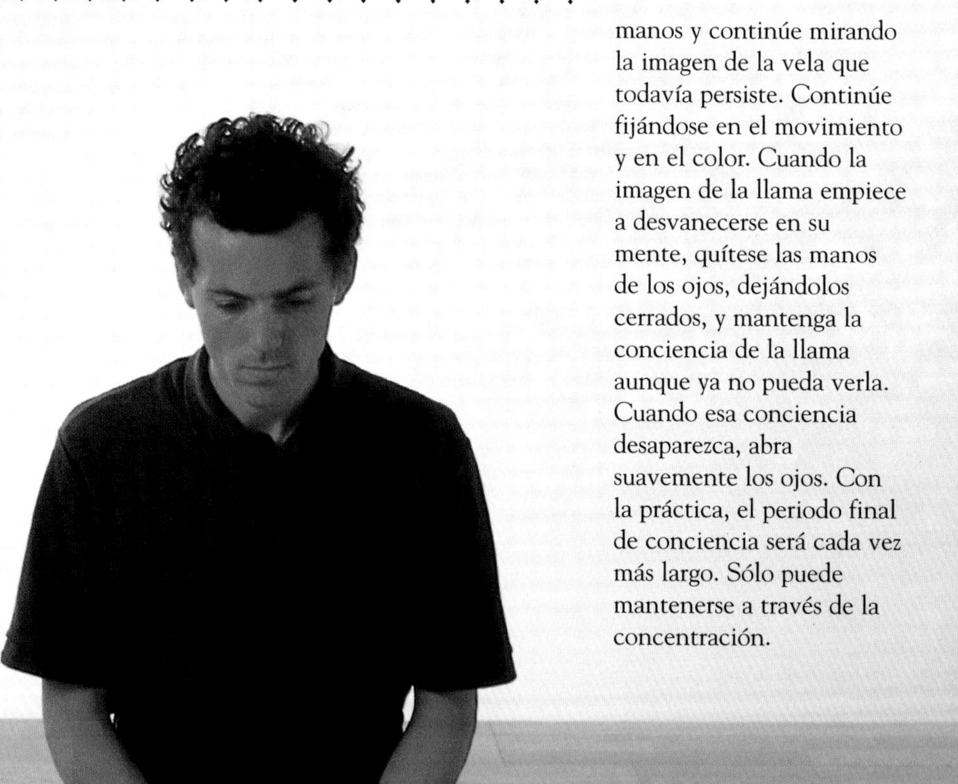

UTILIZAR EL SONIDO

La combinación de sonido y visión puede proporcionarnos una sólida base para la concentración, como ya hemos visto en la meditación «Hamsa» (ver páginas 52-53). Durante miles de años ha sido un concepto oriental que el sonido «Om» (Au-uu-m) es el más sagrado de todos los sonidos. Todavía se entona diariamente y se afirma que es la base del «Amén» usado al final de las oraciones, himnos y salmos en los oficios cristianos.

En el siglo XVII, el astrónomo Johannes Kepler declaró que todos los planetas tenían una «canción» y escribió las notaciones individuales. Hace unos cuantos años, un profesor de música y un profesor de geología americanos, cogieron las leyes de Kepler y sus notaciones y las aplicaron a los movimientos de los planetas. Estos datos se metieron en un ordenador conectado a un sintetizador musical. ¡El resultado fue una «canción» de los planetas, tal y como Kepler había afirmado! Si los planetas en movimiento proyectan sonido, es claro que la suma total de todos los objetos en movimiento en el universo también emitirán sonido. Algún día seremos capaces de grabarlo y, sin lugar a dudas, descubriremos que el sonido del universo es «Om».

PRACTICAR PARA PERFECCIONAR

Al igual que con otras formas de práctica, mientras más a menudo ejecute esto, más largos serán los periodos de concentración total que puede conseguir. Sentirá que la vibración de este extraordinario sonido le lleva una sensación de armonía que perdura en usted.

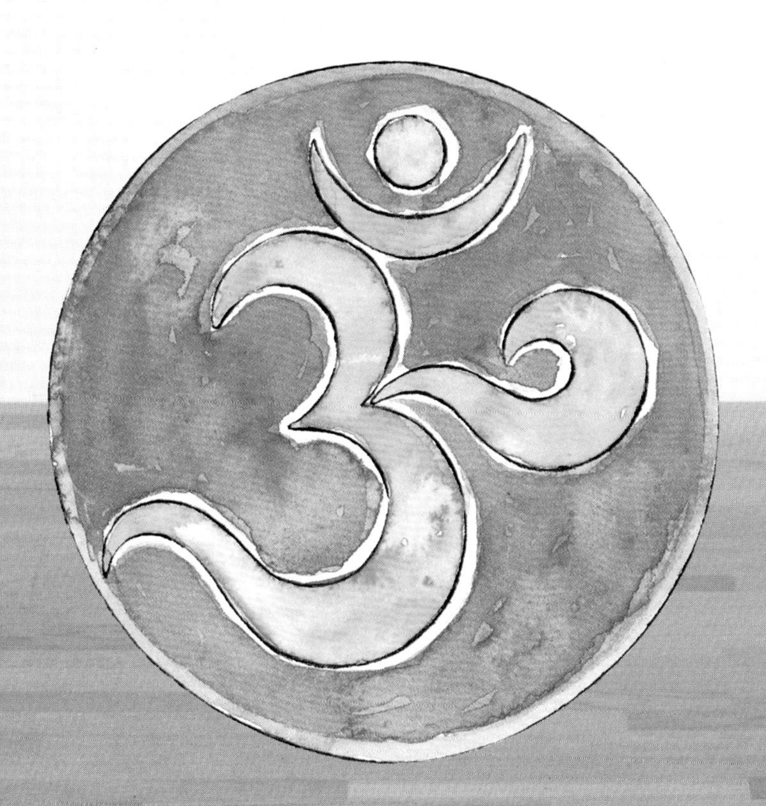

Siéntese de nuevo correctamente, con los ojos cerrados, y preste atención primero al ritmo tranquilo y sosegado de su respiración. Tras un minuto o dos, repítase a usted mismo el sonido Om (Au-uu-m) cada vez que espire. Déjese penetrar por el sonido, llenando su mente, su cuerpo, la habitación... todo con él. Si se le escapa la concentración, preste atención a su respiración y, tras uno o dos minutos, abra los ojos.

CONTINUAR EL PROGRAMA

Conforme vaya progresando, irá comprendiendo con más claridad los principios del yoga. El yoga no es algo que se aprenda maquinalmente: implica estar cada vez más absorto en el proceso, de modo que sus exigencias individuales se vuelven evidentes. Todavía están implicadas las diferentes facetas: respiración, posturas, relajación, visualización, meditación, ya que todas están relacionadas entre sí. El yoga nunca podrá reducirse a meros ejercicios o técnicas. Por otra parte, armonizar estos elementos será una cuestión de elección personal, basada en su conciencia interna.

Antes de comenzar su programa diario, siéntese tranquilamente durante unos minutos, despeje su mente todo lo que pueda y, lentamente pero con seguridad, sus necesidades se irán haciendo evidentes.

5

POSTURAS
Usted se ve ahora afectado por el desarrollo, pero éste tiene lugar de varias formas. Algunas veces la nueva variación de la postura hace que la ejecución anterior se quede anticuada. En otros casos, el cambio es complementario.

Las dos formas del Giro Espinal tienen gran valor. Aunque la ejecución de la primera es más sencilla, proporciona una torsión realmente eficaz. La versión más avanzada ofrece un reto un poco mayor, sobre todo si los dos cachetes permanecen firmes contra el suelo.

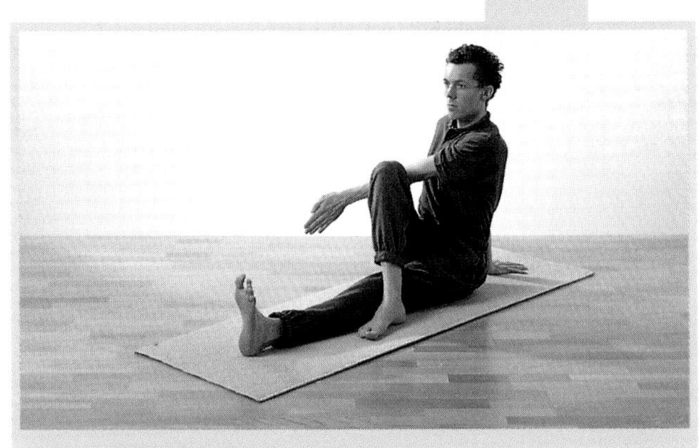

GIRO ESPINAL **Página 25**

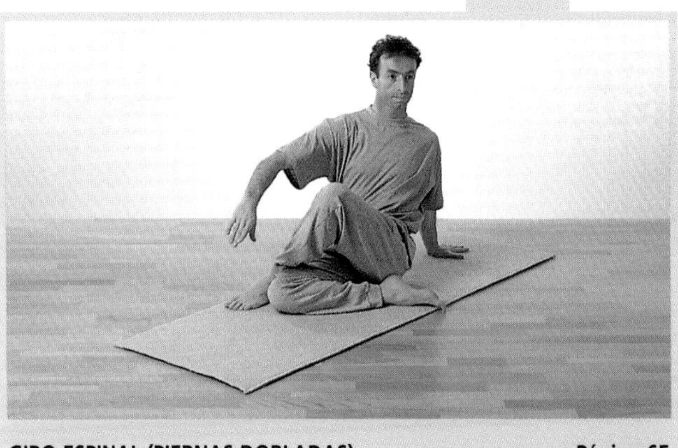

GIRO ESPINAL (PIERNAS DOBLADAS) **Página 65**

La Postura Asfixiante es una variación del Arado. Aunque ya se han mencionado las ventajas de cada una, conforme vaya progresando será usted el que comprenda lo que se consigue con cada postura, o lo que no se consigue, si escucha a su cuerpo. Esto mejorará la vida en muchos aspectos.

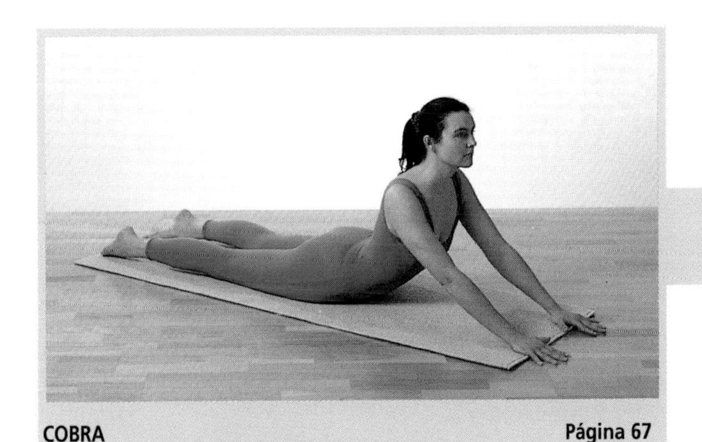

COBRA Página 67

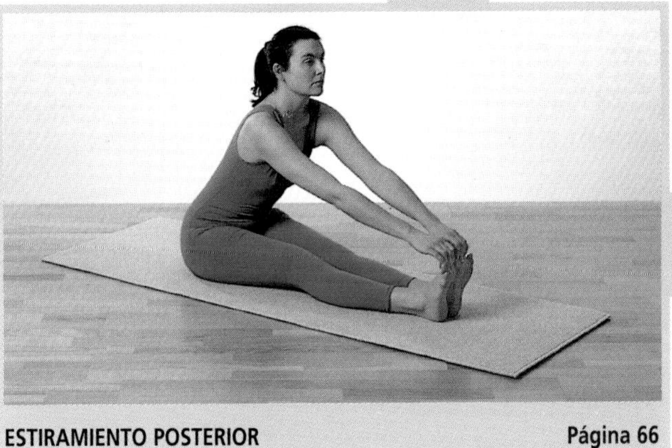

ESTIRAMIENTO POSTERIOR Página 66

Sus progresos con el Estiramiento Posterior del Cuerpo y la Cobra es un logro más completo. Si los practica constante y correctamente, con la perspectiva mental adecuada, el cuerpo se siente cada vez más cómodo en una posición verdaderamente eficaz.

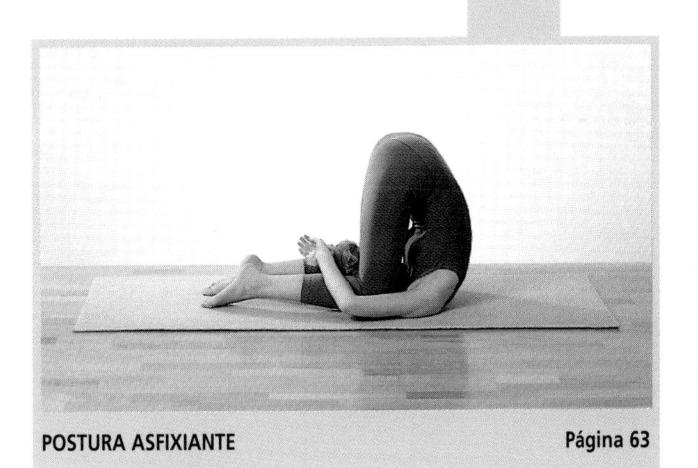

POSTURA ASFIXIANTE Página 63

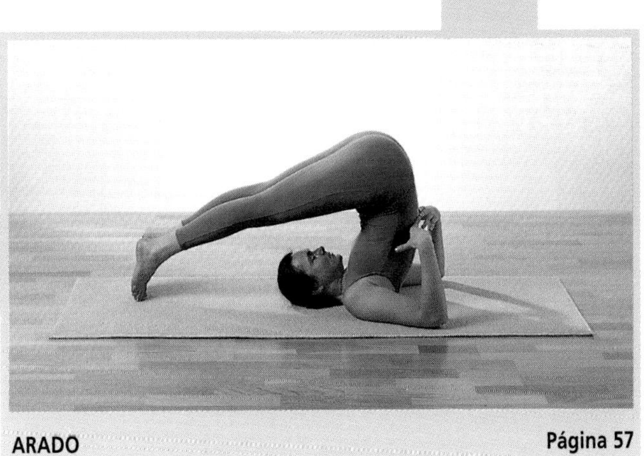

ARADO Página 57

MEDITACIÓN

La meditación ofrece más beneficios si se ejecuta todos los días a la misma hora y, a ser posible, en el mismo lugar. Esto ocurre porque el cerebro se siente mejor con unos reflejos establecidos; el cuerpo y el cerebro lo aceptan haciendo más fácil conseguir la calma mental. Si le parece difícil o imposible, simplemente acepte que el proceso le llevará un poco más de tiempo. Existen muchas formas en las que usted puede meditar. Es importante encontrar un punto medio entre la experimentación y un revoltijo de técnicas. Actúe con tranquilidad y precaución.

RESPIRACIÓN

Todos los aspectos de la respiración desempeñan una función en su programa regular. Sin embargo, la mejora del proceso natural y la práctica de las técnicas específicas de *asana* y *pranayama*, deben integrarse en la vida diaria. La práctica correcta le permitirá recargar a fondo su energía y asegurarse de que fluye suavemente. Una *pranayama* como la Abeja Negra proporcionará un estímulo mental y puede practicarse en cualquier momento en que disponga de unos minutos a solas.

MES

6

SEIS

CREATIVIDAD ACTIVA

OBJETIVOS DEL MES

No hay ningún momento en el que cuerpo y mente no estén trabajando juntos, con el cerebro actuando como intermediario. Nadie sabe hasta qué punto creamos nuestra propia realidad, pero hay, por ejemplo, casos de estigmas autentificados: gente que realmente se produce heridas sangrantes en las manos y en los pies identificándose completamente a nivel mental con la Crucifixión. Sabemos que el vínculo entre mente y cuerpo puede ser perjudicial, pero a menudo no nos damos cuenta de que un fuerte vínculo positivo mente/cuerpo puede ser tan beneficioso como uno negativo puede ser perjudicial.

SENTIR EL FLUJO

Einstein demostró que materia es igual a energía; sin energía no hay existencia. La energía es un flujo: puede tratarse de torbellinos, remolinos, torrentes, pequeños chorritos tranquilos, pero debe fluir en todos los aspectos. No sentirse bien significa una falta de, u obstrucción de, el flujo de energía.

1 Siéntese erguido, con los ojos cerrados, respire lenta y tranquilamente y, al inspirar, note cómo sube la energía hasta lo más alto de su cabeza.

2 Al espirar, sienta cómo esa energía fluye hacia abajo recorriendo todas las partes de su cuerpo hasta los dedos de las manos y de los pies.

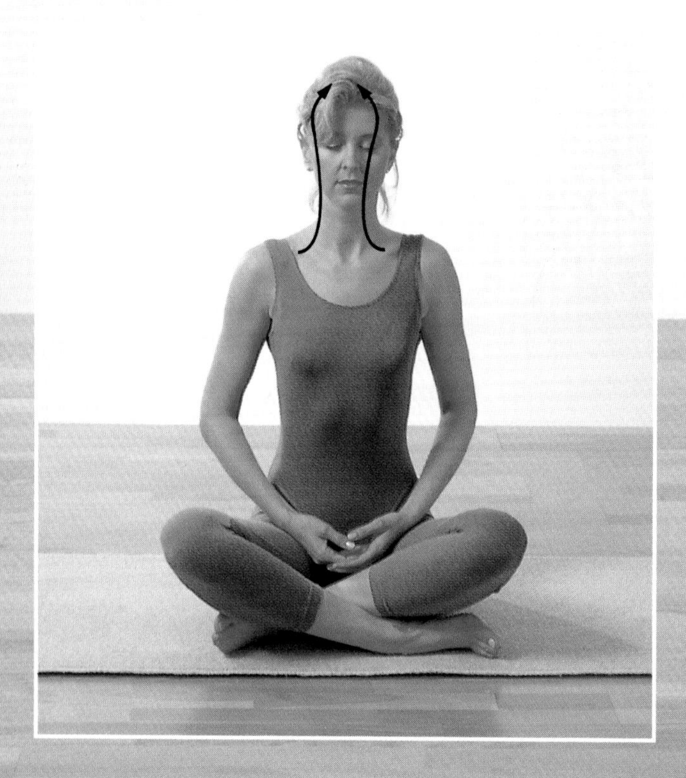

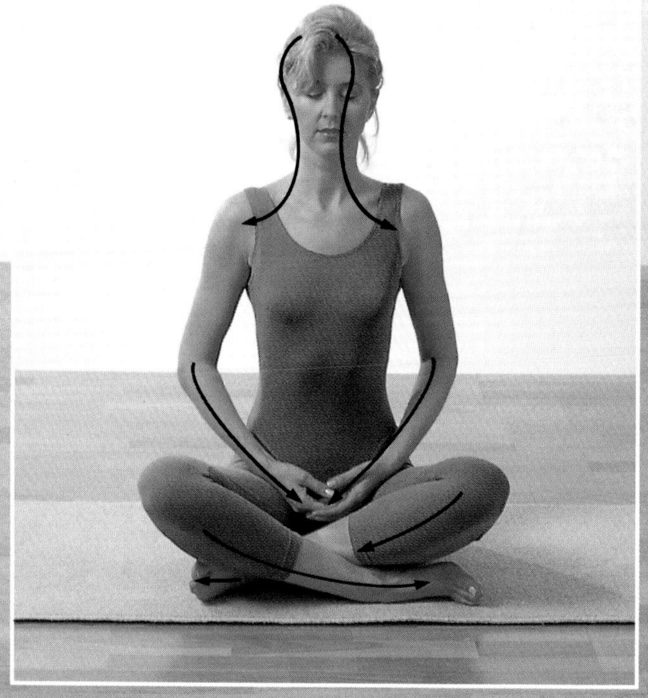

En la parte sobre visualización se han trazado las líneas generales del proceso de crear un flujo de energía eficaz. En pruebas cuidadosamente supervisadas por monitores, se ha mostrado a practicantes de esta disciplina que cambian la temperatura de su cuerpo (a veces en partes del cuerpo elegidas específicamente), reduciendo la presión sanguínea e incluso controlando el latido de su corazón. Con la práctica todos podemos cambiar aspectos de nuestro funcionamiento para mejor.

Utilice la imagen mental del flujo de energía para tonificar todo su ser, mejorando la función corporal y estimulando la actividad mental. La posición sentada es ideal, ya sea en el suelo o en una silla. Mantenga la espalda erguida pero no rígida; enlace las manos.

Niebla dorada

Con los ojos cerrados, preste atención a la respiración: debería ser bastante lenta y sobre todo rítmica. Tome conciencia de la inspiración al sentir el frío flujo de aire en los orificios nasales. Cree la impresión de que el aire es una niebla dorada, como el sol en la naturaleza. Al inspirar, esa niebla dorada se une al calor de su cuerpo y se eleva hasta lo más alto de su cabeza. Al espirar, fluye hacia abajo atravesando todas las partes del cuerpo hasta los dedos de los pies y de las manos.

El objetivo de este proceso es, a través de una perseverancia sosegada, identificarse cada vez más con ese flujo cálido y dorado; formar parte de ese sube y baja; sentirlo moverse en cada rincón y en cada grieta del cuerpo. Todo su ser se convierte en un ritmo armonioso: un glorioso movimiento de ballet, la ondulación de la seda en la brisa, una suave ola de agua en el océano.

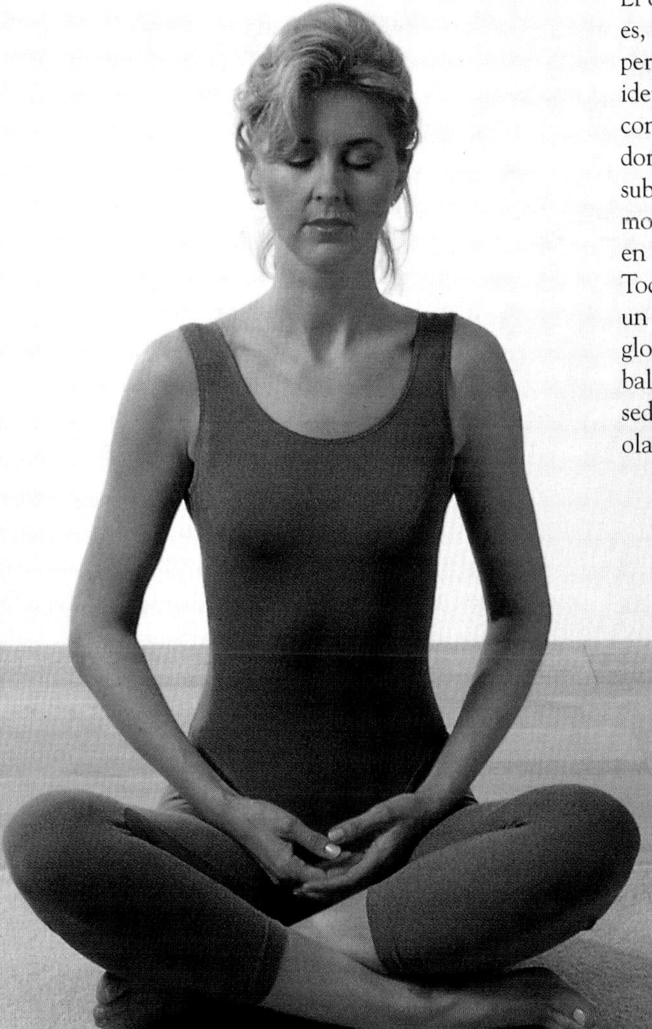

RELAJACIÓN INSTANTÁNEA

Es muy fácil dejar que nos bloqueen cosas que tendemos a creer inevitables y a pensar que no podemos hacer nada contra ellas. La mayoría de los problemas grandes comienzan a partir de otros más pequeños que no han sido corregidos y que han crecido casi sin darnos cuenta.

Desde el principio se ha resaltado la necesidad del estiramiento, liberando el cuello y los hombros y simplemente agitando la energía en el cuerpo. Todas estas cosas bastante sencillas tienen que convertirse en una parte de la vida y usarse cuando el cuerpo muestra síntomas de tensión o falta de energía.

Aquí mostramos otras acciones igualmente sencillas que se realizan en una oficina, pero que pueden hacerse igualmente tanto en casa como en cualquier otra parte.

1 Muchas actividades entumecen el cuerpo, hacen más lenta la circulación y limitan la función muscular. Para contrarrestar esto, trabaje con los hombros y la espalda durante un minuto aproximadamente y coloque después las manos con los dedos entrelazados en la parte de atrás de la cabeza, con los codos hacia fuera.

2 Inspire profundamente y, al espirar, presione la cabeza hacia abajo, acercando la barbilla al pecho y juntando los codos. Sienta el fuerte estiramiento en la parte posterior del cuello. Mantenga la posición hasta que sienta la necesidad de respirar de nuevo y después libere las manos. Repita al menos tres veces.

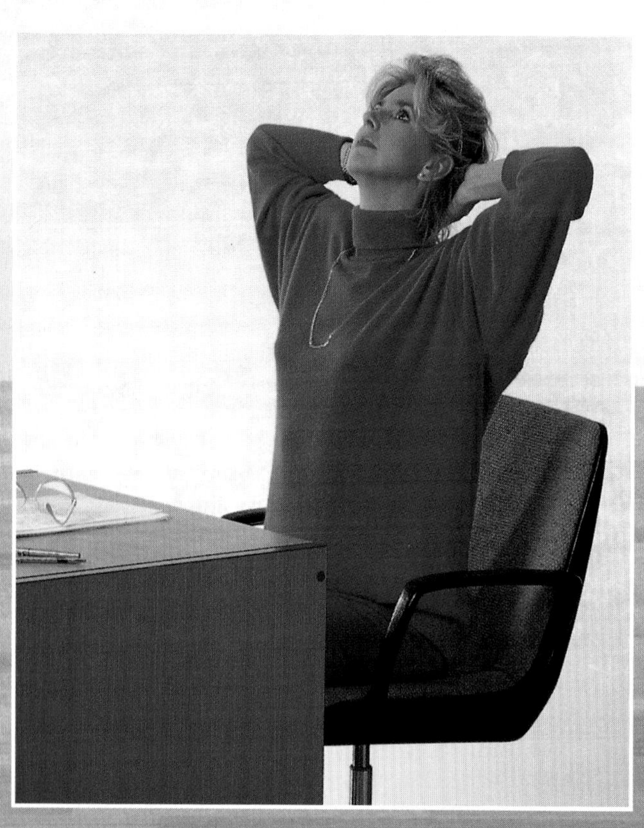

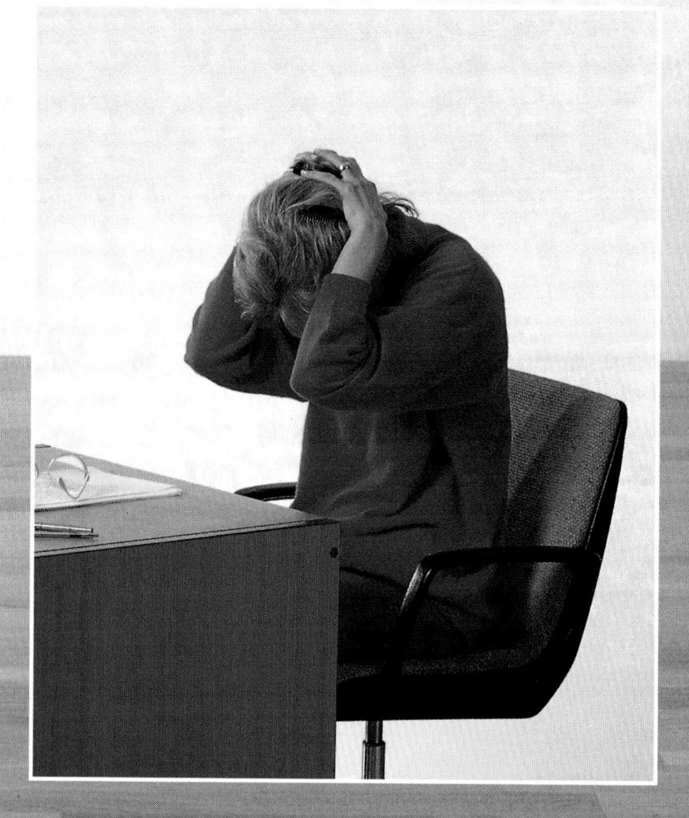

Pasamos la mayor parte de nuestro tiempo en el trabajo con los hombros y la espalda encorvados. A corto plazo es incómodo y puede convertirse en un problema serio con el tiempo. Aparte del estiramiento sentado, practique también el que se realiza en pie que ya hemos visto (página 22), aunque no sea práctico llevar a cabo toda la secuencia.

ESTIMULAR LOS REFLEJOS BENEFICIOSOS

El problema de los estiramientos, que son sencillos pero importantes, es recordar hacerlos. Mientras más entumecidos, fastidiados y desanimados nos volvamos, menos probable será que hagamos algo para solucionarlo. Esta es una de las cosas que hacen valioso este libro. Póngalo en un sitio donde lo vea. Hojee las páginas día a día y tome nota de las advertencias. Después de un tiempo se establecen una serie de reflejos y usted puede empezar a cosechar beneficios.

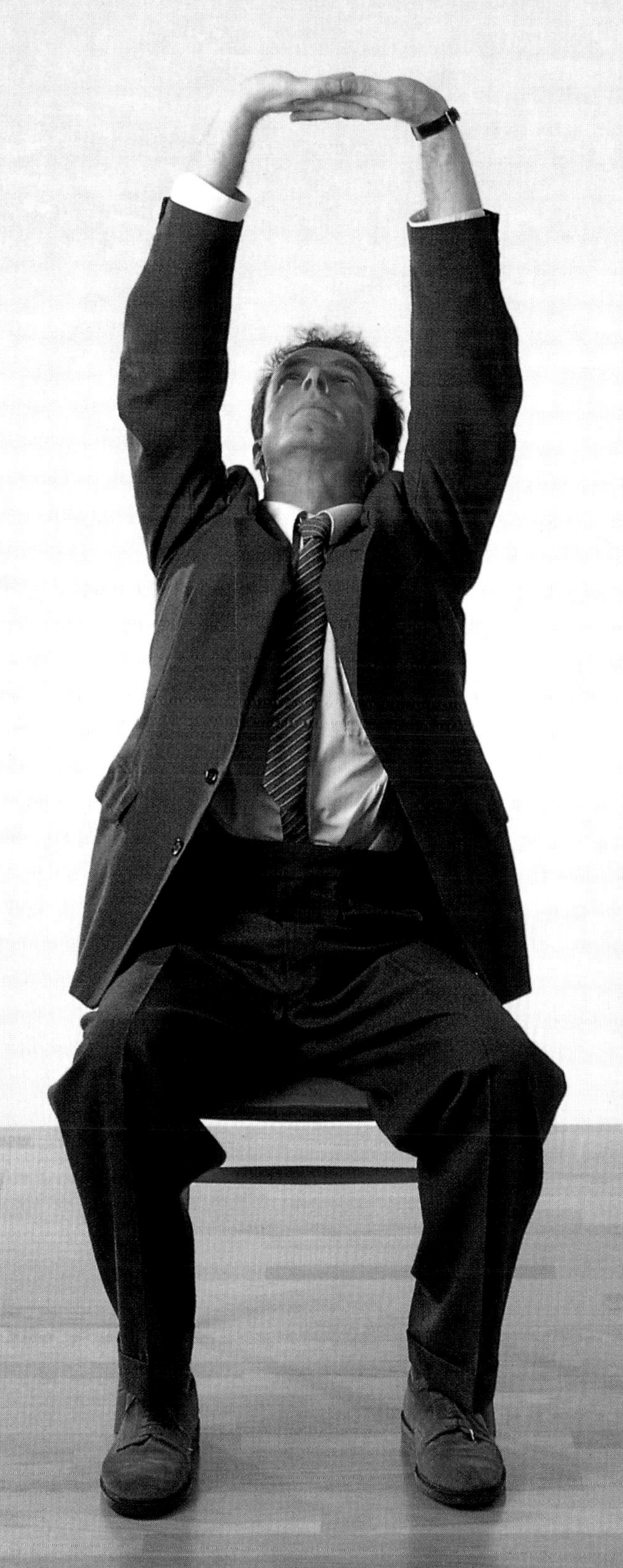

No siempre es práctico levantarse y moverse de un lado a otro; podemos realizar un estiramiento eficaz mientras estamos sentados en una silla. Con los dedos entrelazados, deje las manos reposar sobre su regazo. Inspire, estire los brazos en el aire, girando las manos de modo que las palmas estén hacia arriba. Nivele los brazos con las orejas y póngalos derechos, estirándolos todavía un poco más. Manténgase así hasta que sienta el impulso de espirar y a continuación baje los brazos lentamente. También debería repetirse al menos tres veces.

CUERPO Y MENTE

Usar el cuerpo para calmar la mente y aumentar la paz interior, junto con la capacidad para actuar, es un concepto muy poco comprendido en Occidente. Usar el cuerpo se considera como un proceso físico y usar la mente es algo que no se comprende en absoluto. Si se unen esos dos aspectos centrales de la vida, todas sus perspectivas cambian. Usted llega a descubrir que existe una nueva dimensión de la vida. Los casos que ilustran este libro sólo son «por ejemplos». El que se muestra a continuación probablemente nos sorprenderá, porque es la variación de una forma estándar de estiramiento.

1 En pie, con las piernas sólo un poco separadas, espire, y al inspirar estire los brazos hacia los lados levantándolos por encima de la cabeza.

2 A continuación empiece a hacer estiramientos con el brazo derecho, levantando todo ese lado.

3 Alterne con el brazo izquierdo y, después de al menos doce veces con cada brazo, haga un fuerte estiramiento final con ambos brazos. Baje los brazos al espirar. Mientras realiza el estiramiento llénese de una sensación de regocijo. Libere todo el cuerpo con una sensación de alegría.

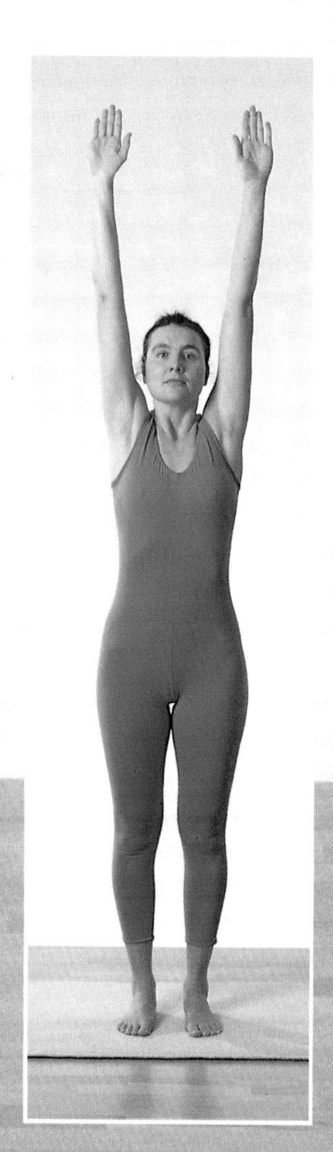

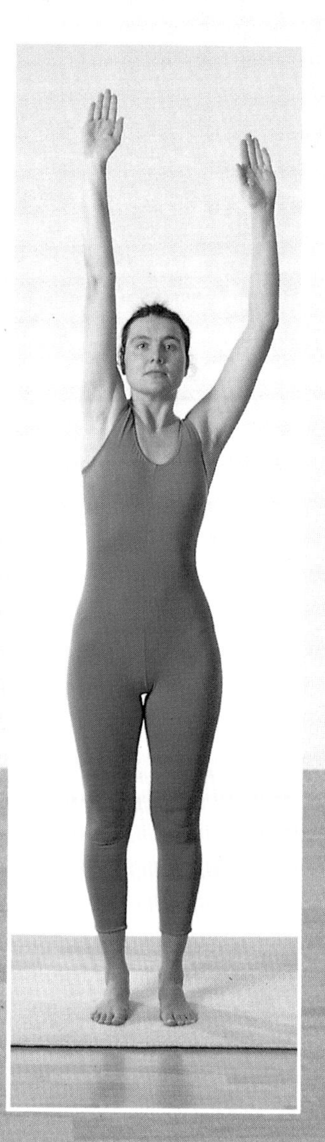

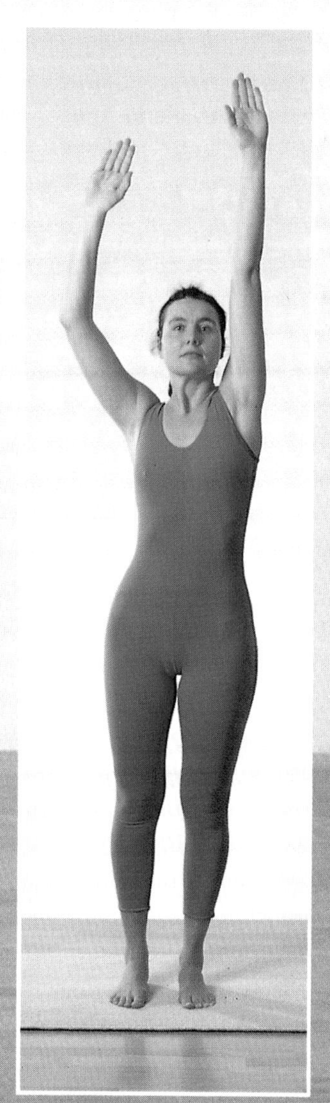

El Árbol Simple.
El equilibrio mental y físico va unido, algo de lo que no siempre nos damos cuenta. La oración en la India se combina a menudo con movimientos físicos. Hoy en día todavía se pueden ver devotos en las orillas del Ganges, guardando el equilibrio sobre una pierna, con las manos en *namaste* (posición de oración) sobre el pecho. Tienen los ojos cerrados y están recitando una oración.

Coloque un pie en la rodilla contraria, con la rodilla de la pierna doblada hacia afuera. Coloque las manos juntas sobre el pecho y cierre los ojos. Repita para usted mismo un pensamiento o un dicho que le sirva de ayuda, o recite una oración. El período de tiempo que pueda mantener la posición aumentará con la práctica. Repita el proceso con la otra pierna.

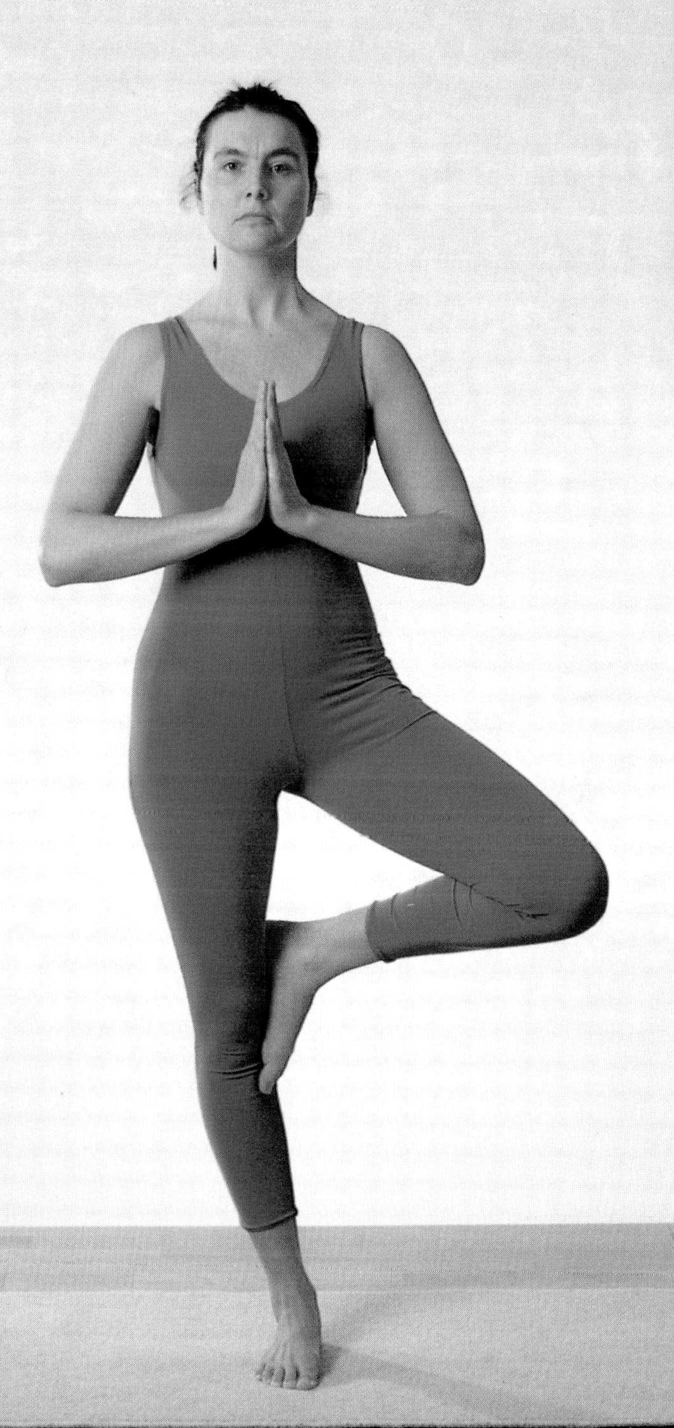

SER AUTODIDACTA

El yoga es un proceso de autorrealización. Mientras que el objetivo principal de este libro es facilitarle información e indicaciones sobre cómo proceder, usted, el lector, es su propio y mejor profesor. Cualquier libro no puede ofrecerle más que unos cuantos ejemplos, ya que el tema es muy extenso. Una vez que ha comprendido el concepto de que el cuerpo funciona mejor cuando una mente tranquila y controlada deja que lo haga, puede aplicar la idea a toda una variedad de posturas.

CONTINUAR EL PROGRAMA

Desarrollar un enfoque consistente de la vida tiene una importancia primordial. Naturalmente, todos experimentamos diferentes cambios de humor provocados por distintas razones. Aparte de los acontecimientos, nuestra perspectiva se ve también influenciada por las fluctuaciones de nuestro flujo de energía y otras muchas causas internas. Pero detrás de todos esos factores reposa el firme proceso que llamamos conciencia y eso nos permite efectuar cambios beneficiosos cuando los factores diarios nos hacen sentir desanimados, enfadados, letárgicos o frustrados.

Ésta es la razón por la que el programa diario nunca debe reducirse a una serie de ejercicios. El verdadero beneficio físico procede de un beneficio mental verdadero y eso es una integración de los diferentes factores que constituyen la vida.

Nadie puede ver los procesos en los que se basa la vida, pero, aunque invisible, esta fuerza vital fluye. Si estamos mental y físicamente abiertos, este flujo mejora nuestra vida. Las tensiones, tanto mentales como físicas, y el estrés bloquean el flujo con resultados altamente perjudiciales.

VISUALIZACIÓN

Visualizar estas fuerzas invisibles como una niebla dorada, respirar con lentitud y calma, sentarse tranquilamente y con naturalidad, todo esto mejora cada uno de los aspectos de la vida. Esto se combina con las posturas y debería llevarse a cabo regularmente.

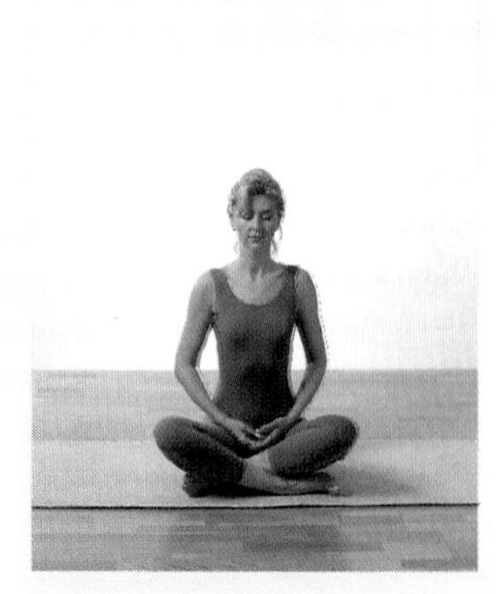

Página 72

POSTURAS

Incluso los movimientos simples de un estiramiento tienen que estar conectados. Ahora puede añadir el estiramiento alterno de brazos a la secuencia original. Sienta los movimientos como una expresión de vitalidad.

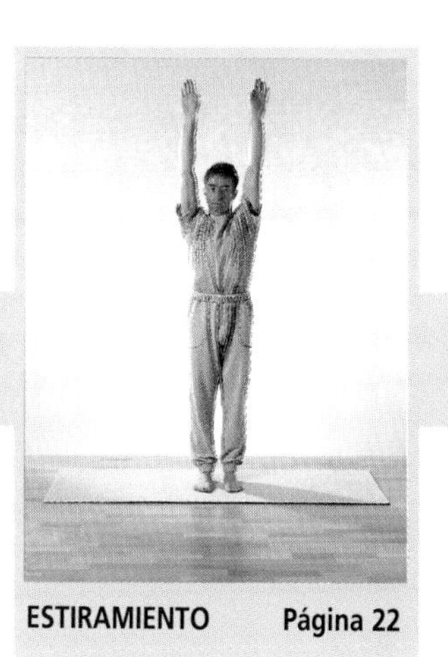

ESTIRAMIENTO Página 22

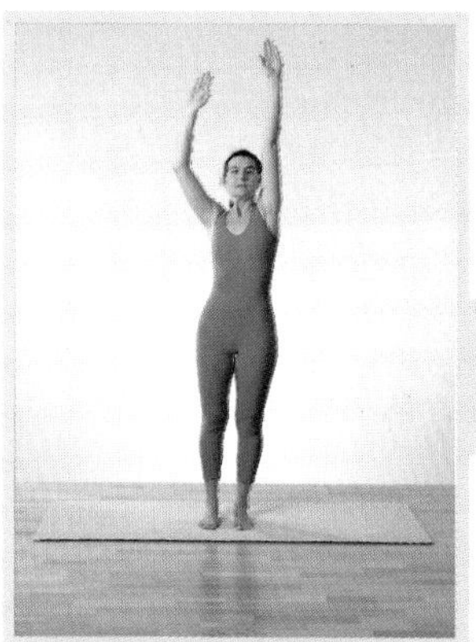

ESTIRAMIENTO ALTERNO DE BRAZOS Página 76

El Árbol y la Montaña tienen mucho en común. La estabilidad del equilibrio sobre una pierna, con las manos en la posición de oración, dirige su atención hacia arriba. Del mismo modo, el estiramiento de la Montaña es una expresión de exultación, uniendo la tierra con el cielo.

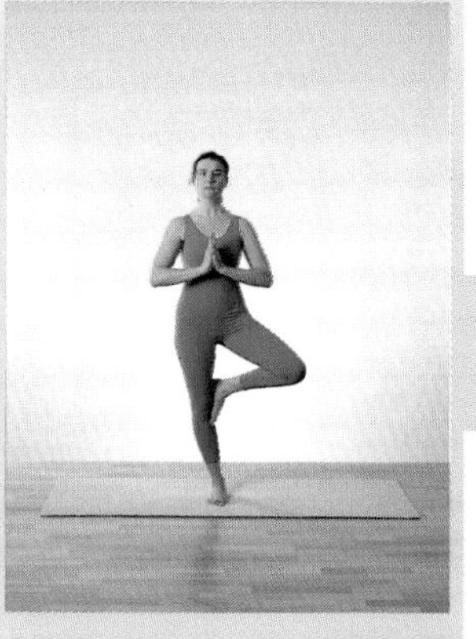

ÁRBOL SIMPLE Página 77

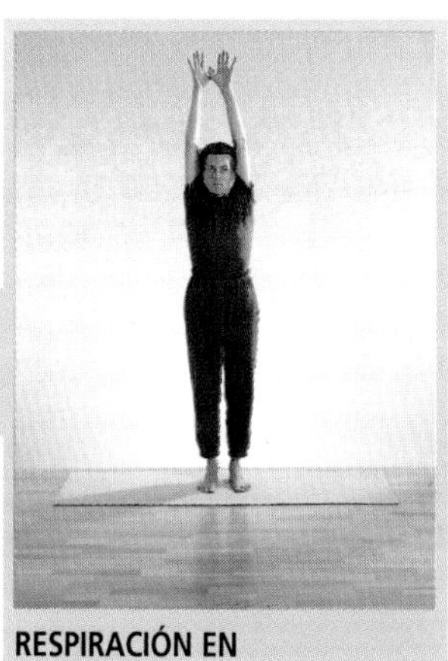

RESPIRACIÓN EN MONTAÑA Página 54

Si pasamos de la Postura de la Tranquilidad, en gran parte en el aire, al Arado, con la sensación de estar pegados a la tierra, esto implica algunos cambios de humor.

Las dos posturas siguientes siempre van juntas. Es práctico ejecutar primero los ejercicios sencillos de cabeza y cuello y asegurarse de que los hombros están flexibles.

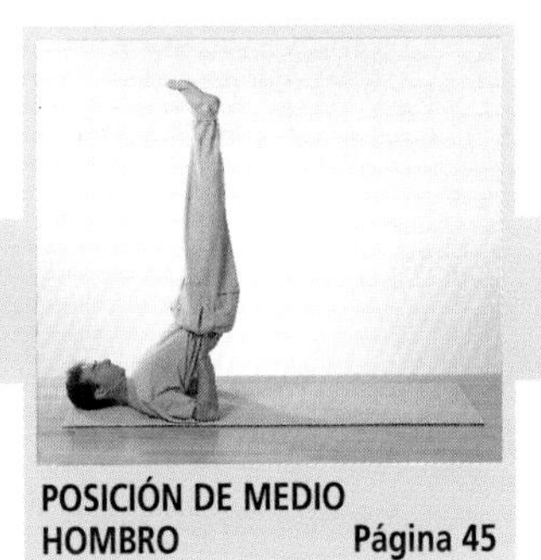
POSICIÓN DE MEDIO HOMBRO Página 45

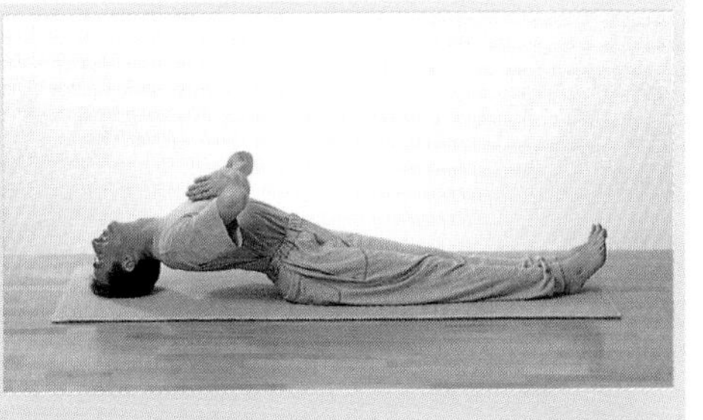
PEZ Página 46

Las dos posturas siguientes también van unidas. Escuche su cuerpo: él le mostrará rápidamente en qué sentidos no está equilibrado y en qué aspectos está siendo beneficiado.

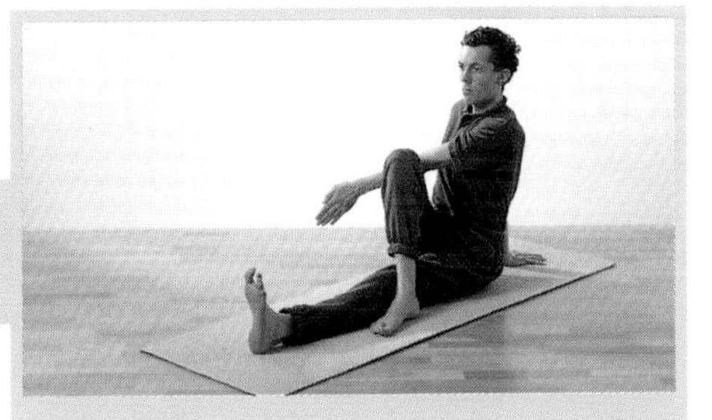
GIRO ESPINAL Página 25

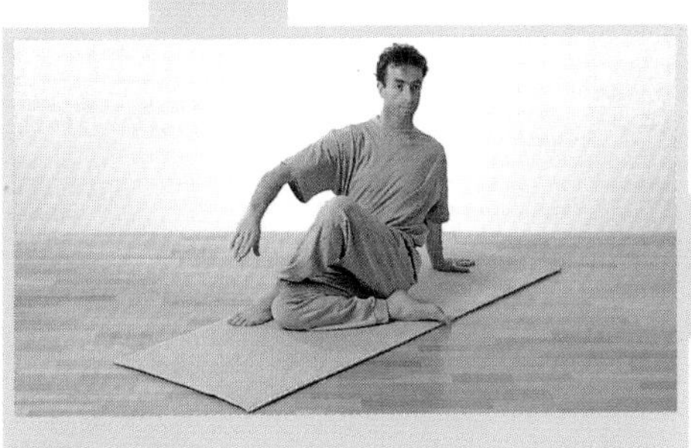
GIRO ESPINAL (PIERNAS DOBLADAS) Página 65

Ejecutar las dos versiones del giro espinal proporciona una prueba más completa y lo ayuda a comprender el efecto de los movimientos corporales parecidos aunque diferentes.

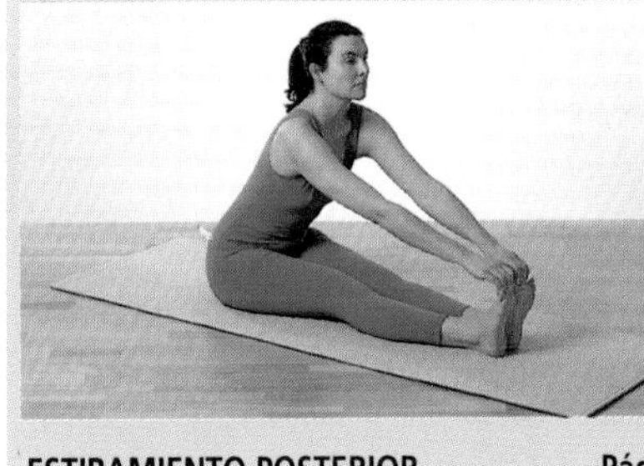
ESTIRAMIENTO POSTERIOR Página 66

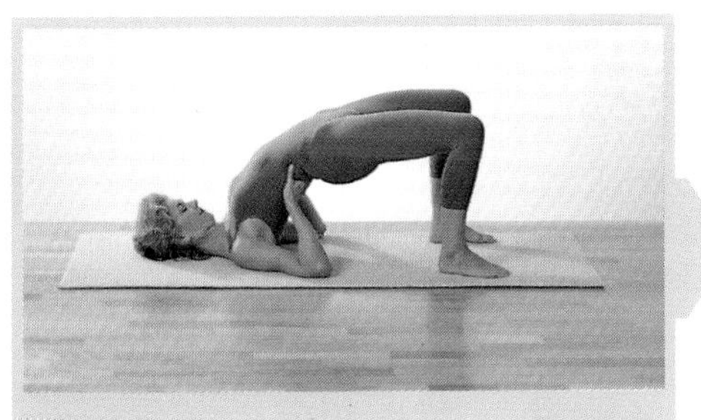
PUENTE Página 62

La flexibilidad de la espalda producida por el Gato es un buen comienzo para el Puente.

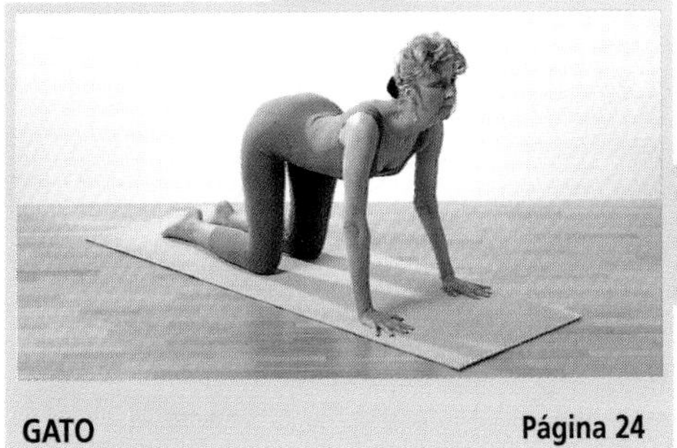
GATO Página 24

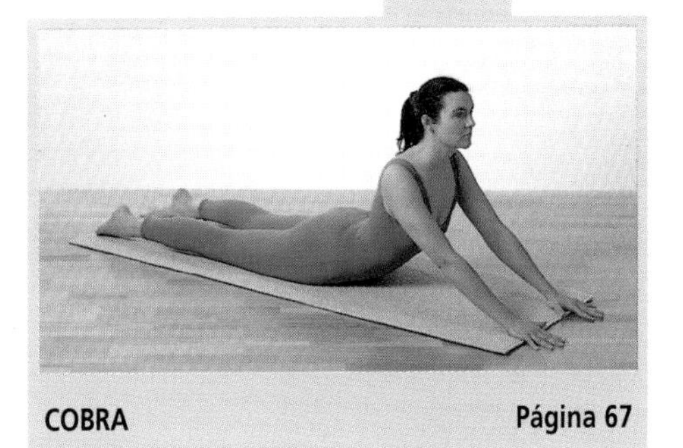
COBRA Página 67

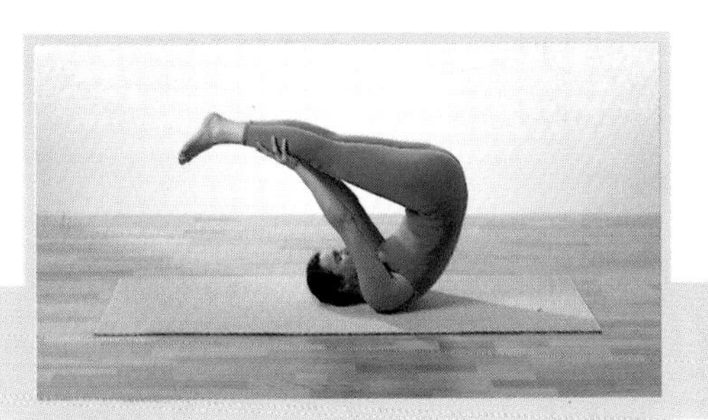
POSTURA DE LA TRANQUILIDAD Página 56

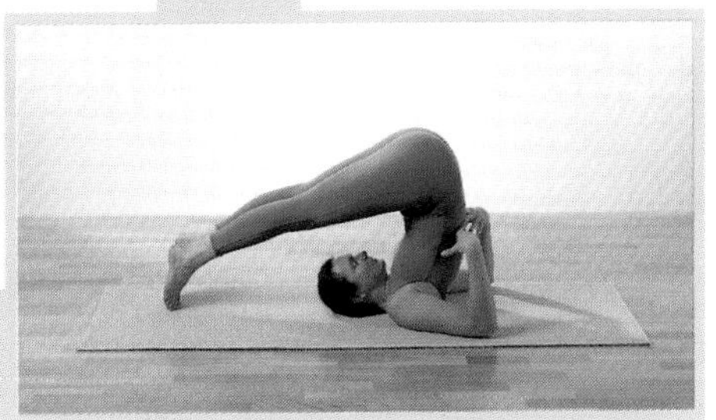
ARADO Página 57

MEDITACIÓN

La Meditación es la reina de las prácticas porque lo eleva más allá del cuerpo. Esto no significa que el cuerpo se ignore, sino que se acepta al tiempo que nos damos cuenta de que existe algo más profundo.

EL DÍA EN YOGA

El yoga ofrece una perspectiva de la vida singularmente amplia: pensamientos profundos sobre la existencia y el universo por una parte y cómo evitar las trampas que generan tanto la infelicidad como la enfermedad por otra. Como ya sabe, el agua que gotea de manera constante puede hacer un agujero en una piedra. Nuestra incapacidad para reaccionar de manera eficaz a los pequeños retos crea una concentración física que puede ser muy perjudicial. Trate de contrarrestar esto planeando sus días de forma más eficaz.

POR LA MAÑANA TEMPRANO

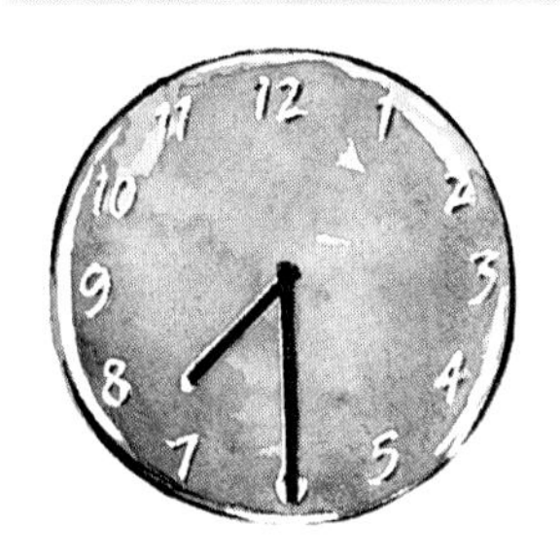

Recuerde la importancia de abrir la respiración, destensar y estirar. Determinar un modelo para el día con un pensamiento o una breve lectura puede producir un beneficio inmenso. Aumente también su concentración al realizar cosas cotidianas como lavarse, limpiarse los dientes, cepillarse el cabello, con cuidado. Hacer una cosa y pensar en otra conduce a confusión.

A MEDIA MAÑANA

Recuerde que puede concentrarse durante períodos relativamente cortos (aproximadamente una hora). Haga cortas pausas de forma regular. Unos cuantos minutos de descanso elevan su capacidad de comprender y recordar. La actitud: «Estoy muy ocupado para detenerme», terminará normalmente en resultados negligentes. Con mucha frecuencia, demasiada concentración y tensión física van unidas. Incluso pequeños movimientos como trabajar los hombros y el cuello pueden representar una gran diferencia. Sobre todo, preste atención a la necesidad de una respiración natural y tranquila.

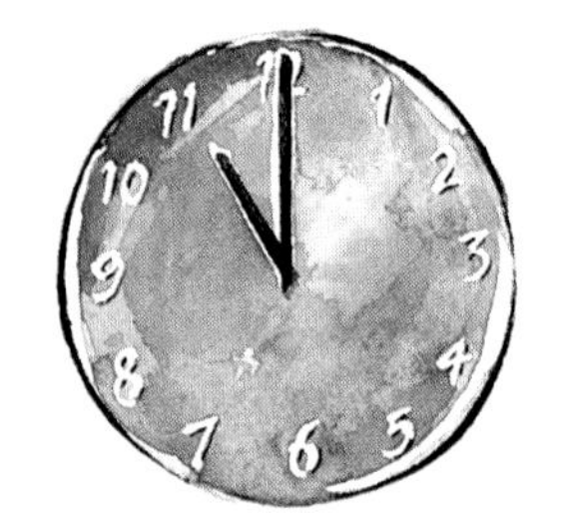

LA HORA DE LA COMIDA

La digestión es un proceso complejo. Sacar tiempo para una comida puede ser perjudicial y holgazanear en la comida puede convertir la digestión en una tortura. Si se acostumbra a comer cuidadosamente obtendrá dividendos. La persona demasiado ocupada u holgazana arruinará un día por sus malos hábitos en la comida.

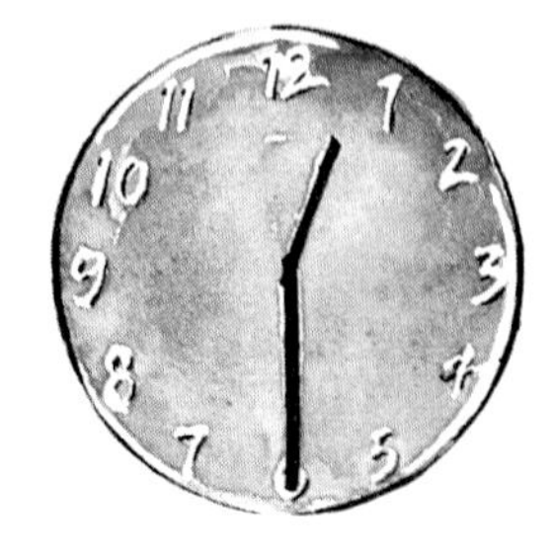

POR LA TARDE

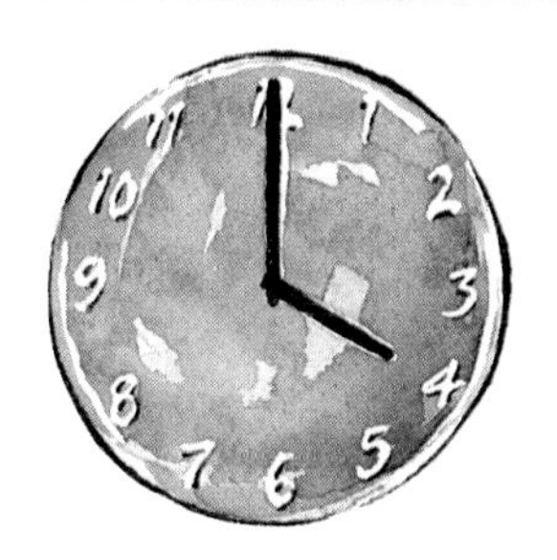

¡La tarde puede ser un tiempo bastante peligroso! La digestión es un proceso lento que requiere un flujo de sangre eficaz en el área abdominal. Una buena posición erguida ayudará a la salud y a la felicidad al permitir que el sistema funcione bien. La capacidad mental y física es generalmente menor durante un rato. Un breve descanso, un paseo o cualquier otro modo de dejar que el cuerpo funcione tranquilamente puede ser enormemente beneficioso. Millones de personas hoy en día trabajan delante de un ordenador u otros aparatos y todas esas cosas tienden a afectar a la postura, a bajar los niveles de energía y a interferir en el trabajo eficaz de los músculos. Una buena postura, una respiración pausada y breves descansos regulares son esenciales.

POR LA NOCHE TEMPRANO

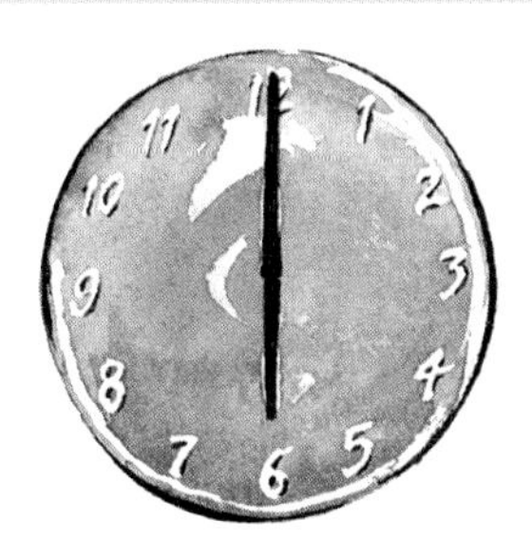

Para mucha gente, las primeras horas de la noche son un periodo de transición, pasando del trabajo a las actividades de la tarde. Es uno de los mejores momentos para combinar un baño o una ducha con al menos una corta sesión de *asanas* de yoga, seguidas de relajación y de toma de conciencia de la respiración. Con una pausa similar uno se siente como nuevo. La energía se recarga a fondo y la noche se vuelve mucho más agradable.

HORA DE IRSE A LA CAMA

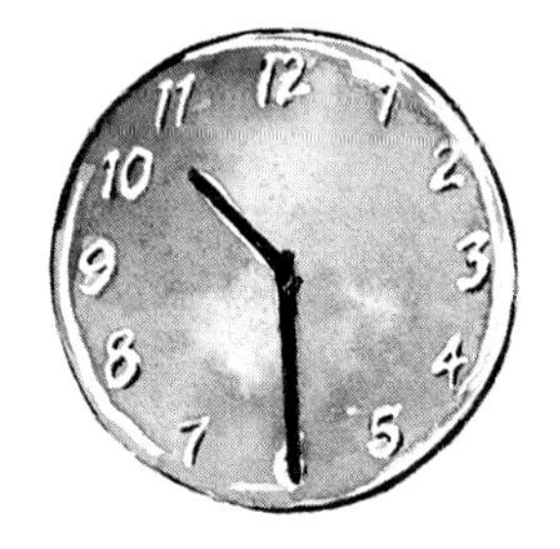

Demasiada gente deja que durante todo el día se acumulen las tensiones físicas y mentales y luego se meten de cabeza en la cama, sólo para preguntarse por qué no pueden dormir bien. Prepararse para irse a la cama requiere llevar la mente a un estado de relajación, de modo que el sueño pueda seguir de manera natural. Algunos estiramientos suaves, pero eficaces, pueden ayudar a iniciar este proceso y unos cuantos minutos de calma y de respiración rítmica harán hincapié en el proceso. También es bueno recordarse a uno mismo que la capacidad de tratar las cosas el día siguiente dependerá, al menos en parte, de una buena noche de sueño. En la cama, escuche la respiración y compárela con las suaves olas de un mar en calma rompiendo en la orilla.

Mucha gente puede creer que estas cosas sencillas y cotidianas no tienen relación con el yoga, pero si examinamos los escritos tradicionales, éstos nos revelan que los yogins han comprendido siempre que los pequeños puntos de la vida están estrechamente relacionados con las grandes salidas. Si establecemos un modelo simple pero eficaz para penetrar en nosotros mismos, acometeremos las actividades más importantes y los retos con mucha más eficacia.

MES

7

SIETE

SOBRE LA ENERGÍA

OBJETIVOS DEL MES

El cuerpo humano es una masa de campos electromagnéticos, en un mundo electromagnético que forma parte de un universo electromagnético. Parte de la energía eléctrica del cuerpo la genera el bombeo del corazón, pero nadie es una isla y compartimos esta maravillosa mezcla de olas, vibraciones, electromagnetismo y gases, a la que llamamos aire o atmósfera. El término empleado en yoga es prana, *que puede traducirse como fuerza vital. En este mes, al mismo tiempo que continúa con la práctica adquirida hasta la fecha, concentre su principal atención en esta fuerza.*

LA PSICOLOGÍA DE LA RESPIRACIÓN

Las tensiones y las fatigas físicas y mentales afectan siempre al flujo natural de la respiración, de modo que nunca llegaremos a una etapa en la que podamos permitirnos ignorar el proceso día a día.

1 La respiración está íntimamente ligada a todos los aspectos de la vida. Para inspirar, tiene que meter el aire en los pulmones. Si usted no es feliz, su inspiración será mala.

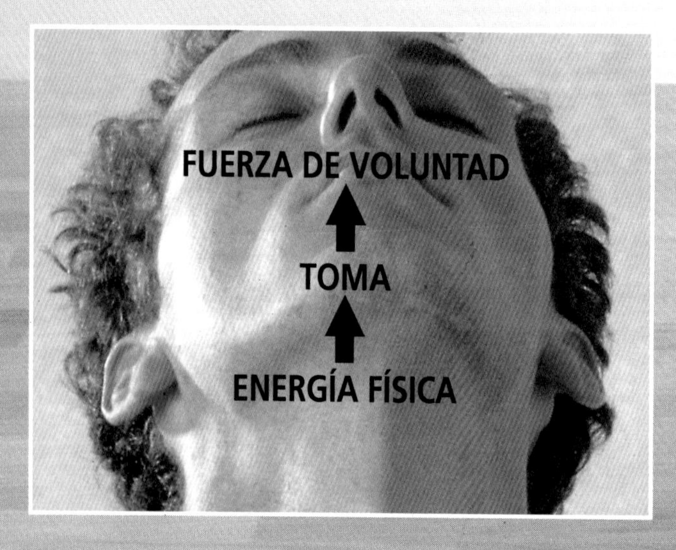

2 En la espiración normal, simplemente dejamos que el aire fluya al exterior en un movimiento tranquilo y relajado. A una persona tensa la espiración le parecerá muy difícil.

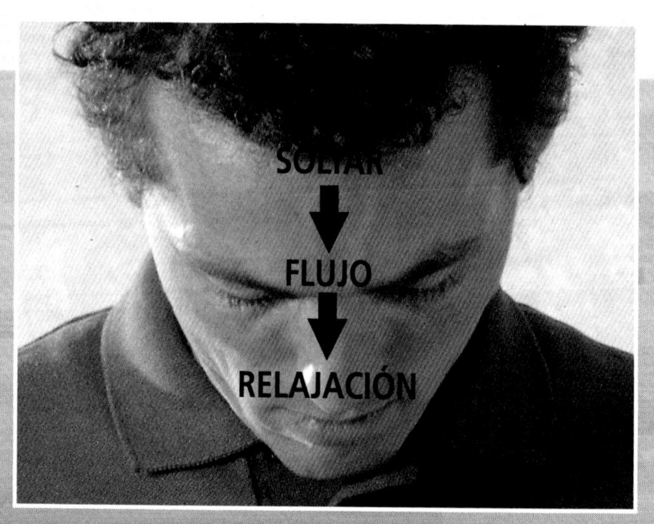

CENTROS DE ENERGÍA

La energía electromagnética fluye a través del cuerpo y corresponde con el concepto chino de acupuntura ya reconocido en Occidente y utilizado por muchos doctores. El concepto del yoga consiste en que el cuerpo posee una serie de centros de energía, conocidos como *chakras*, (*Chakra* significa rueda o vórtice). Se encuentran paralelos a la espina dorsal. Aunque todavía no se ha investigado lo suficiente, la existencia de estos centros es cada vez más evidente.

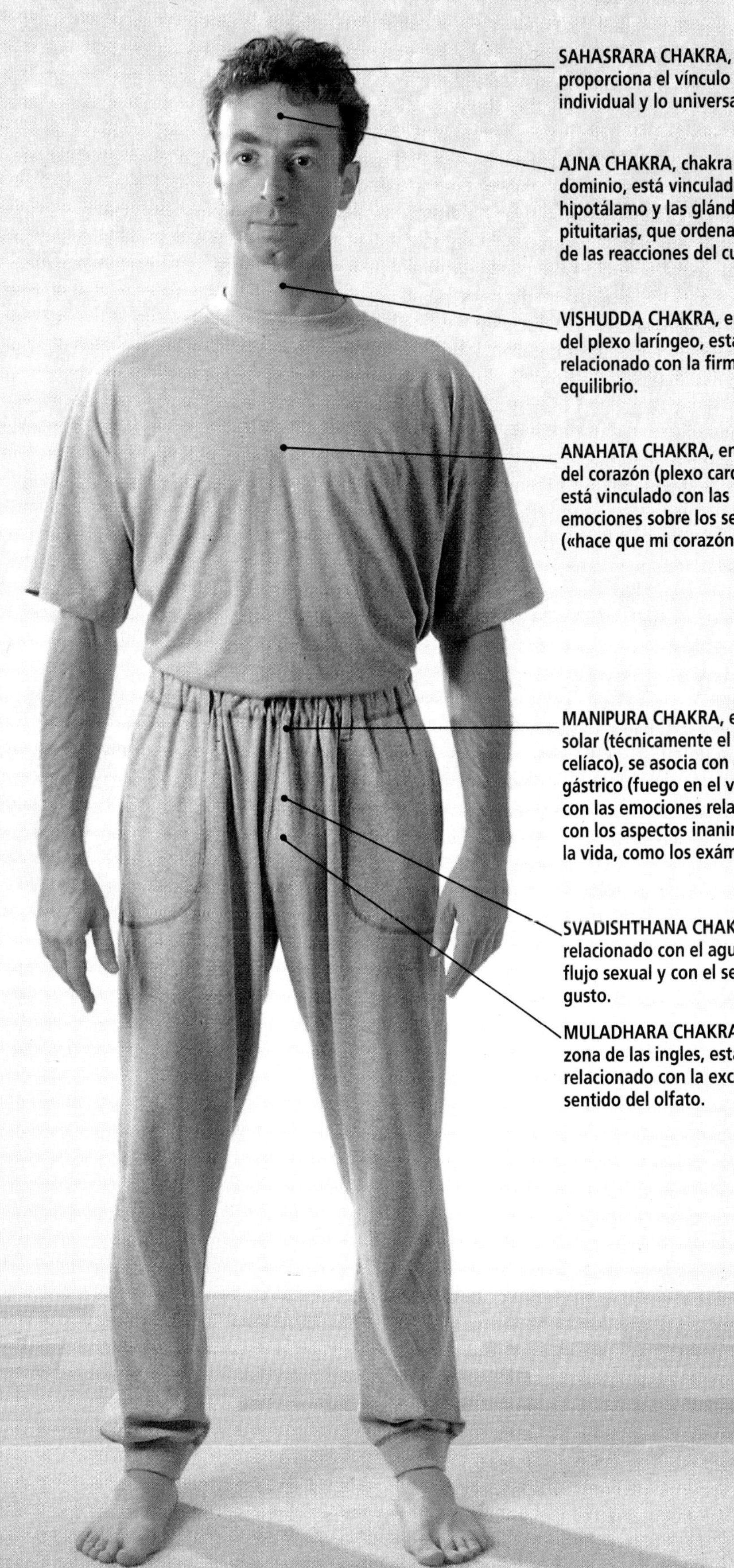

SAHASRARA CHAKRA, proporciona el vínculo entre lo individual y lo universal.

AJNA CHAKRA, chakra del dominio, está vinculado con el hipotálamo y las glándulas pituitarias, que ordenan muchas de las reacciones del cuerpo.

VISHUDDA CHAKRA, en la zona del plexo laríngeo, está relacionado con la firmeza y el equilibrio.

ANAHATA CHAKRA, en el centro del corazón (plexo cardíaco), está vinculado con las emociones sobre los seres vivos («hace que mi corazón vibre»).

MANIPURA CHAKRA, en el plexo solar (técnicamente el plexo celíaco), se asocia con el fuego gástrico (fuego en el vientre) y con las emociones relacionadas con los aspectos inanimados de la vida, como los exámenes.

SVADISHTHANA CHAKRA, está relacionado con el agua, con el flujo sexual y con el sentido del gusto.

MULADHARA CHAKRA, en la zona de las ingles, está relacionado con la excreción y el sentido del olfato.

RESPIRACIÓN CON ORIFICIOS NASALES ALTERNOS

En yoga, una serie de técnicas de respiración especiales responden al nombre sánscrito de pranayama. *Literalmente significa interrupción de la respiración. Consiste en controlar la respiración para conseguir objetivos particulares. La mayoría de las veces respiramos predominantemente por un orificio nasal o por el otro. Sólo el 20 por ciento de las veces respiramos por los dos orificios nasales. La respiración se corresponde con los aspectos negativos y positivos en términos eléctricos. La Respiración con Orificios Nasales Alternos, asegura un funcionamiento eficaz de ambos orificios y toma parte en el equilibrio de la energía. Es una de las técnicas de* pranayama *más antiguas.*

1 Levante la mano derecha y tápese el orifico nasal derecho con el dedo pulgar; doble el primer y el segundo dedo y coloque el tercero junto al orificio nasal izquierdo. Inspire hasta contar cuatro manteniendo cerrado el orificio nasal derecho.

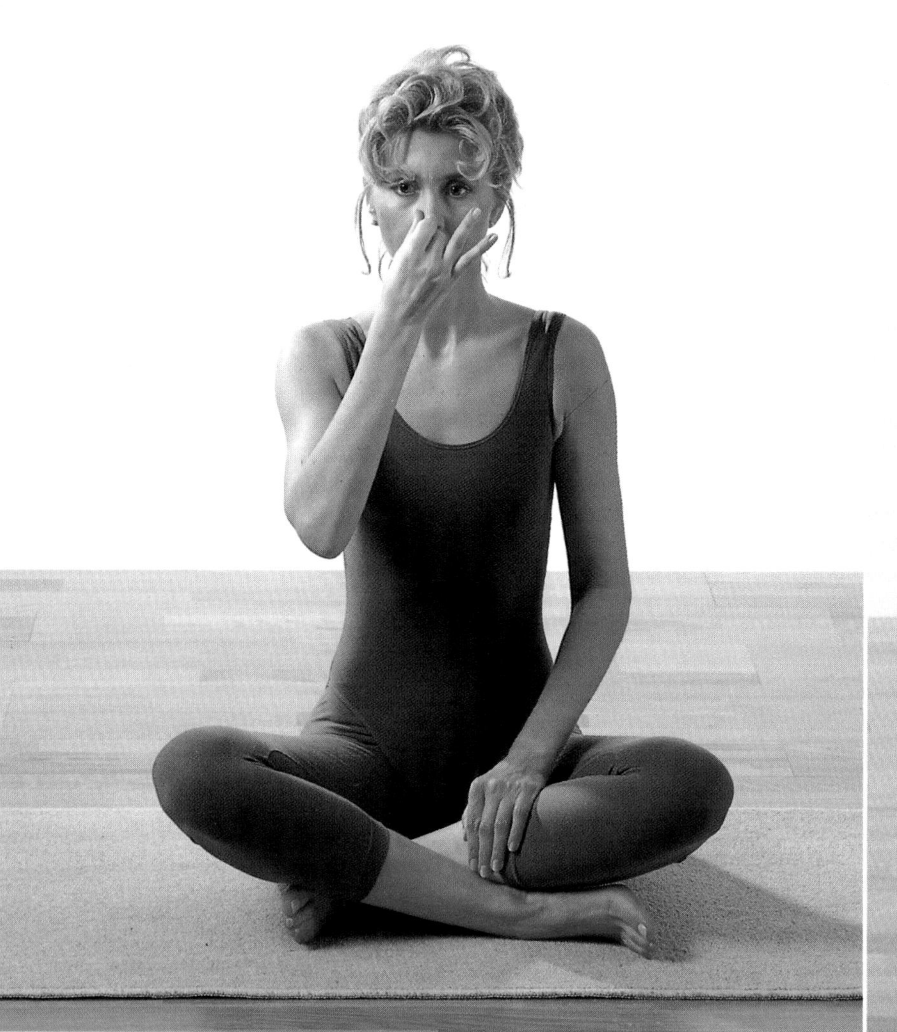

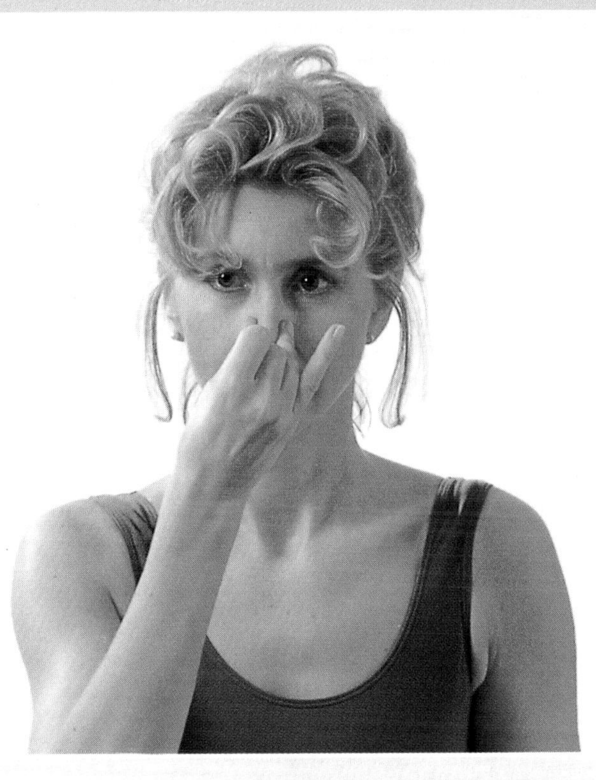

2 Cierre el orificio nasal izquierdo con el tercer dedo y retenga la respiración hasta contar 16.

LA RESPIRACIÓN ES VIDA

Es muy importante no ver las técnicas de respiración como meros ejercicios. Antes de empezar dígase bajito a usted mismo: «La respiración es vida; la respiración es vida.» Esto le recordará que está trabajando con la propia esencia de la vida. Saboree cómo entra el aire y cómo lo deja salir suavemente tal y como saborearía su comida favorita.

Desgraciadamente, nuestro aire se contamina a menudo. Recuerde que debe respirar por los orificios nasales y no por la boca.

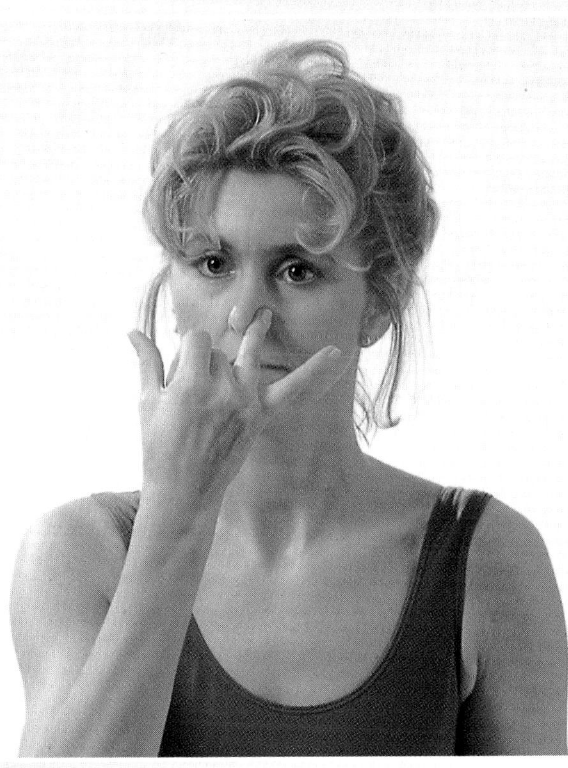

3 Quite el pulgar del orificio nasal derecho y espire lentamente hasta contar ocho. Ahora invierta el proceso, inspirando con el orificio nasal derecho y, tras retener, espirando con el izquierdo. Esto completa una vuelta. Comience con cuatro o cinco vueltas; siga practicando hasta que consiga al menos doce vueltas sin esfuerzo.

Otra valiosa *pranayama* es la llamada Abeja Negra. En este caso, sentado erguido, inspire profundamente y retenga la respiración unos instantes. A continuación espire lentamente por la boca abierta, imitando el sonido «ung» del zumbido de una abeja, creando una valiosa vibración en el cuerpo. Repítalo al menos tres veces.

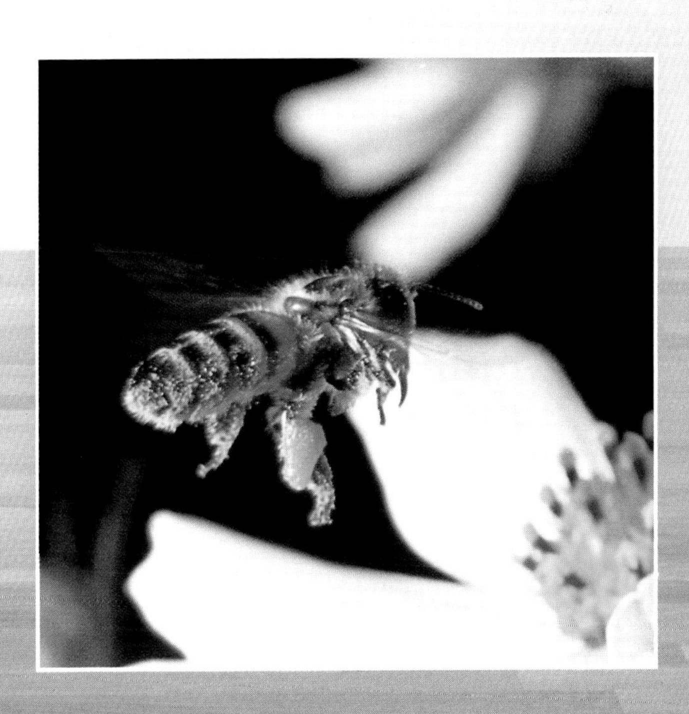

LA RESPIRACIÓN DEL FUELLE

Hace mucho tiempo, los humanos descubrieron que soplando un fuego éste se reanimaba. Durante muchos años se contentaron con usar sus propios pulmones para conseguir este efecto. Entonces, basados en su experiencia fisiológica, crearon los fuelles. Este dirige una fuerte y beneficiosa fuerza: el *pranayama* de yoga llamado La Respiración del Fuelle usa esta fuerza dentro del marco humano para tonificar el sistema.

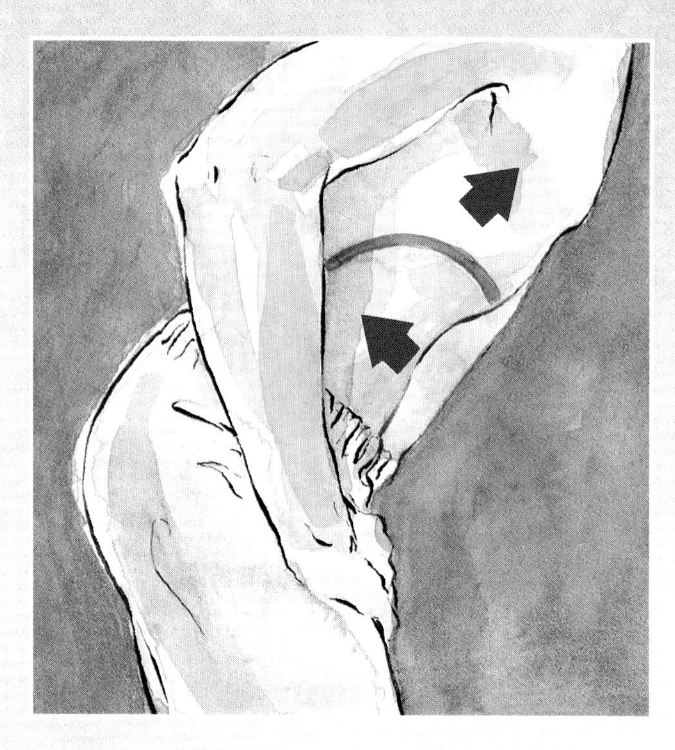

La respiración del fuelle. Puede ejecutarse tanto sentado como en pie. Aunque la espalda debe estar recta, puede estar inclinada hacia delante y las manos colocadas en los muslos para permitir que los músculos trabajen con libertad. Una vez haya aspirado, el aire debe expulsarse con fuerza por los orificios nasales, contrayendo los músculos abdominales para reforzar el proceso. A continuación permitimos que el aire refluya a los pulmones. Cuando haya practicado los movimientos, puede acelerar el proceso de modo que la respiración sea muy rápida. El sonido del aire a través de los orificios nasales asemeja el sonido de un fuelle. Entre unas 10 y 20 respiraciones forman una vuelta. A esto debería seguir una inspiración lenta y profunda, que se retiene durante unos segundos y después se exhala. Dos o tres vueltas son suficientes aunque seamos unos expertos.

Activar el cuerpo

La respiración natural implica tensar los músculos para meter aire en los pulmones (normalmente en un proceso automático) y relajarlos a continuación para dejar que el aire salga de nuevo. Un fuelle invierte el proceso: expulsa el aire con fuerza y después permite que refluya hacia dentro lentamente. Curiosamente, esto se asemeja al proceso que se produce cuando reímos con ganas. Una carcajada desde la barriga consiste en expulsar el aire en el sonido «Ja» y después dejarlo entrar de nuevo. El proceso completo es rápido y el resultado es que el cuerpo se vigoriza. No sólo se bombea vigorosamente oxígeno a la sangre, sino que el diafragma también late con fuerza, estimulando el flujo electromagnético del cuerpo. Ésta es la razón por la que se ha descubierto que la risa es una terapia de primera clase, tanto que algunos hospitales americanos emplean payasos y cómicos para hacer reír a los pacientes.

Estimular el cerebro

De este modo no sólo se estimula el cuerpo de manera beneficiosa, sino que el cerebro también. Tendemos a no darnos cuenta de que el cerebro tiene una estructura móvil, que late. Esta pulsación es un estímulo directo de sus funciones y se ve afectada por la respiración. Una risa fuerte, o la ejecución de la Respiración del Fuelle, acelera el proceso respiratorio y esto, a su vez, estimula la pulsación mental. Otro proceso respiratorio semejante a la Respiración del Fuelle es el llamado la Cabeza Despejada. El primero estimula todo el cuerpo, el segundo funciona específicamente en la cabeza y el cerebro.

La Cabeza Despejada. Se ejecuta de forma similar, pero mientras que en la Respiración del Fuelle se controla el abdomen en la inspiración, en la Cabeza Despejada dejamos que éste se extienda. El resultado es que en la violenta espiración la fuerza se dirige con más precisión hacia arriba. Los numerosos beneficios de estos procesos son evidentes, pero, como con las *asanas* de yoga, lo importante es concentrarse en los beneficios mentales, notando la claridad que produce en el cerebro. Resultarán beneficiados tanto la circulación como la función pulmonar y el sistema neuro-muscular.

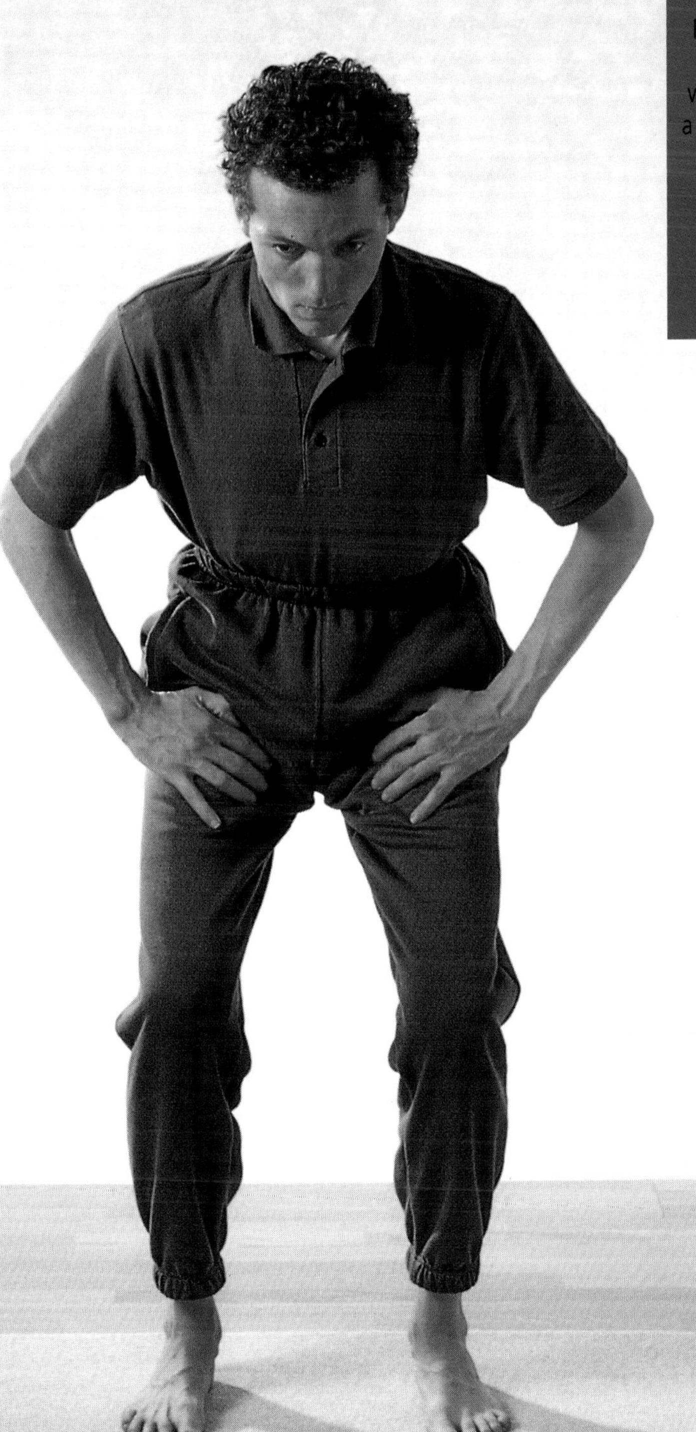

PRACTICAR LAS PRANAYAMAS

Las *pranayamas* pueden practicarse en sesiones completas, pero si está integrando el yoga en su vida diaria, es importante que comprenda los beneficios particulares que cada técnica proporciona y usarlos en consecuencia.

Recuerde, el yoga le da la oportunidad de llevar su vida bajo su propio control a un grado considerable. En lugar de limitarse a quejarse, combata los síntomas físicos apropiadamente.

EL CONEJO

Ésta es una práctica de yoga relativamente reciente y es una buena manera de ejercitar las tres áreas de lóbulos de los pulmones. Recibe su nombre del hecho que las dos primeras partes asemejan a un conejo agazapado y sentado. La tercera sección, llamada a veces la Liebre, puede asemejarse a una liebre loca de remate. El primer movimiento abre la zona abdominal, el segundo la torácica (caja de las costillas) y el tercero el área clavicular (tronco superior).

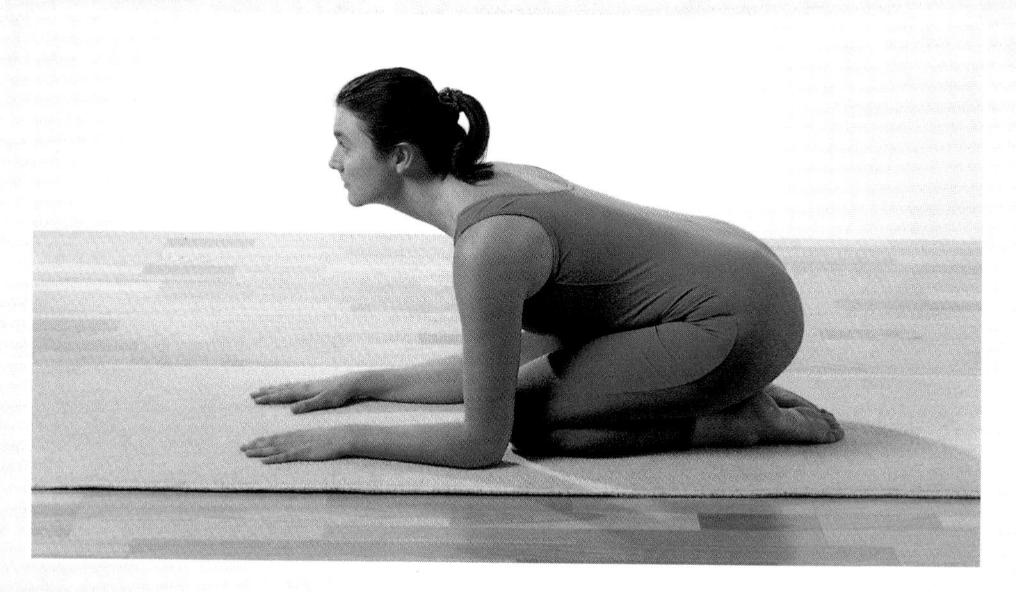

1 Sentado sobre los talones, con los antebrazos sobre el suelo delante de las piernas y con las palmas de las manos boca abajo. Mire al frente. Al espirar, contraiga lentamente los músculos del abdomen, separando los muslos. Al inspirar, deje que el abdomen se extienda presionando contra los muslos. Repita varias veces.

2 A continuación, siéntese sobre los talones, con las palmas de las manos justo delante de las rodillas. Mire otra vez al frente. Espirando de nuevo, contraiga los músculos abdominales. Esta vez, al inspirar sólo se extenderán las costillas inferiores. Repítalo varias veces.

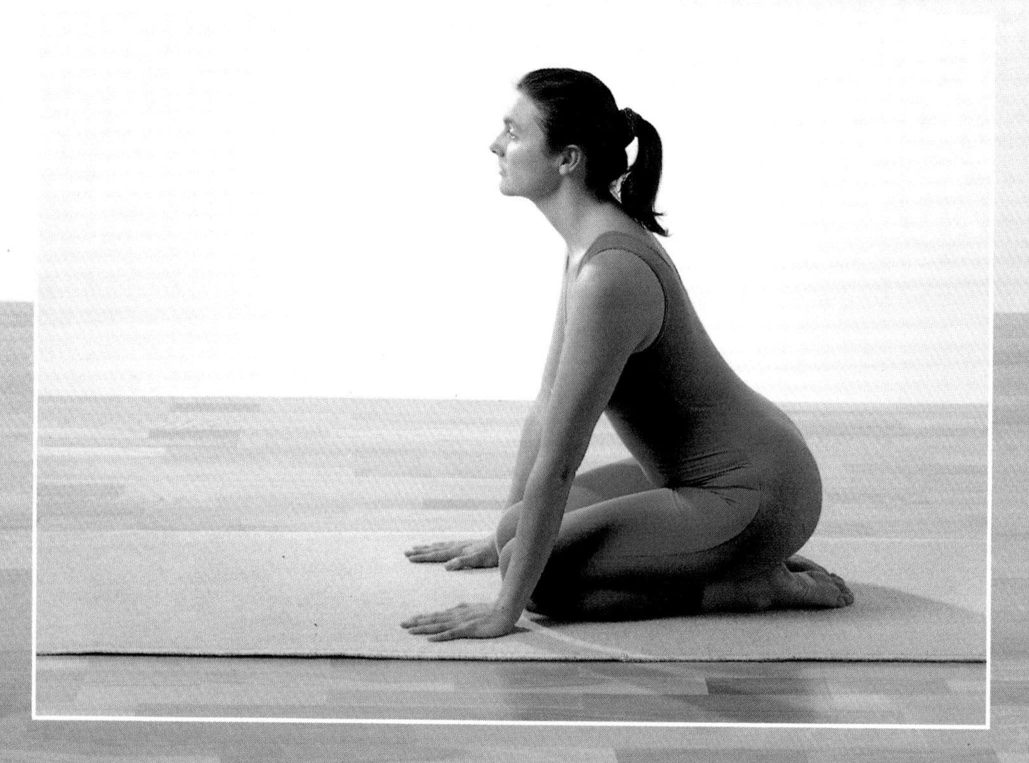

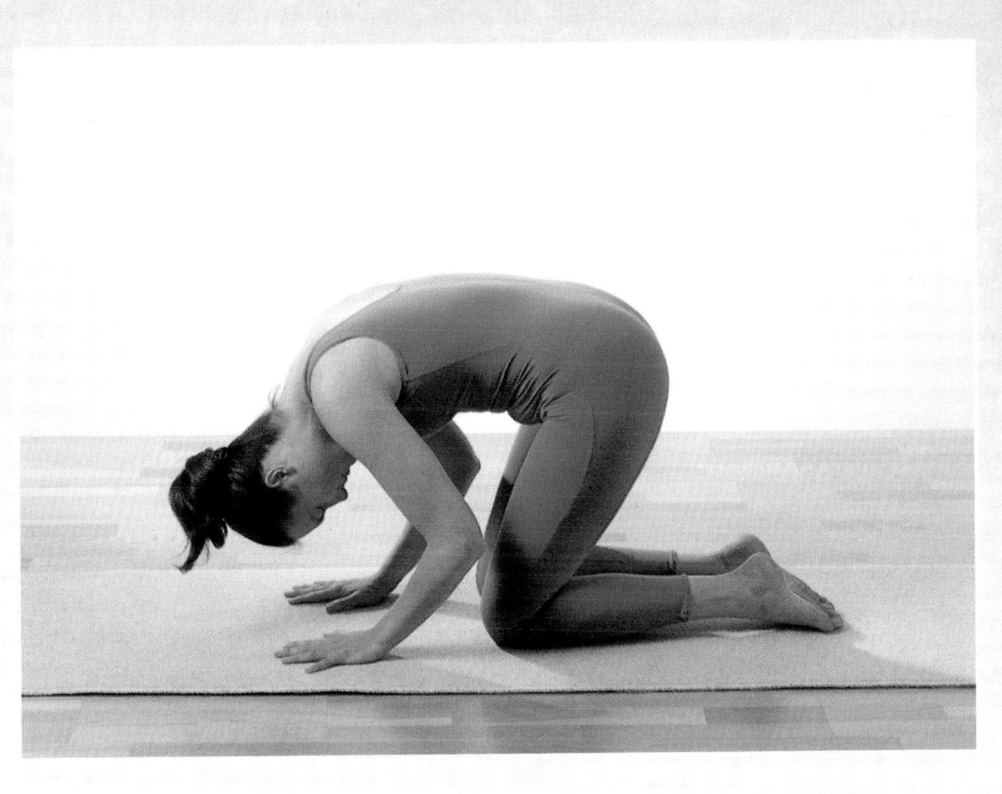

USAR LOS PULMONES

Es muy importante usar los pulmones de manera eficaz y mantenerlos libres de congestión. Una respiración poco profunda puede llevar a los pulmones a retener aire estancado y a que se le bloqueen los conductos. Liberar los conductos mantiene los tejidos pulmonares en buen estado y es vital para la oxigenación eficaz de la sangre.

3 Lleve las manos un poco más hacia delante, inspire y, al espirar, coloque la coronilla de la cabeza sobre el suelo.

4 Cuando la cabeza esté firmemente apoyada en el suelo, balancee el cuerpo hacia delante al inspirar y hacia atrás al espirar. Después de varias veces, incorpórese lentamente al mismo tiempo que aspira.

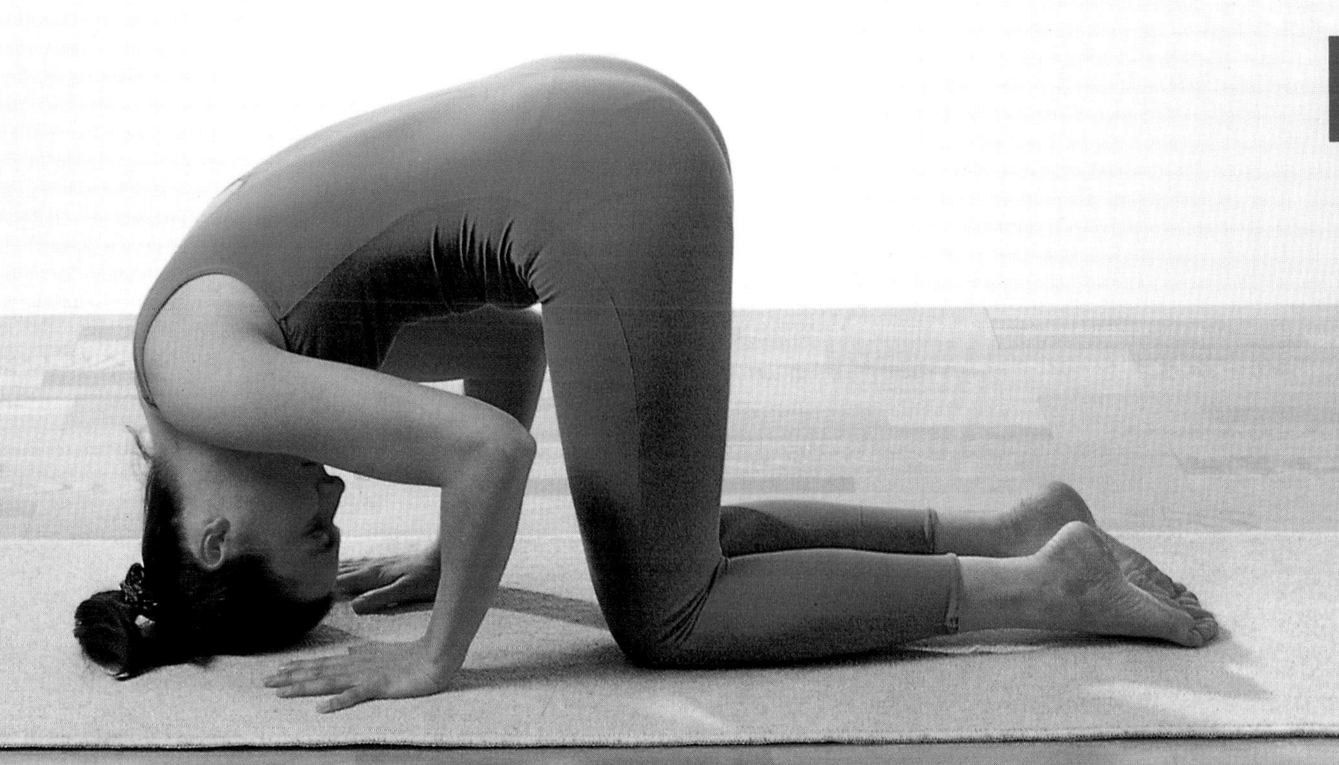

RETENER LA RESPIRACIÓN

La respiración es un proceso automático y nosotros hemos nacido con reflejos que nos permiten adaptar la respiración a las necesidades de cada momento. Sin embargo, también tenemos un control voluntario o consciente de la respiración, de modo que cuando las cosas marchan mal poseemos la habilidad de hacer que funcionen bien.

Por medio de una intuición y una experimentación sosegadas, los yogins descubrieron hace mucho tiempo que el control de la respiración no comprende únicamente la inhalación y la exhalación, sino también el modo en que se retiene la respiración. A esta parada de la respiración la llamaron *kumbhaka*, y destacaron que tenemos la capacidad de detener nuestra respiración durante un breve espacio de tiempo después de inhalar y después de exhalar. También señalaron que la respiración podía detenerse en cualquier momento y esto es lo que ellos consideraban como el atributo más importante. Una de las razones principales para detener la respiración es su efecto sobre el cerebro y la mente.

Cuando algo sucede de repente, provocando la necesidad de tomar una decisión instantánea, dejamos de respirar inmediatamente. Si va conduciendo su coche y alguien se para delante de usted, retendrá su respiración en ese mismo instante. Esto se produce porque así su mente se concentra totalmente durante un breve período mientras que usted frena, se desvía o realiza cualquier otra acción. Un segundo más tarde podría ser fatal.

Este instante, *kumbhaka*, concentra la mente. Retener la respiración tras la inhalación ayuda a sosegar la mente, llevándola a un estado de calma que potencia el proceso de meditación.

Siéntese en el suelo o en una silla en posición correcta y cierre los ojos. Respire lentamente y de forma natural durante un minuto o dos. Inspire profundamente y baje la cabeza hasta presionar con el mentón en el pecho. Relaje los músculos del tronco de modo que le parezca que está sentado en un cojín de aire. Mantenga la inspiración y deje que su cabeza se llene de una sensación de calma. No se preocupe por la respiración, sólo sumérjase en ese estado de inactividad total. Tras un momento sentirá que la necesidad de respirar se hace más fuerte. Levante la cabeza, el tronco y espire con suavidad. Deje que la respiración se ajuste ella misma de forma natural.

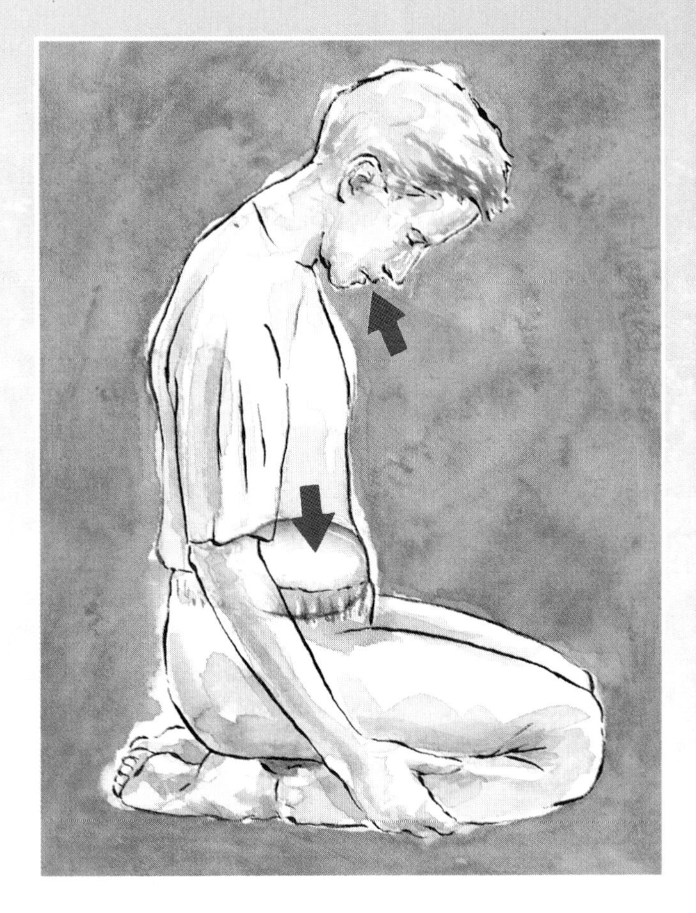

RESPIRACIÓN Y EQUILIBRIO

Recuerde que las palabras para la inspiración y la espiración son inspire y espire. Aquí reside el equilibrio fundamental de la existencia. Podemos ver en la respiración la trinidad del ser: creación, con la inspiración; conservación, cuando se retiene la respiración y, aunque de algún modo espirar signifique destrucción, se trata en realidad solamente del proceso de cambio. La respiración le ayudará a disfrutar de la vida y a adoptar cambios.

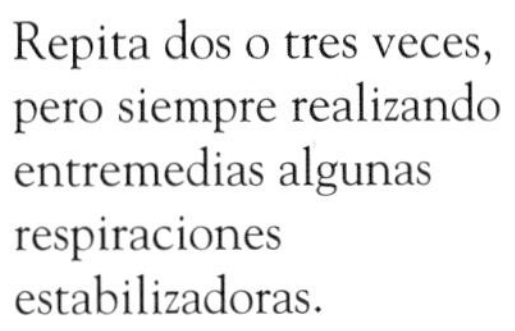

Repita dos o tres veces, pero siempre realizando entremedias algunas respiraciones estabilizadoras.

El período de tiempo en el que puede retener la respiración aumentará con la práctica. En las primeras etapas puede comprobarlo con el segundero de un reloj, pero deberá dejarlo conforme se vaya haciendo más experto. Con el tiempo es probable que llegue a conseguir una retención superior a dos minutos.

Recuerde que esto no es una prueba de resistencia, sino un proceso que lo conducirá a un mayor control del cuerpo y de la mente.

Es evidente que las personas que sufran problemas de corazón o de hipertensión no deben intentarlo.

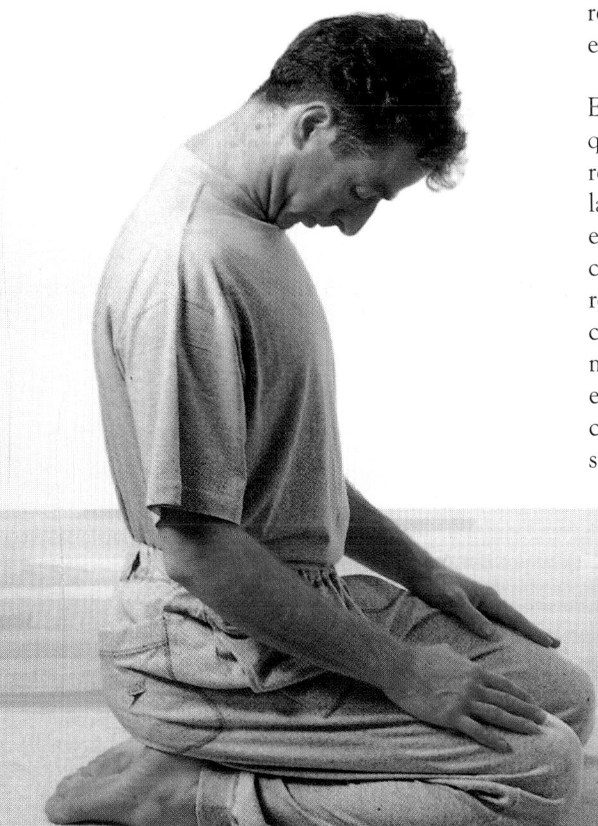

CONTINUAR EL PROGRAMA

Un interés consciente sobre la respiración comprende tres aspectos diferentes. El primero consiste en asegurarse de que la respiración está funcionando de manera natural, bombeando por una parte energía a través del cuerpo y el cerebro y permitiendo por otra parte que el organismo se relaje. La multitud de problemas físicos y mentales, endémicos de nuestra civilización, alteran los modelos naturales de respiración.

Un segundo aspecto es el uso de la respiración en unión con el movimiento. En casos como el de la Montaña, éstos se convierten en asanas.

El tercer aspecto es controlar la respiración para producir beneficios específicos. Esto es lo que llamamos pranayama.

RESPIRAR

La respiración es energía y el diafragma es la bomba que la impulsa: usándolo nos aseguramos del uso de los pulmones y del flujo de la fuerza electromagnética del cuerpo. Se debe tomar conciencia del movimiento rítmico de las costillas inferiores mientras que el resto del tronco permanece inmóvil.

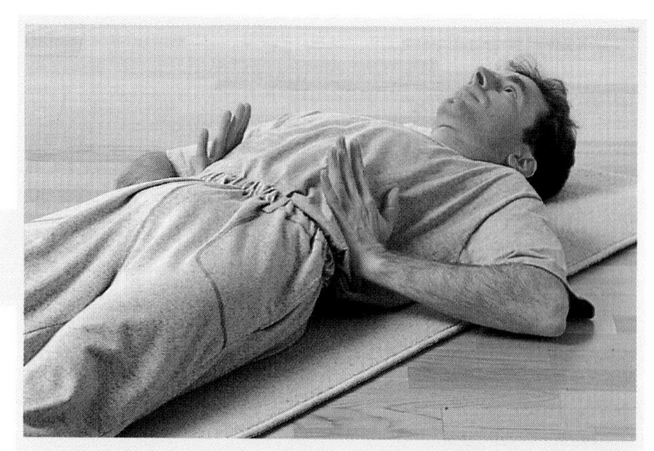

Página 33

Cuando usted se relaja la acción de bombeo se reduce en gran medida. Como resultado de la relajación el abdomen se levantará suavemente durante la inspiración y caerá lentamente durante la exhalación. Es muy importante ser consciente de esto.

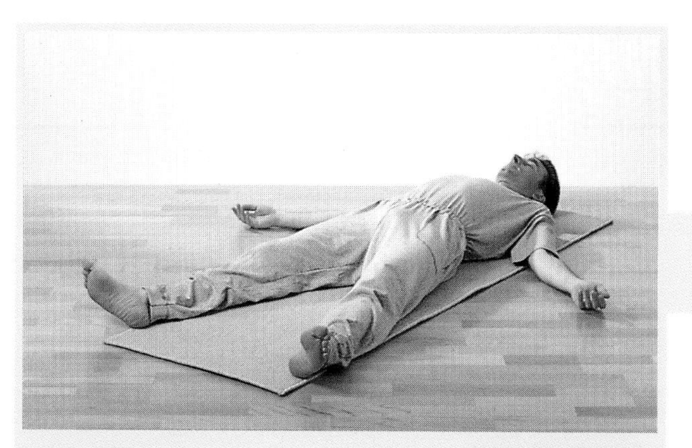

RELAJACIÓN Página 31

Si quiere mantener sus músculos en forma para una actividad física o deportiva fuerte, las posturas respiratorias fuertes son de valor incalculable, ya que mejoran el flujo eléctrico a lo largo del sistema nervioso y tonifica los músculos.

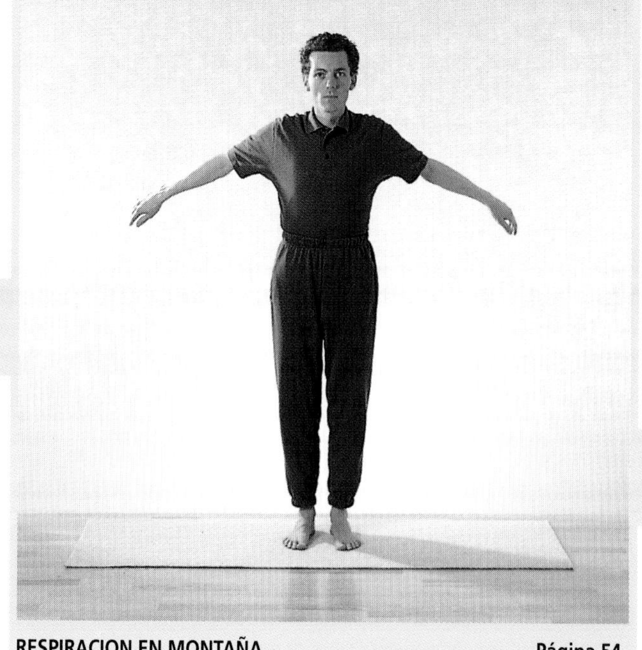

RESPIRACION EN MONTAÑA Página 54

POSTURAS

Es fácil aconsejar la perfección, pero nosotros no vivimos en un mundo perfecto. Habrá días en los que no nos parecerá posible dedicar más de, digamos, diez minutos para las posturas. No piense que no merece la pena, tan sólo concéntrese en los cuatro movimientos básicos del tronco.

Esto cuatro movimientos básicos: estiramiento hacia delante, hacia atrás, giros y flexiones laterales, con un estiramiento inicial y una breve relajación final, proporcionarán una mini sesión de valor considerable. Las posturas siguientes son tan sólo una combinación; usted puede desarrollar su propia mini sesión.

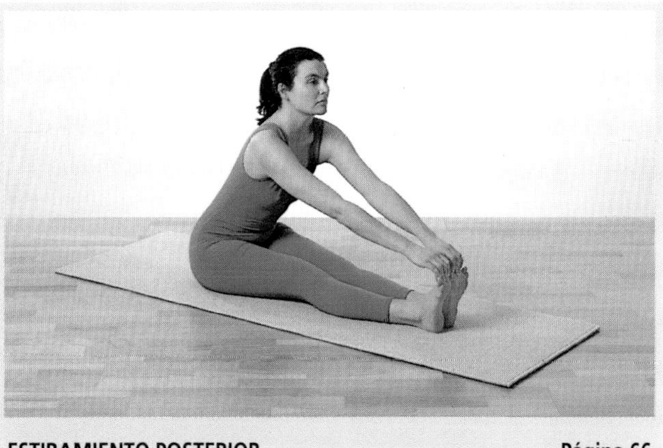

ESTIRAMIENTO POSTERIOR Página 66

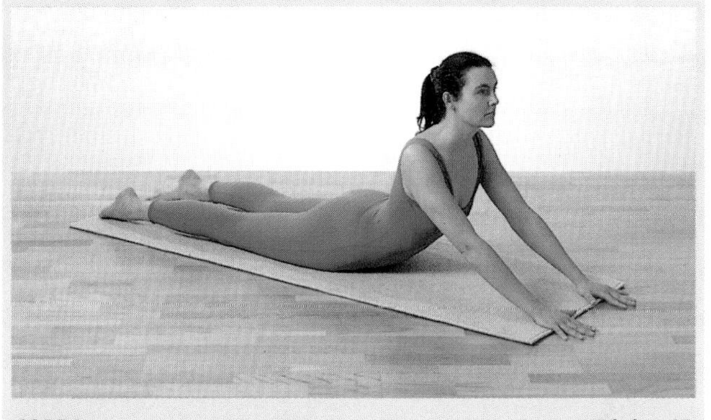

COBRA Página 67

Una técnica de pranayama como *la* Abeja es muy útil, ya que combina control de la respiración con un fuerte sonido vibratorio. Resulta fascinante sentir cómo el cuerpo responde al sonido y eso nos ayuda a comprender, y espero que a explorar, la relación entre vibración, resonancia y salud.

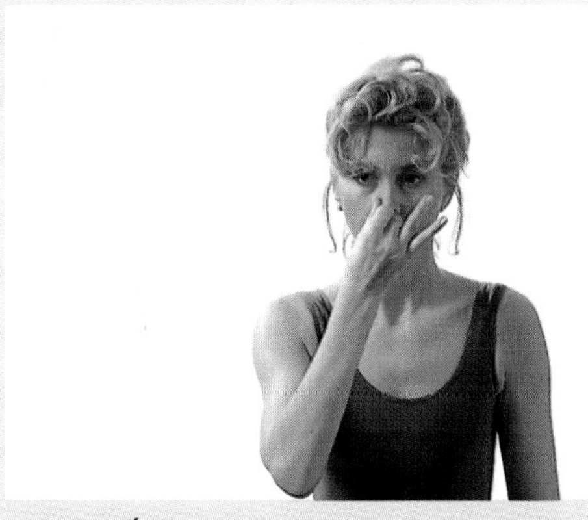

RESPIRACIÓN CON ORIFICIOS NASALES ALTERNOS Página 84

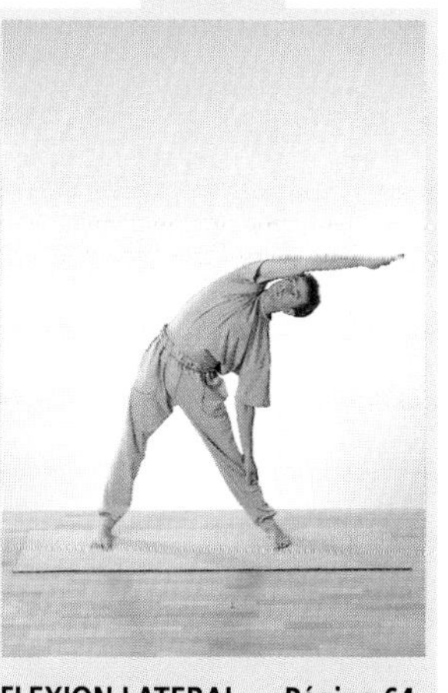

FLEXION LATERAL Página 64

Progrese por las técnicas de *pranayama* con precaución. La Respiración con Orificios Nasales Alternos es realmente la base de estas técnicas, porque equilibra el sistema de energía interno, desempeñando un papel principal en lo que llamamos homeostasis. Sin embargo, debería progresar con lentitud. Tanto los números de rondas como la duración de los componentes individuales de la respiración: inspirar, retener, espirar, deberían ir aumentando con un período de tiempo razonable. No intente hacer demasiado, ni demasiado pronto.

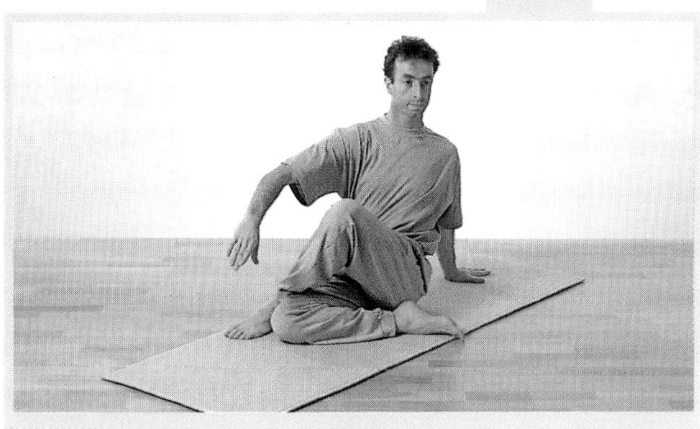

GIRO ESPINAL (PIERNAS DOBLADAS) Página 65

MES

8

OCHO

CONTROL CEREBRAL

OBJETIVOS DEL MES

El control de las acciones físicas comienza en la infancia. Al mismo tiempo, los niños empiezan a distinguir sonidos y a asociarlos con imágenes verbales y pictóricas. Conforme el cuerpo físico está cada vez más bajo control, el papel de la mente se va potenciando. Gradualmente, la conciencia de sí mismo, el vínculo entre el yo y el mundo que nos rodea, se vuelve central en nuestras vidas. La gente asume con demasiada facilidad que no son capaces de controlar sus pensamientos, a pesar de que controlar el cerebro y usar la mente de forma constructiva son las mayores aventuras de la vida. Este mes nos centraremos en relacionar este control con todos los aspectos de la vida.

FRIALDAD Y CREATIVIDAD

Durante miles de años, los profesores de yoga han insistido en que los seres humanos tienen un aspecto de energía o fuerza en una parte del cuerpo y otro diferente en la otra, y que los dos se relacionan entre sí para facilitar una vida equilibrada. La fuerza del lado izquierdo, llamada Ida, está relacionada con la frialdad de la luna y es el aspecto calculador de la vida. La de la derecha, Pingala, está relacionada con el calor del sol y el proceso de creatividad.

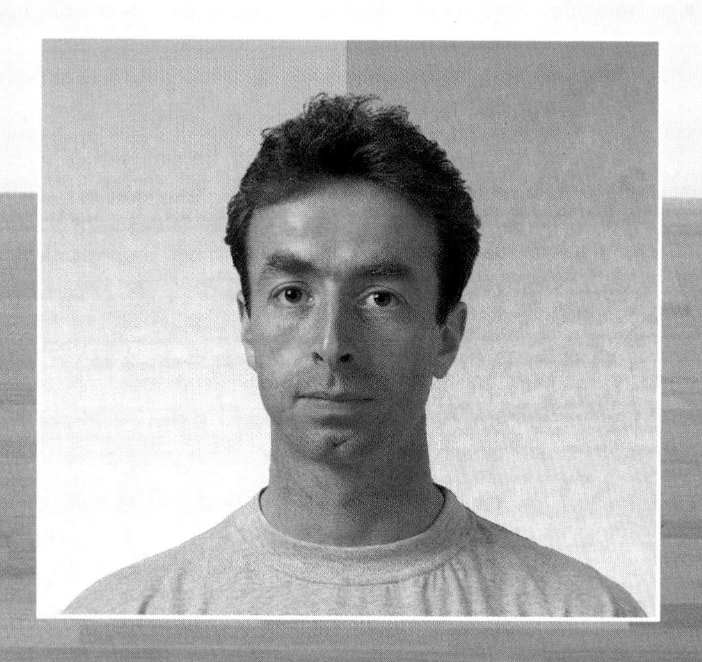

En años recientes, los neurocientíficos han establecido que el hemisferio izquierdo del cerebro está asociado con la actividad verbal y numérica y que el hemisferio derecho controla nuestros procesos creativos, en otras palabras, exactamente lo que los yogins han estado diciendo durante siglos.

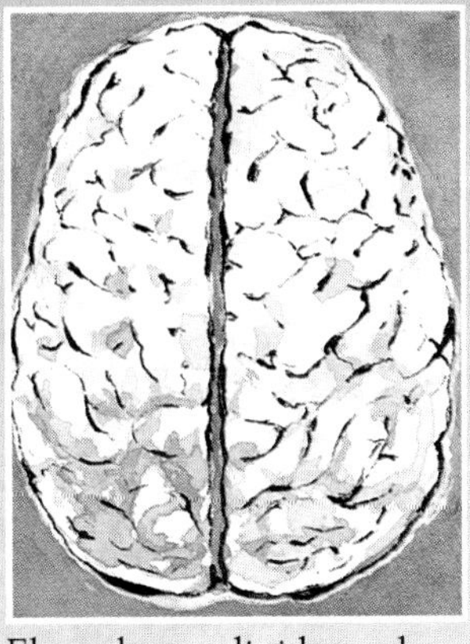
El cerebro se divide en dos hemisferios: el izquierdo, que controla los aspectos numéricos de la vida; y el derecho, que rige los aspectos relacionados con la creatividad.

La importancia del equilibrio

La vida es una cuestión de equilibrio. La tensión o la fuerza de voluntad son necesarias, pero deben equilibrarse con la relajación o el dejarse llevar. Este «dejarse llevar» se basa en el flujo hacia dentro y hacia fuera de la respiración, sobre el que se basan todas las funciones físicas y mentales.

La conciencia de sí mismo, la base de la conciencia, es un instrumento por el que la vida puede desarrollarse y potenciarse tanto mental como físicamente. Sin embargo, si usted revoca el control del cerebro, revoca el control de la vida misma; usada negativamente, la auto-conciencia puede llegar a ser destructiva. La elección entre creación y destrucción está en nuestras manos.

Una vez que usted es consciente, puede usar esa conciencia tanto positiva como negativamente. El cerebro y el cuerpo son en realidad los siervos de la conciencia.

Crear equilibrio

Si tiene en mente la necesidad de equilibrio para todas las cosas, lo que algunas veces llamamos el punto medio, puede examinar su vida y ver hasta qué punto utiliza los aspectos fríos y lógicos por una parte y cuánto indulge en creatividad en todas sus formas por otra.

Nuestra sociedad actual podría muy bien considerarse como orientada al lado izquierdo del cerebro. Una vez que deja entrar en su vida los inmensos poderes de la imaginación y la meditación y equilibra las tensiones con la relajación, estará en posición de contemplar las funciones del cerebro y de establecer la comprensión de que el equilibrio entre ellos es de suma importancia. Esto, a su vez, afectará al modo en que ve muchos aspectos de la vida. En ese momento, tendrán lugar cambios beneficiosos, no porque les haya dado muchas vueltas y los haya calculado, sino porque forma parte del proceso natural.

SUPERAR EL RESENTIMIENTO

La investigación médica nos ha mostrado que una de las causas principales de una mala salud, y a veces incluso de muerte, es el resentimiento. Al superar las emociones negativas no está negando acontecimientos concretos, sino que se está apartando de ellos. Las imágenes mentales pueden desempeñar un papel principal ayudándonos a conseguir esto.

1 Siéntese tranquilamente e imagine que está con un grupo de personas sentados en círculo. Delante de cada uno hay una pequeña cantidad de arcilla para modelar. Es moleable, pero tiene un desagradable color fangoso.

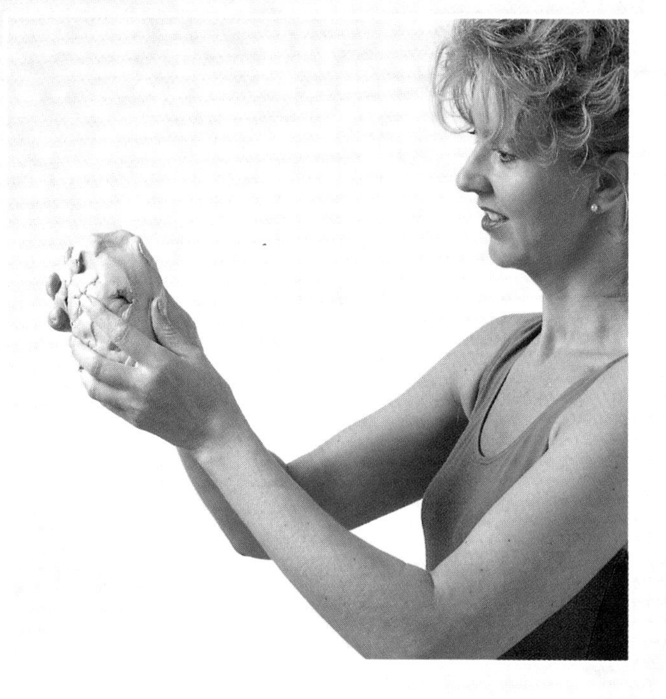

2 Coja la arcilla y comience a modelarla con sus dedos. Cuando lo esté haciendo, el desagradable color le recordará todos los resentimientos que siente hacia la gente y los acontecimientos, ya que esos resentimientos siempre son oscuros y penosos.

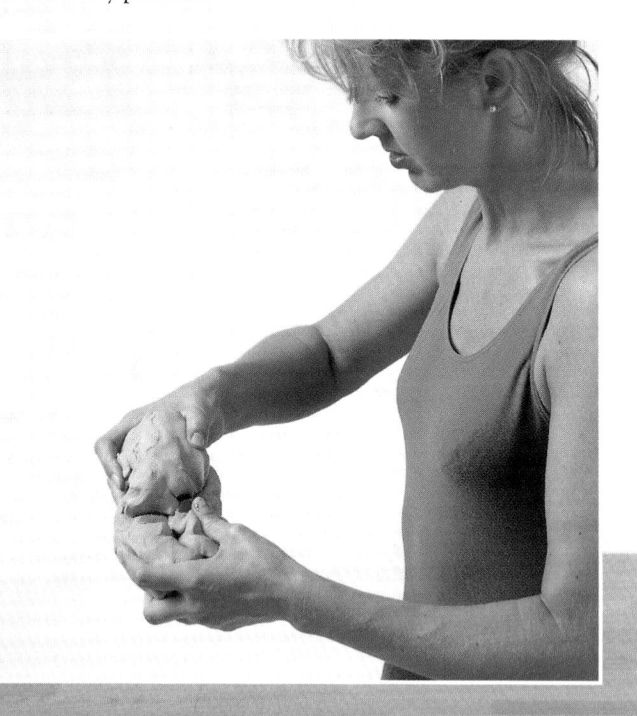

3 Amase sus resentimientos en la arcilla hasta enterrarlos en ella. Saque los pensamientos desagradables de su cabeza y métalos en la arcilla.

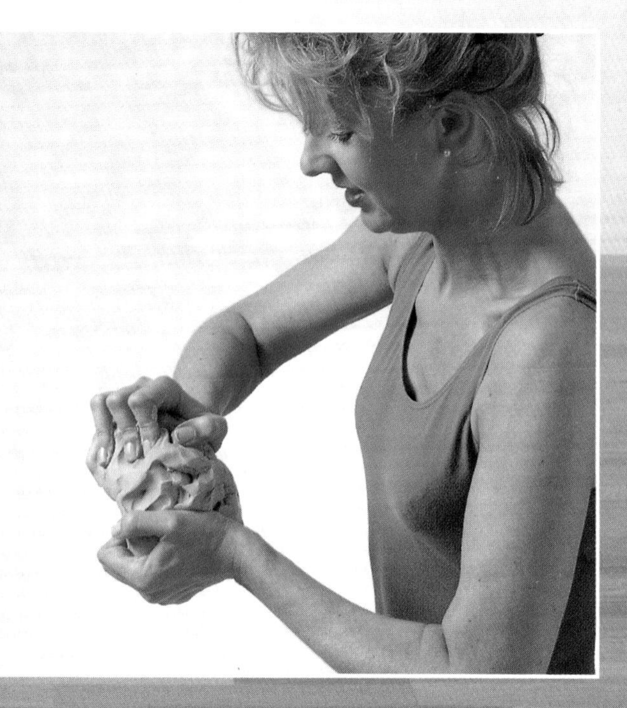

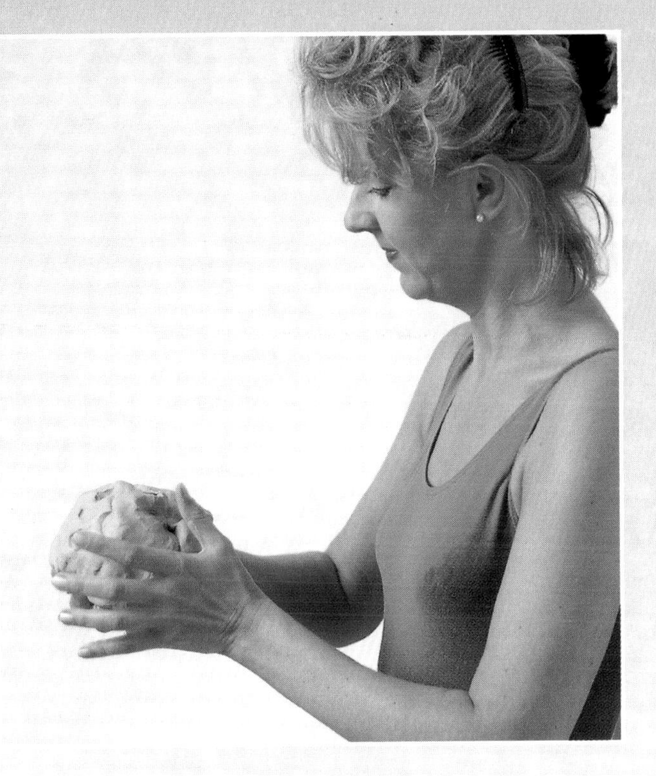

4 Finalmente, usted y toda la gente imaginaria que le rodea, hará un único montón con la arcilla en el suelo y se dará cuenta de que contiene todos sus resentimientos. Imagínese que llega un hombre con una carretilla y se la lleva. Siga imaginando que está cavando un hoyo, que ha vertido toda la arcilla dentro y que ha vuelto a echar la tierra. Sentirá una maravillosa sensación de alivio al ver que sus malos pensamientos están enterrados para la eternidad. Ahora podrá moverse libremente una vez más.

VISUALIZACIÓN CONSEGUIDA

La visualización es como un juego; para conseguirla necesita toda su concentración. Deje que el escenario y las acciones le parezcan completamente reales. Aunque no tiene que ver la escena literalmente, sí debe crear una intensa conciencia de ella. Mientras más completamente tome parte en el concepto, más eficaz será el resultado.

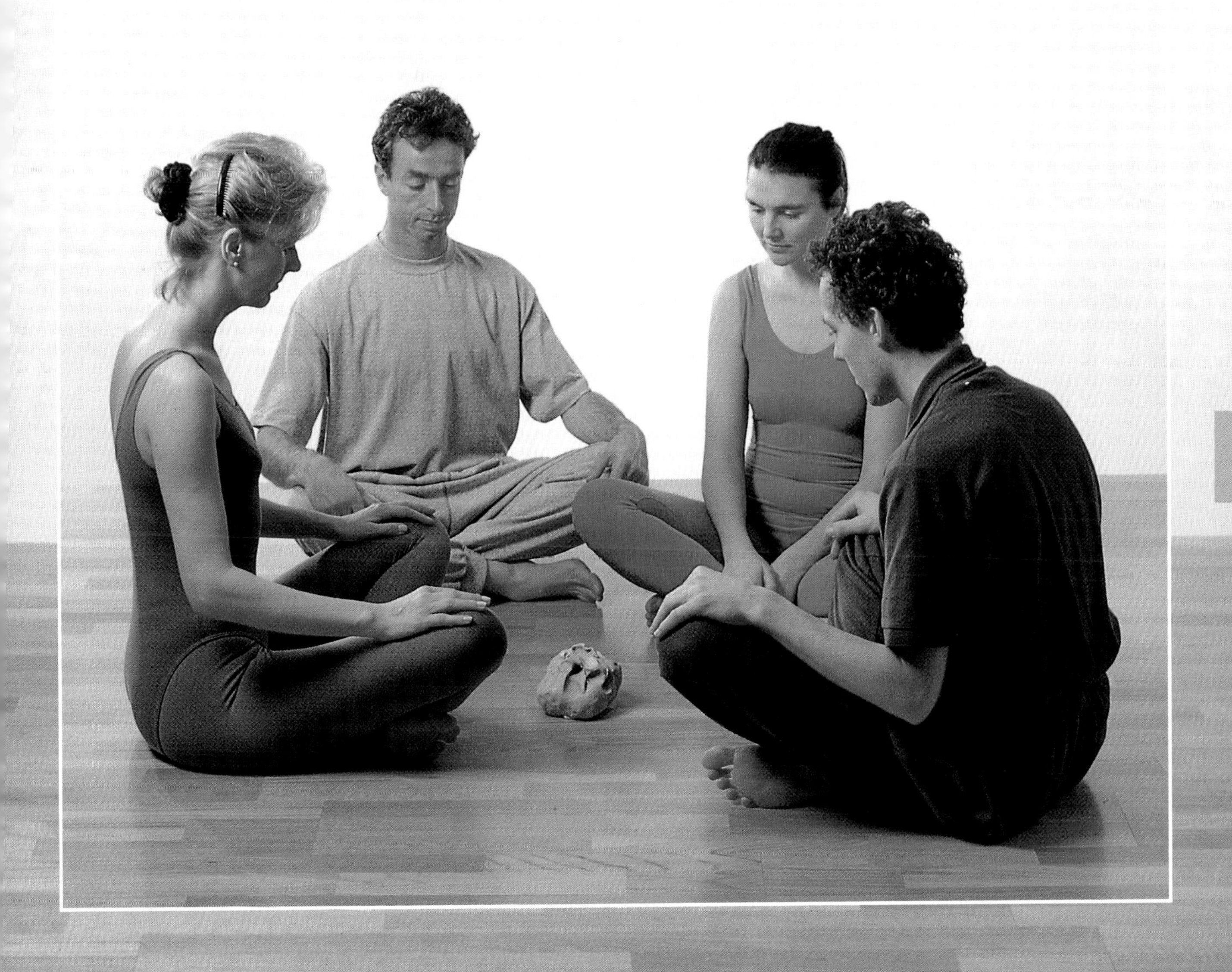

OPONERSE A LOS SENTIDOS

Consideramos los mensajes que nuestros sentidos nos proporcionan como realidad. De hecho, las reacciones sensoriales están determinadas por las circunstancias y la costumbre. Por ejemplo, en un país templado, donde la temperatura fuera de 20ºC (68ºF), a un habitante del lugar le parecería un día cálido y agradable, a un visitante recién llegado de Alaska le parecería un calor sofocante, mientras que un centroafricano estaría temblando de frío. Se pueden establecer analogías similares con los otros sentidos. Es muy importante darse cuenta de que los sentidos son muy útiles, pero no debemos ser esclavos de ellos.

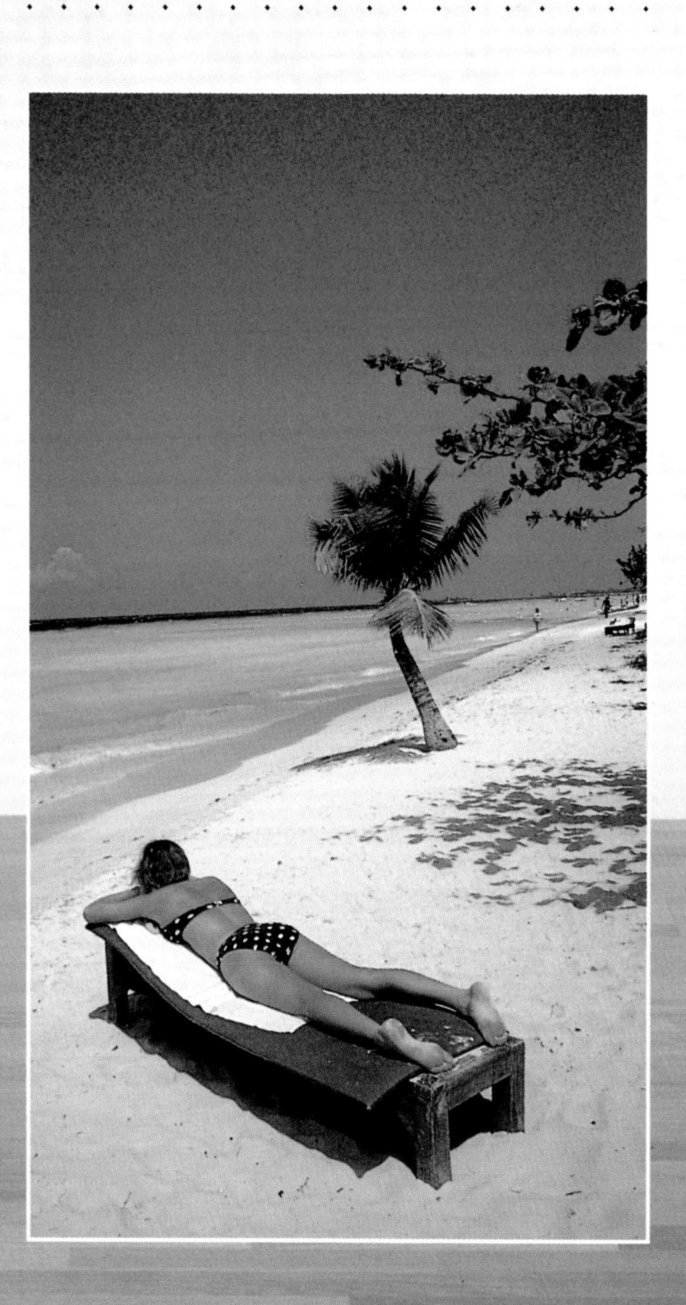

Algunas personas sienten un gusto particular por la comida, por ejemplo, a la hora del almuerzo, sus sentidos les recuerdan que se les debe una comida. El hecho de que estén bien alimentados y de que podrían aplazar o pasar sin la comida es indiferente. Se ponen tristes y nerviosos si no tienen comida a mano. Incluso si hay una buena razón que explique el retraso de la comida, seguirán preocupándose por su ausencia. La agitación resultante perjudica al cuerpo. A su vez, el cuerpo envía señales de tristeza al cerebro y el círculo vicioso comienza. A esto le sigue con el tiempo un daño psicofísico real. La filosofía del yoga desarrolla un espíritu de separación en el que las señales de los sentidos se ven como indicadores útiles, y no necesariamente como exigencias imperativas. La estabilidad mental resultante cuando se consigue un estado semejante, establece una armonía cerebro/cuerpo que produce el equilibrio, la conservación de energía y potencia el bienestar.

Estado mental y temperatura

En el Tibet, que en ocasiones puede ser extremadamente frío, los yogins han demostrado cómo pueden habituarse a esas condiciones manteniendo su cuerpo caliente. Hace algunos años, el Profesor Herbert Benson, de la Universidad de Medicina de Harvard, fue capaz, con la ayuda del Dalai Lama, de llevar a cabo pruebas clínicas con los yogins en la India. Estas pruebas demostraron que los yogins podían elegir una parte específica del cuerpo, como un dedo por ejemplo, y cambiar su temperatura a través de imágenes mentales, un proceso que se ha descrito normalmente como fuerza de voluntad.

La susceptibilidad a la temperatura desempeña un papel importante en la vida de muchas personas. Aunque puede ajustar la cantidad de ropa, no siempre se consigue. Ajustar el estado mental puede producir resultados considerables.

Un hombre que vivía en Extremo Oriente encontraba las frías noches muy penosas y creía que no sería capaz de entrar en calor en la cama. Consultó a un yogin para obtener consejo y el yogin le dijo que imaginara mentalmente una bola de calor grande y resplandeciente que se acercaba cada vez más. El sabía que ese calor no podía chamuscarlo, ni quemarlo, ni herirlo, de modo que podía relajarse en sus rayos. Lo hizo así todas las noches, y no mucho después su mujer tuvo que cambiarse a otra cama quejándose de que el cuerpo de su marido estaba demasiado caliente.

Una manera eficaz de contrarrestar un sentimiento de frescor o de frío es sentarse correctamente, con los ojos cerrados y recordar unas vacaciones en las que usted estaba echado en una playa tomando el sol. Si persiste la sensación de frío, recuerde cuando sale del agua y se ha sentido un poco helado hasta que el sol ha secado su cuerpo y ha hecho que vuelva a entrar en calor. Si hace esto con calma y seguridad, se sorprenderá del resultado. Puede usar la misma técnica con una imagen mental diferente para contrarrestar una sensación de demasiado calor. En ambos casos, la fuerza de su concentración hará que su cerebro responda a la imagen mental antes que a los sentidos.

MENTE Y MOVIMIENTO

Mientras más asanas practiquemos más importante se hace el hecho de que las practiquemos como una integración de mente-energía-cuerpo. Esto no sólo potencia la ejecución de la asana en sí misma, sino que también estimula los procesos mentales y tendrá como resultado la mejora de la calidad de vida. Cada movimiento puede unirse a un concepto mental. Una vez que se han comprendido bien los principios, la imaginación mental puede variar, pero no dé rienda suelta al cambio por el cambio. Una vez que haya encontrado una imagen adecuada es igualmente bueno mantenerla, al menos en la mayoría de los casos.

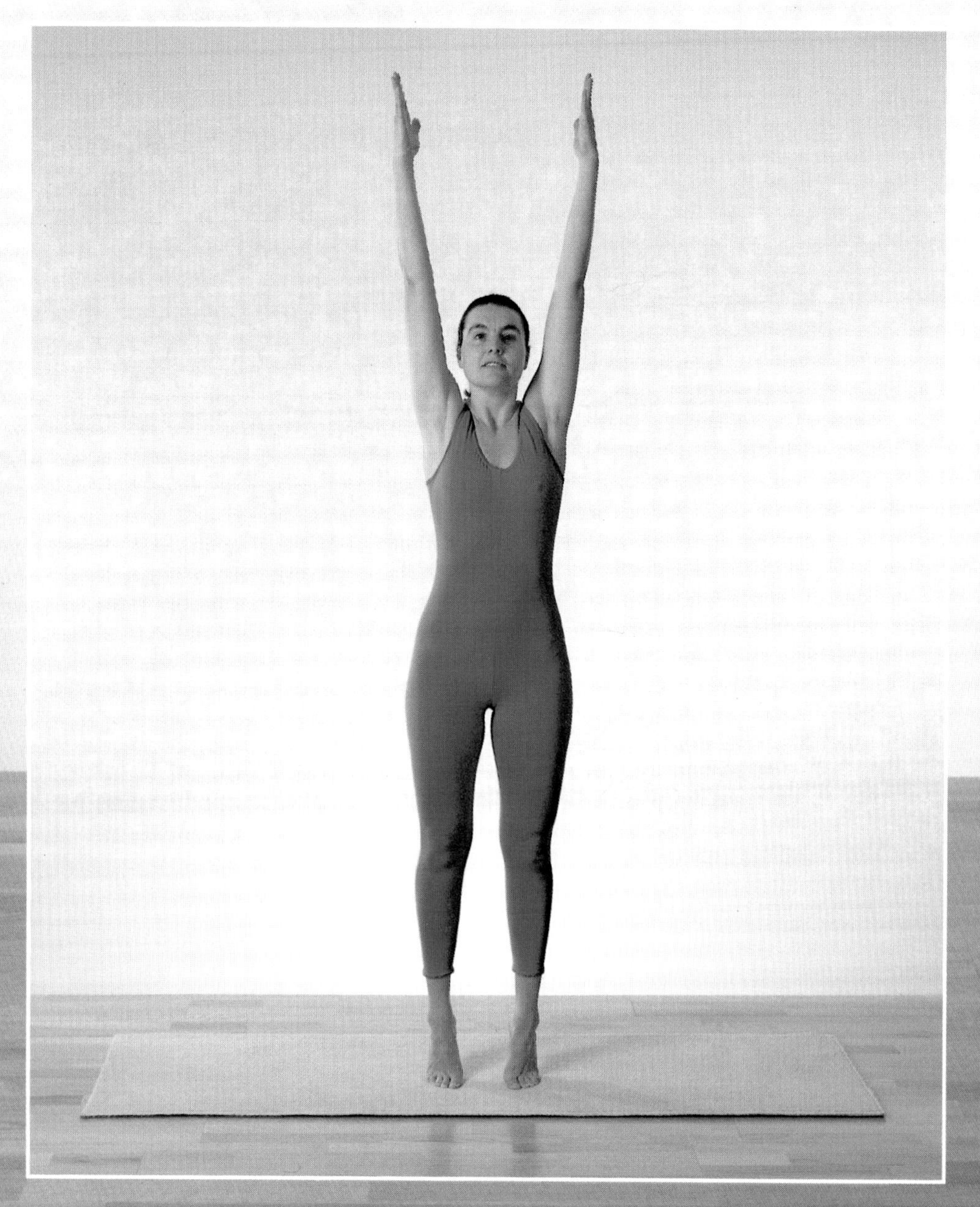

La Palmera. Esta es una postura simple pero importante en la que el cuerpo se estira por encima de las caderas (las piernas y las caderas también se benefician del estiramiento de la parte superior). Es muy fácil ejecutarlo como un ejercicio irreflexivo. Resista esta tentación.

En pie, con los pies separados unos 8-10 cm. y los dedos hacia delante. Una vez haya espirado, estire los brazos hacia los lados y hacia arriba hasta llegar todo lo alto que pueda. Retenga la respiración mientras mantiene el estiramiento y espire lentamente conforme baja los brazos. Repítalo varias veces.

Conviértase en el árbol mientras está haciendo el ejercicio. Asocie el movimiento de los brazos a una suave brisa, y el estiramiento final al alto árbol alcanzando el cielo. Sienta el sol y la sensación de crecimiento.

SUPERAR EL MIEDO A CAER

No tenga miedo de perder el equilibrio si está dentro de un proceso de visualización. A condición de que esté relajado, si tropieza o se cae no se herirá. El daño de una caída se produce principalmente como resultado de la tensión. En cualquier caso este proceso reducirá de forma notable la posibilidad de caerse.

El Árbol. Ya ha ejecutado una postura relativamente simple con una pierna, observando que procede de una posición de oración. Ahora puede desarrollarla como una asana conocida como el Árbol. Una vez más la imagen mental es que usted es un árbol, pero esta vez se trata de uno con muchas ramas. En su imaginación vea el árbol en un día tranquilo y después sienta que usted se ha convertido en ese árbol.

Doble una pierna y lleve el pie hasta la ingle y deje que la rodilla se alinee con la rodilla estirada. Al inspirar, estire los brazos hacia los lados y hacia arriba, juntando finalmente las palmas y manteniendo el estiramiento. Retenga la respiración hasta que baje lentamente. Hágalo alternando las piernas, tres veces con cada una.

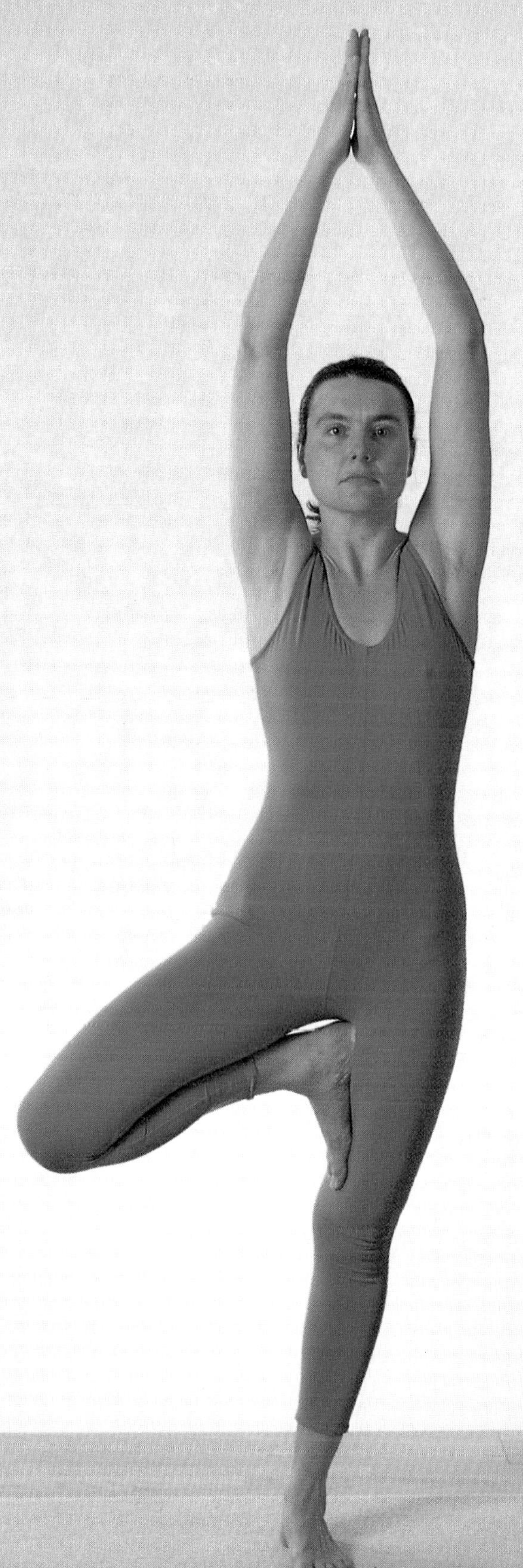

UN POCO MÁS AÚN

El Estiramiento Posterior del Cuerpo y la Cobra fueron elegidas como dos posturas básicas que podían desarrollarse a lo largo de los meses. Eso no significa, por supuesto, que otras posturas no se desarrollen del mismo modo, sino que observando el modo en que se estimula el progreso con estas dos, podrá aplicar los mismos principios a las otras.

Estiramiento Posterior del Cuerpo. La mayoría de la gente, cuando empieza a practicar este estiramiento, se contenta con llegar hasta los tobillos y las pantorrillas. Antes de que pase mucho tiempo se dan cuenta de que pueden llegar a la punta de los pies. Ahora es el momento de explorar la capacidad de unir las manos alrededor de los pies.

Recuerde que cada cuerpo está constituido de forma diferente y que no se deben forzar los movimientos. Sin embargo, con el enfoque adecuado, se pueden realizar grandes progresos. Asegúrese de que al estirar los brazos durante la inspiración, alarga la espalda y abre la espina dorsal todo lo posible. Asegúrese de que no pierde el estiramiento al espirar y moverse hacia delante. El movimiento debe presentar tan poco esfuerzo como un puente levadizo al bajar. La tensión mental puede hacernos sufrir una tirantez indebida en la región lumbar y eso puede ser peligroso.

El estiramiento hacia delante y hacia atrás debe ir seguido de un sentimiento de bienestar. Mientras más disfrutemos de esto, mejor responderán los músculos y las articulaciones.

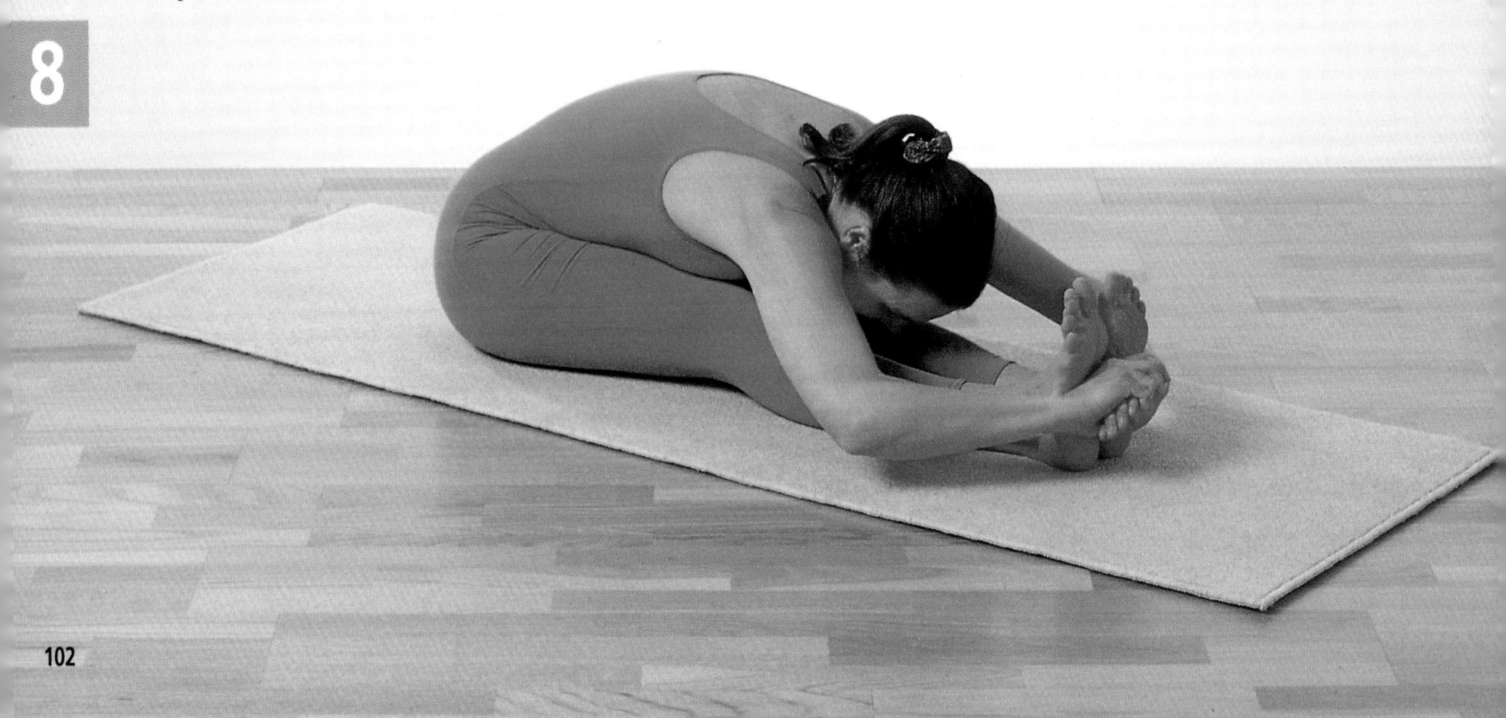

Recuerde siempre que de una forma muy real el cuerpo quiere ser usado. Muchos médicos confirman que uno de los principales problemas del género humano es la llamada atrofia por desuso o si no lo usa, lo pierde. Puede haber razones fisiológicas específicas por las que usted no pueda ejecutar ciertas posturas completamente, pero no caiga en la excusa de que está entumecido.

CREAR FLUJO DE ENERGÍA

En la sociedad de hoy, todos se dejan dominar por el tiempo. El resultado es que conseguimos hacer menos, fracasamos más en hacer las cosas bien y perjudicamos tanto al cuerpo como a la mente.

Si se deja llevar en posturas como las indicadas, la energía fluye libremente, el cuerpo se beneficia y usted se estimulará mentalmente. Podrá hacer mucho más en un día si hace todas las cosas completamente. Estas posturas pueden ser de gran ayuda en este aspecto.

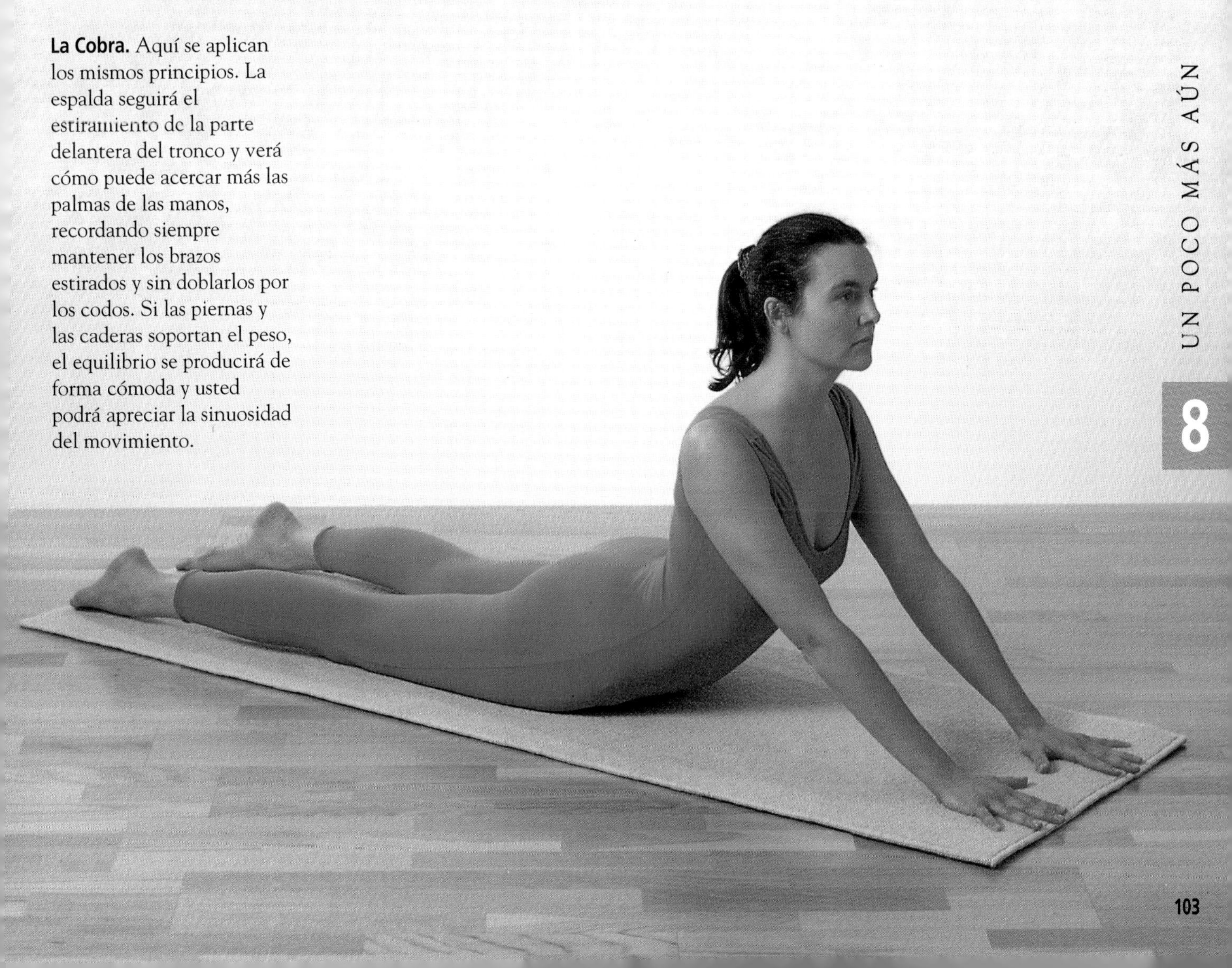

La Cobra. Aquí se aplican los mismos principios. La espalda seguirá el estiramiento de la parte delantera del tronco y verá cómo puede acercar más las palmas de las manos, recordando siempre mantener los brazos estirados y sin doblarlos por los codos. Si las piernas y las caderas soportan el peso, el equilibrio se producirá de forma cómoda y usted podrá apreciar la sinuosidad del movimiento.

CONTINUAR EL PROGRAMA

Hay mucha gente siempre dispuesta a decirle cuál es la forma adecuada de hacer algo, aunque raramente hay una forma adecuada específica. Algunos profesores de yoga ensalzan la virtud de ejecutar cada secuencia todos los días. Otros abogan por la variedad.

Es importante darse cuenta de que lo que estas páginas ofrecen son una serie de ejemplos: la decisión final es suya. Esta decisión provendrá de armonizar cada vez más las exigencias del cuerpo y de la mente.

Lleva algún tiempo distinguir intuición de inclinación. Evite caer en el síndrome: «Hoy no me apetece.» Dése cuenta, por el contrario, de que esta sensación puede conducirlo a un programa que afronte las necesidades específicas del momento.

POSTURAS
El Árbol ofrece un desarrollo de la postura interesante. El Árbol Simple es una posición de oración o meditativa; la segunda representa un estiramiento equilibrado más específico. No pierda, sin embargo, el valor meditativo al intentar la postura más avanzada. Concéntrese en el equilibrio, no desequilibrio, dése cuenta de hasta qué punto la mente dirige al cuerpo.

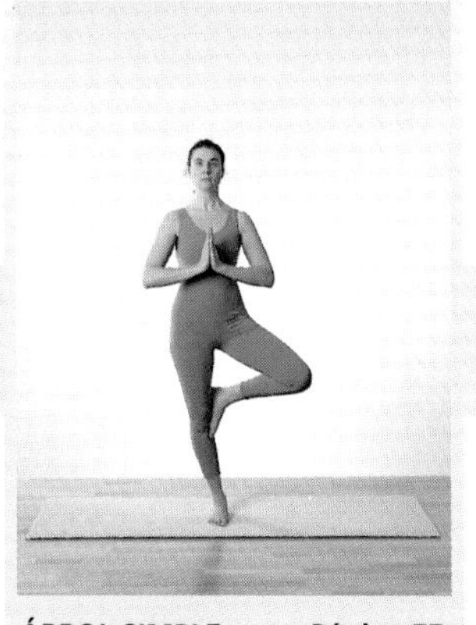

ÁRBOL SIMPLE **Página 77**

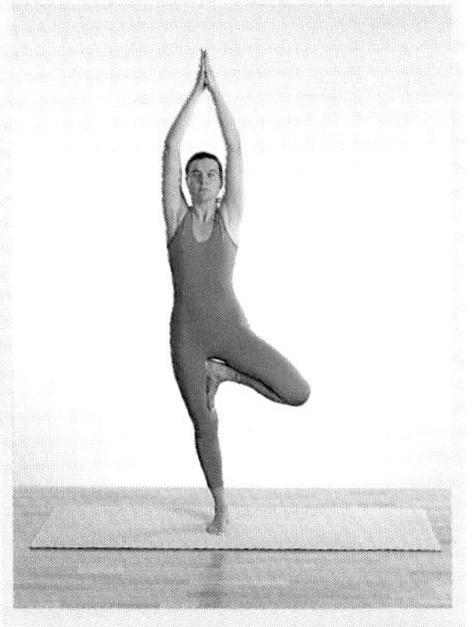

ÁRBOL **Página 101**

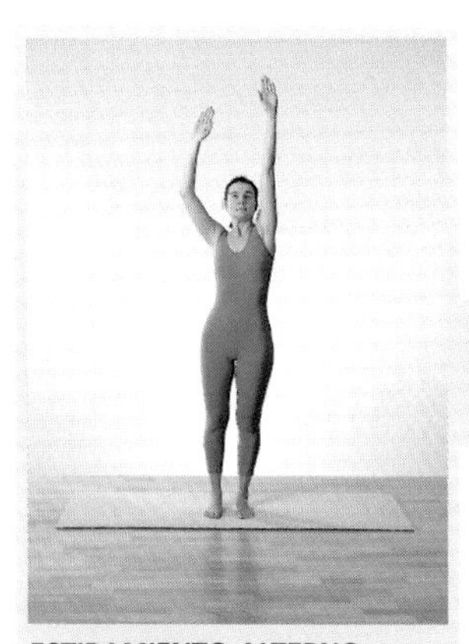

ESTIRAMIENTO ALTERNO DE BRAZOS **Página 76**

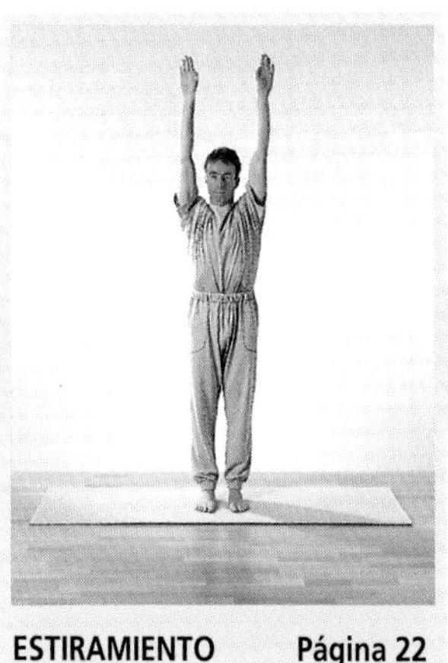

ESTIRAMIENTO **Página 22**

Dedicar algún tiempo a los diferentes aspectos del estiramiento ayuda a clarificar las ventajas y a explicar por qué movimientos aparentemente similares producirán resultados diferentes. Si despeja su mente y acepta la realimentación, encontrará diferencias significativas.

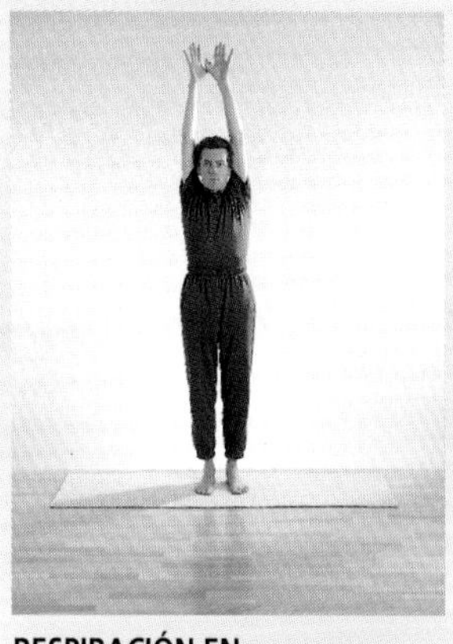

RESPIRACIÓN EN MONTAÑA **Página 54**

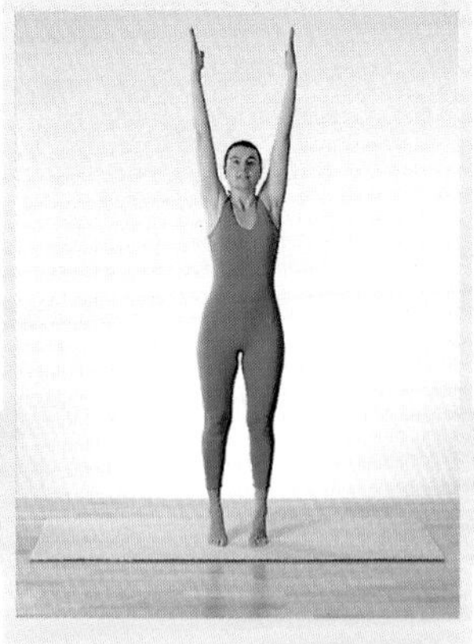

PALMERA **Página 100**

RESPIRAR
Cuando purifique el aire de los pulmones con la respiración «Ha», añada una dimensión adicional manteniéndose en el fondo tras la tercera exhalación. Cuando no pueda expulsar más aire, respire suavemente por la nariz y doble los brazos de forma que sujete con cada mano el codo contrario.

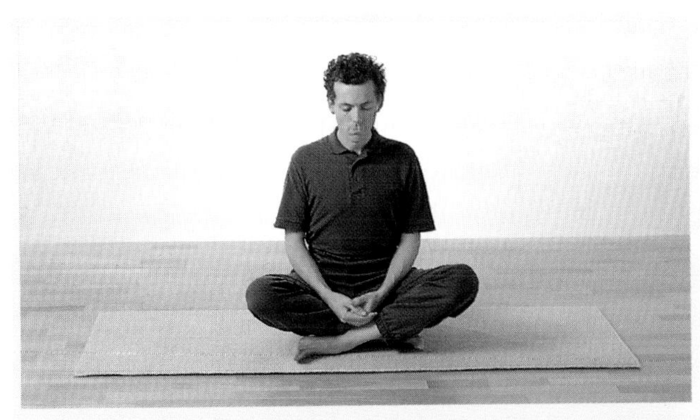

Página 37

El dolor crónico puede disminuirse, e incluso erradicarse, mediante procesos similares al de la arcilla. Desarrolle la sensación de que no necesita el malestar y que lo está sacando de su cuerpo y poniéndolo en otro lugar de donde no puede volver a usted. La clave del éxito reposa en el grado de concentración.

VISUALIZACIÓN

Recuerde que hay innumerables formas de visualizar. A condición de que siga las reglas básicas, podrá introducir sus propios conceptos.

Manténgase siempre erguido, permita que la respiración sea siempre tranquila y rítmica, y mantenga los ojos cerrados y las manos juntas sobre el regazo.

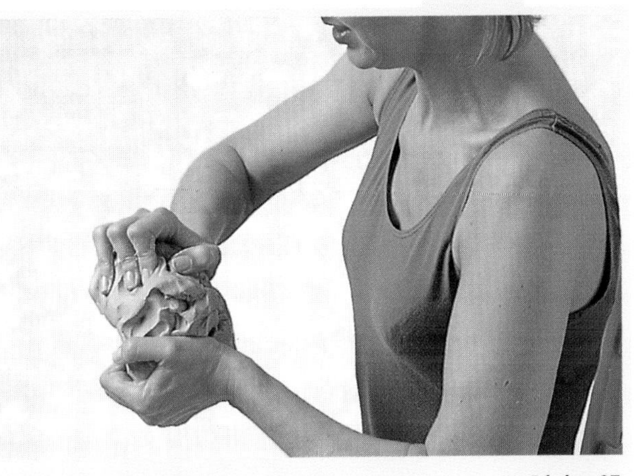

Página 97

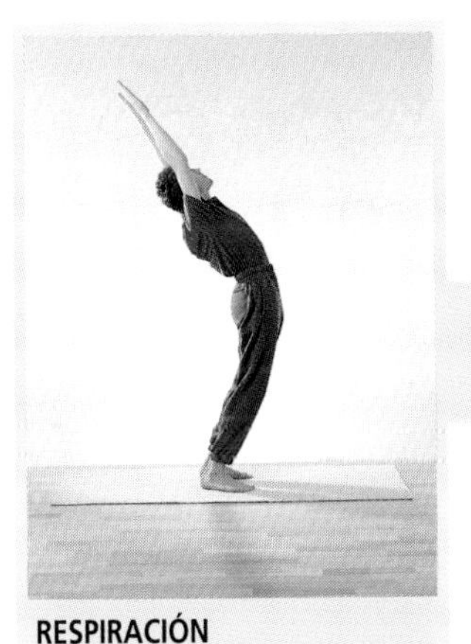

RESPIRACIÓN LIMPIADORA Página 55

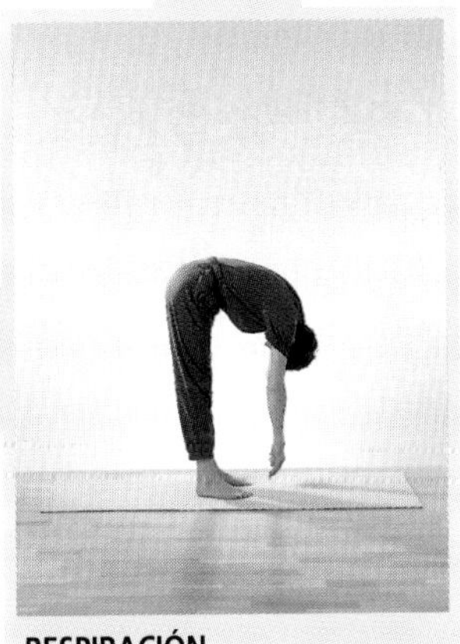

RESPIRACIÓN LIMPIADORA Página 55

Continúe respirando rítmicamente y sienta cómo bajan un poco la cabeza y los hombros al espirar. Deje que esto sea un estiramiento natural; no se resista. Después de dos o tres minutos, deje caer de nuevo los brazos y, al inspirar, póngase derecho, levante los brazos por encima de la cabeza y déjelos caer a los lados en la espiración. Esto mejorará la flexibilidad de los músculos de la región lumbar.

MEDITACIÓN

Las técnicas de pranayama controlan la respiración para controlar la mente. Una vez que ha practicado el retener la respiración, puede utilizarlo como preámbulo para la meditación. Inspirar sentado sobre un «cojín» de aire y retener la respiración durante un minuto aproximadamente, introducirá, una vez que se haya acostumbrado a ello, una sensación de calma. Siga inmediatamente con un breve período de meditación.

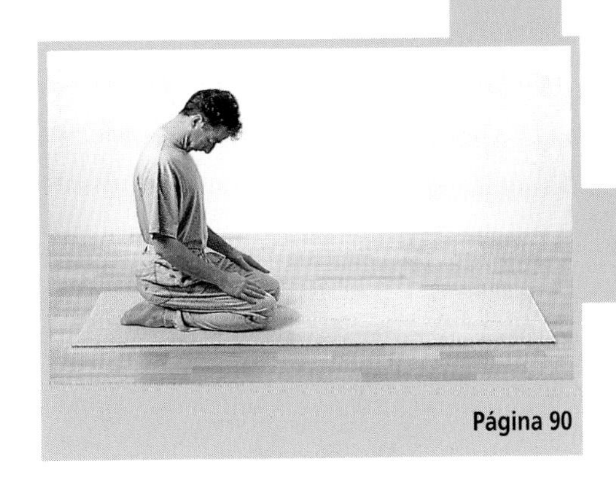

Página 90

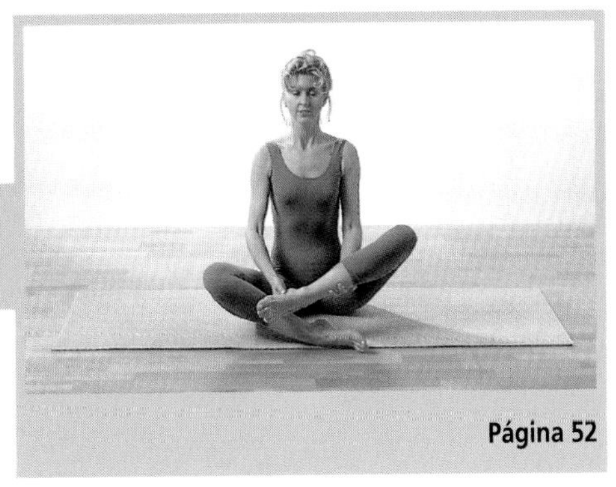

Página 52

MES

9

NUEVE

DESARROLLAR LAS «ASANAS»

OBJETIVOS DEL MES

Hasta ahora, está progresando con bastante lentitud en lo que concierne a las asanas. Esto es intencionado; es mejor aprender a hacer unas cuantas cosas bien, que un montón de cualquier manera. Mucha gente comienza programas de ejercicios y otros sistemas que ofrecen todo tipo de técnicas, pero muy pocos los mantienen durante tiempo, porque son superficiales. Por su progreso claro e integrado con lentitud, el yoga se ha convertido en un modo de vida en todos los aspectos de la vida que mejora como resultado de esto. Este mes continuará atando juntos todos los cabos del yoga.

ECHARSE HACIA ATRÁS Y ESTIRAR EL CUERPO

Tocarse los dedos de los pies es un ejercicio que todo el mundo realiza cuando es niño; algunos continúan siendo más mayores. Sin embargo, la mayoría tiende a empeñarse en conseguirlo, provocando tirones en el sistema neuro-muscular, a menudo causando más daño que beneficio.

1 En pie, con los pies separados unos 30 cm y los brazos a los lados. Espire y, al inspirar, balancee los brazos lentamente en el aire levantando el tronco.

2 Al espirar, balancéese hacia delante, continuando con el estiramiento y bajando todo lo que pueda, con los brazos colgando.

Si es posible, toque el suelo con los dedos, o, preferiblemente, coloque las palmas en el suelo. Sacuda un poco la cabeza para asegurarse de que no está reteniendo ninguna tensión en el cuello. Respirando suave y lentamente, mantenga la posición durante un minuto o dos, aumentando el tiempo con la práctica.

Levántese mientras inspira, invirtiendo todo el proceso cuidadosamente y termine por colocar los brazos a los lados al espirar.

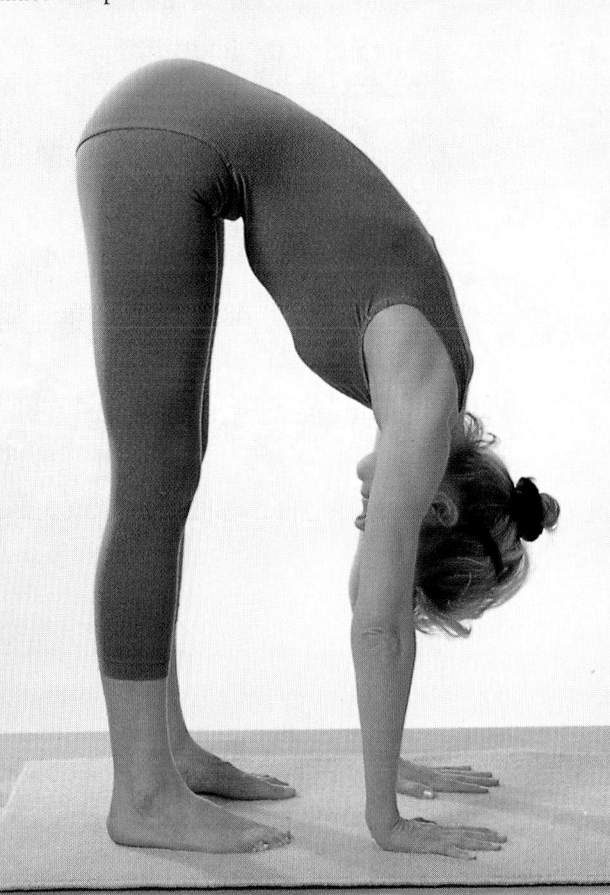

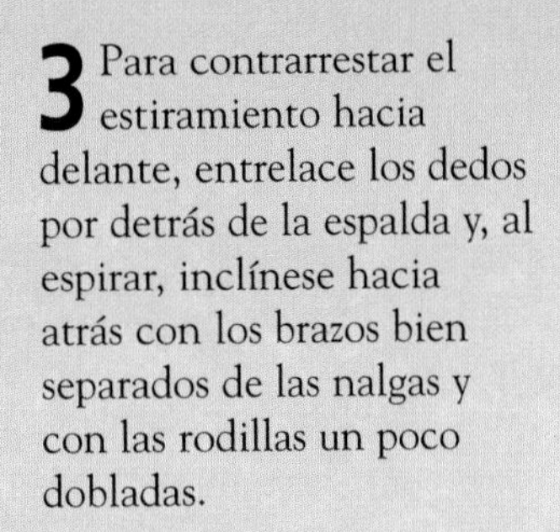

3 Para contrarrestar el estiramiento hacia delante, entrelace los dedos por detrás de la espalda y, al espirar, inclínese hacia atrás con los brazos bien separados de las nalgas y con las rodillas un poco dobladas.

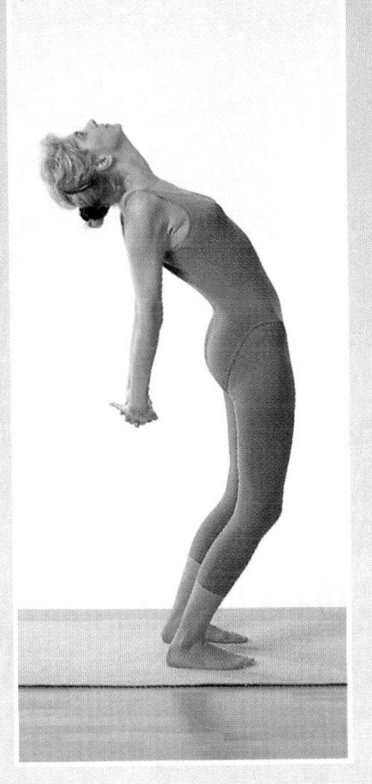

4 Al espirar, vuelva lentamente a la posición original. Repita los pasos 3 y 4 tres veces.

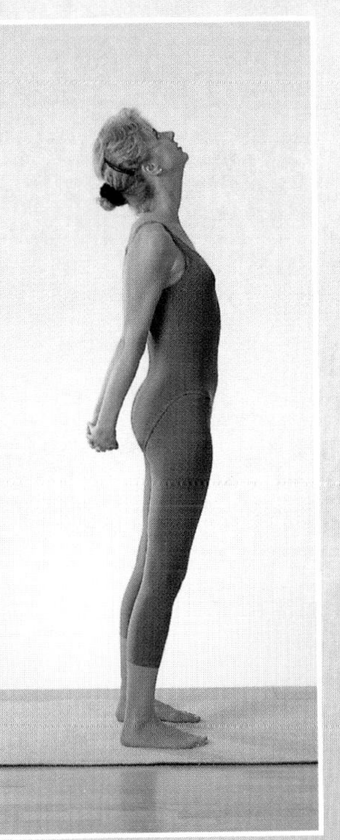

EL TRIÁNGULO

Ya se ha introducido con anterioridad una flexión lateral (ver página 64). Era un movimiento relativamente simple pero eficaz que sin lugar a dudas puede mantenerse en el programa. La postura más conocida y tradicional con flexión lateral es el Triángulo, hacia la que ahora vamos a avanzar. Los hombros deben mantenerse paralelos a las caderas todo el tiempo. Se tiende a forzar los hombros para conseguir más, pero es un error. El estiramiento que podamos conseguir mejorará gradualmente.

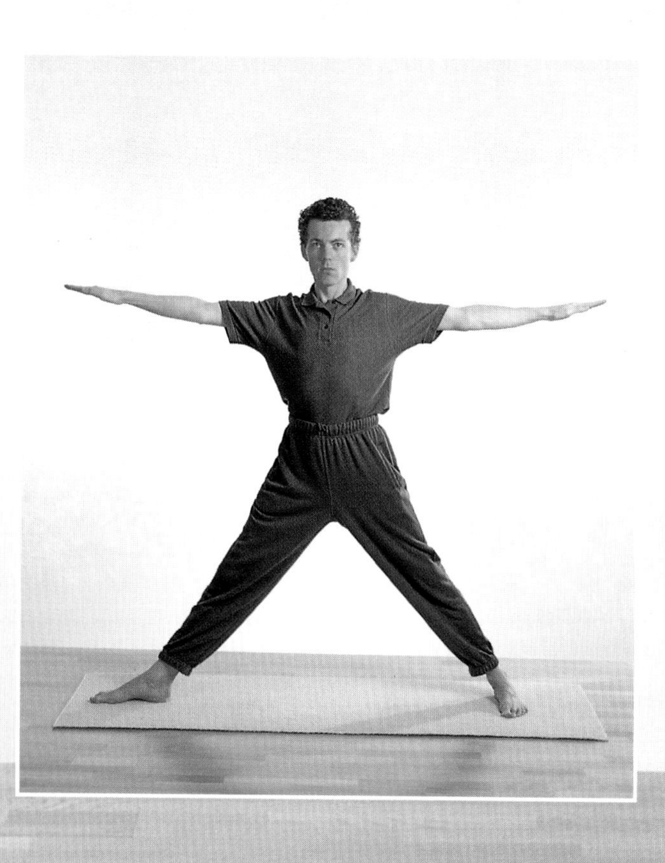

1 Separe un poco los pies (unos 45 cm), los dedos del pie derecho apuntando hacia fuera en ángulo recto y los del izquierdo apuntando ligeramente hacia la derecha. Inspirando, estire los brazos hacia los lados.

2 Al espirar, coloque la mano derecha sobre su muslo y déjela escurrir por su pantorrilla mientras levanta su mano izquierda en el aire, girando la palma hacia el frente.

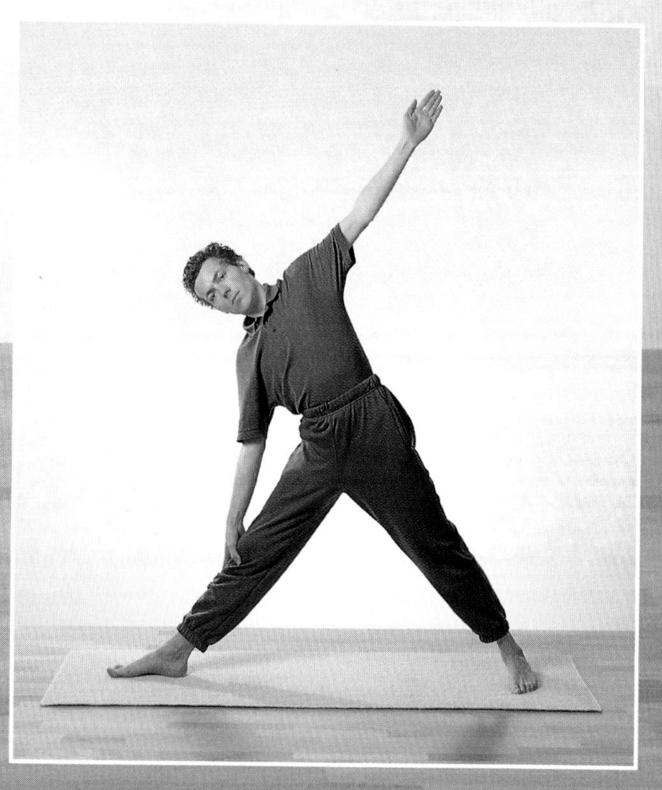

3 Mire hacia la mano levantada en el aire y deje descansar la mano derecha o sujétese el tobillo. Respire tranquilamente y mantenga la posición. (A su debido tiempo verá cómo es capaz de colocar la mano derecha en el suelo detrás del pie.) Cuando esté preparado, levántese al inspirar, invirtiendo el movimiento. Repita tres veces con cada lado.

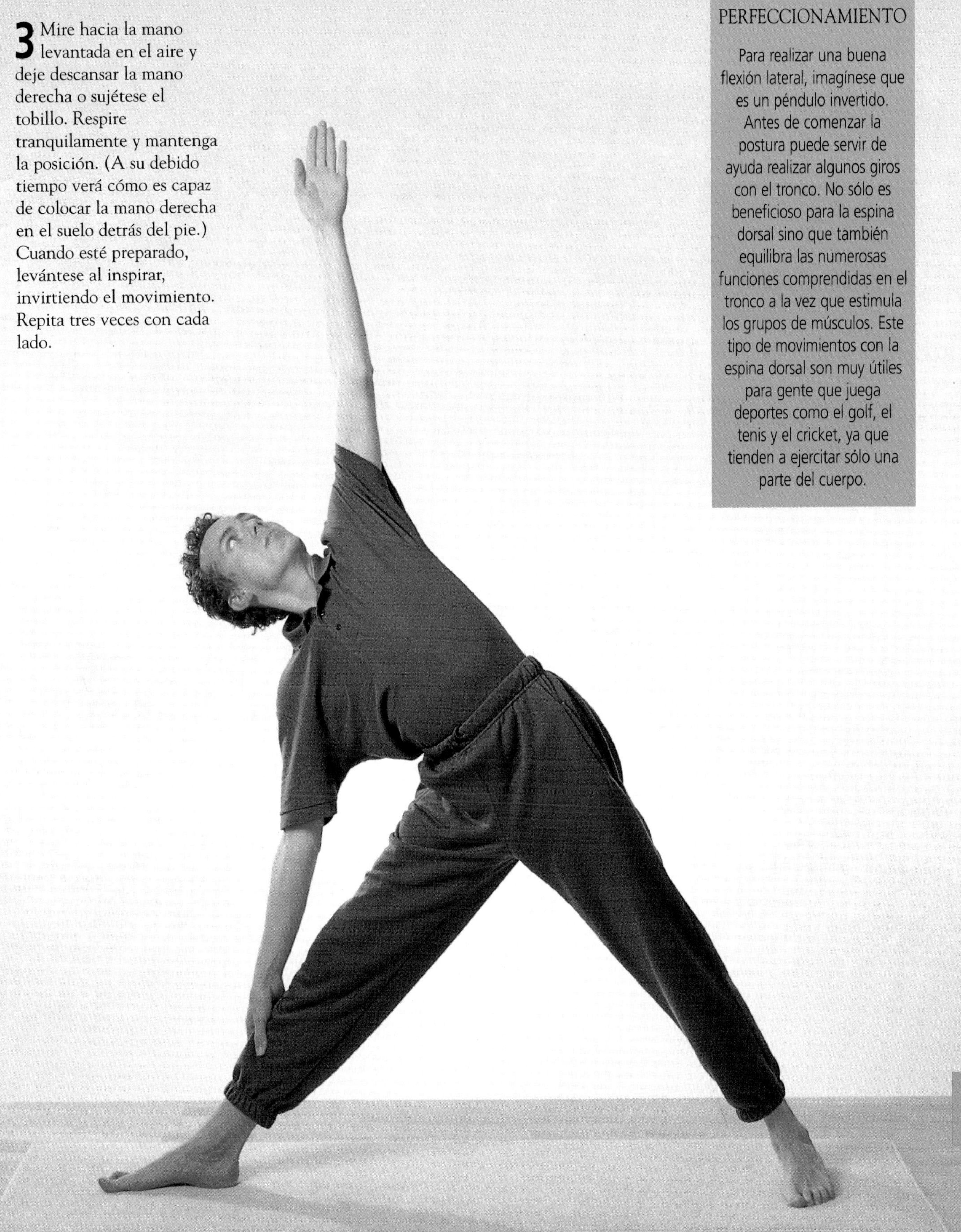

PERFECCIONAMIENTO

Para realizar una buena flexión lateral, imagínese que es un péndulo invertido. Antes de comenzar la postura puede servir de ayuda realizar algunos giros con el tronco. No sólo es beneficioso para la espina dorsal sino que también equilibra las numerosas funciones comprendidas en el tronco a la vez que estimula los grupos de músculos. Este tipo de movimientos con la espina dorsal son muy útiles para gente que juega deportes como el golf, el tenis y el cricket, ya que tienden a ejercitar sólo una parte del cuerpo.

EL ARCO

El arco es una postura fuerte que puede parecer difícil a aquellas personas que no sean de naturaleza flexible. Para este tipo de personas, una mayoría considerable, es un reto interesante dejar que las cosas ocurran lentamente pero con seguridad en lugar de esforzarse para conseguirlas. Para ejecutar esta postura es importante cambiar nuestra visión normal de la respiración.

1 Túmbese boca abajo, con los pies juntos, la cabeza en el suelo y los brazos a los lados con las palmas de las manos hacia arriba. Espire.

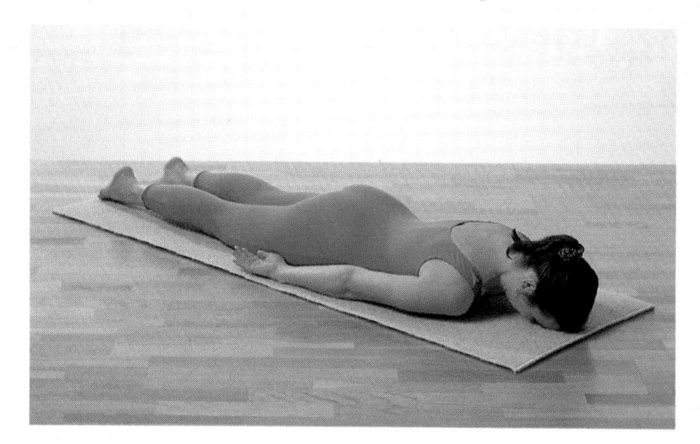

2 Al inspirar, cójase los pies con las manos y doble las piernas de manera que toque las nalgas con los talones.

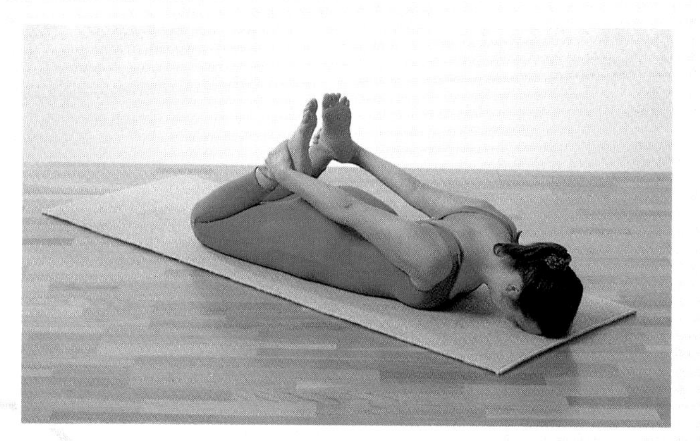

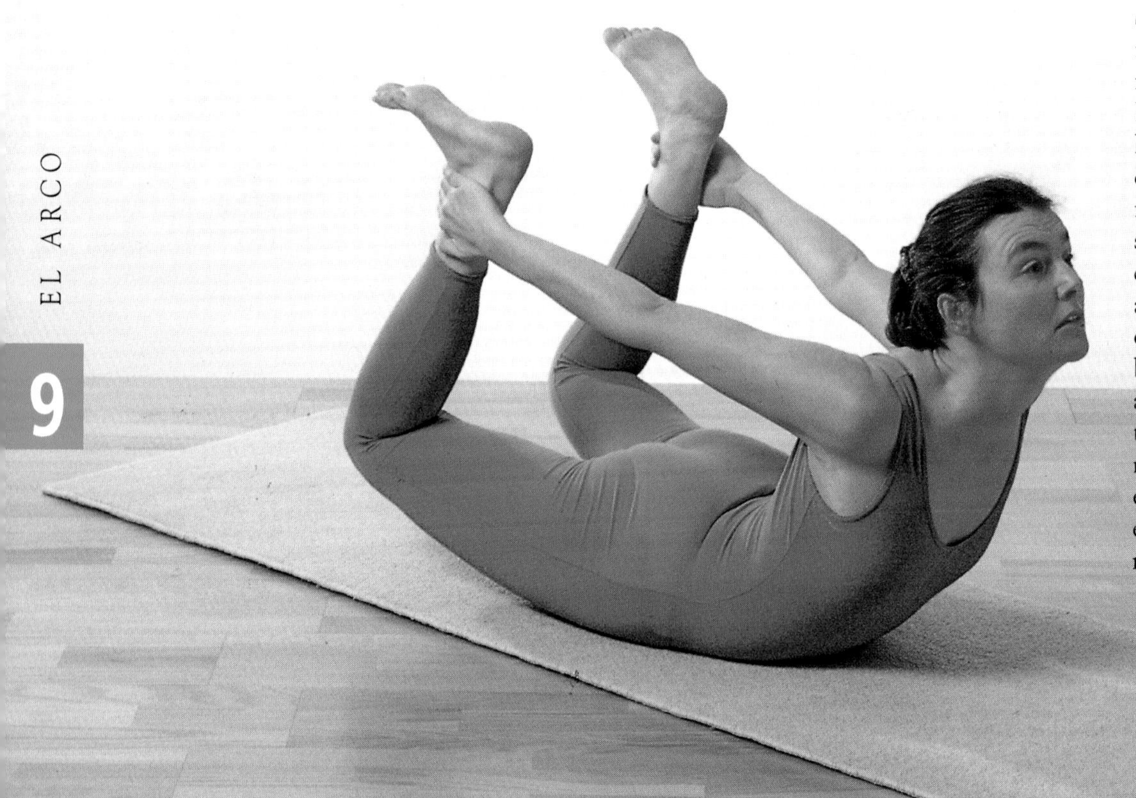

3 Espire, después vuelva a inspirar y, justo en el momento en que espire de nuevo profundamente, levante la cabeza, los hombros y el pecho y tire de los pies para levantar los muslos y las caderas del suelo, de modo que descanse sólo sobre su abdomen. Retenga la espiración y a continuación baje suavemente de nuevo antes de inspirar. Repítalo tres veces. Al realizar el movimiento en la espiración, asegúrese de que el tirón fuerte se hace relajando los músculos.

EL BOTE

Es una contrapostura adecuada para el Arco. Requiere un sentido de equilibrio global. Aunque se ponen en tensión muchos de los grupos de músculos del cuerpo, se necesita un esfuerzo mínimo.

MANTENER EL EQUILIBRIO

Estas posturas presentan un reto especial porque al tiempo que suponen estiramiento y tensión muscular, el principal constituyente de éxito es una visión relajada junto con un sentido de equilibrio. Para muchos lo que constituye el reto son estos dos últimos requisitos. Merece la pena que se recuerde a usted mismo que trabajar para conseguir estas cualidades no sólo le asegurará una buena ejecución de las asanas, sino que le beneficiará en muchos sentidos.

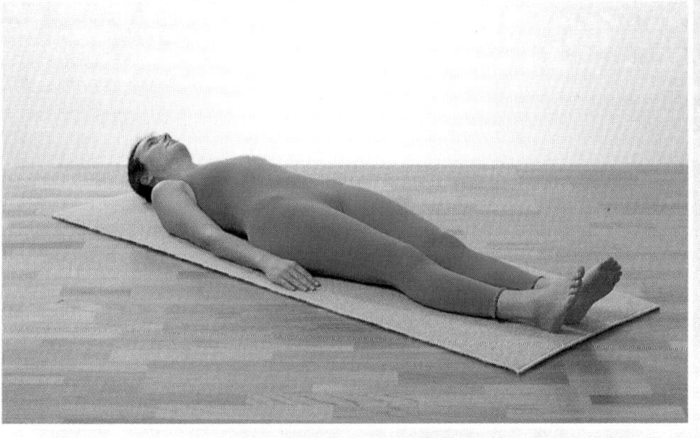

1 Túmbese boca arriba, con los pies juntos y los brazos a los lados, con las palmas hacia abajo.

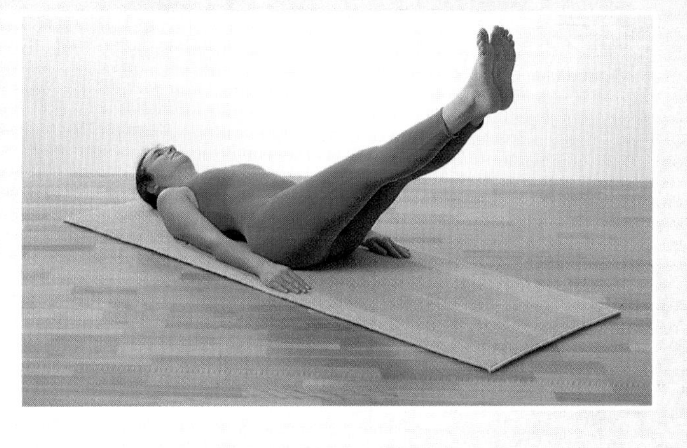

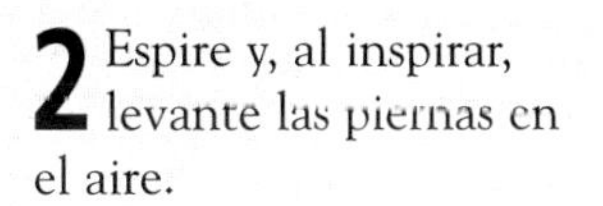

2 Espire y, al inspirar, levante las piernas en el aire.

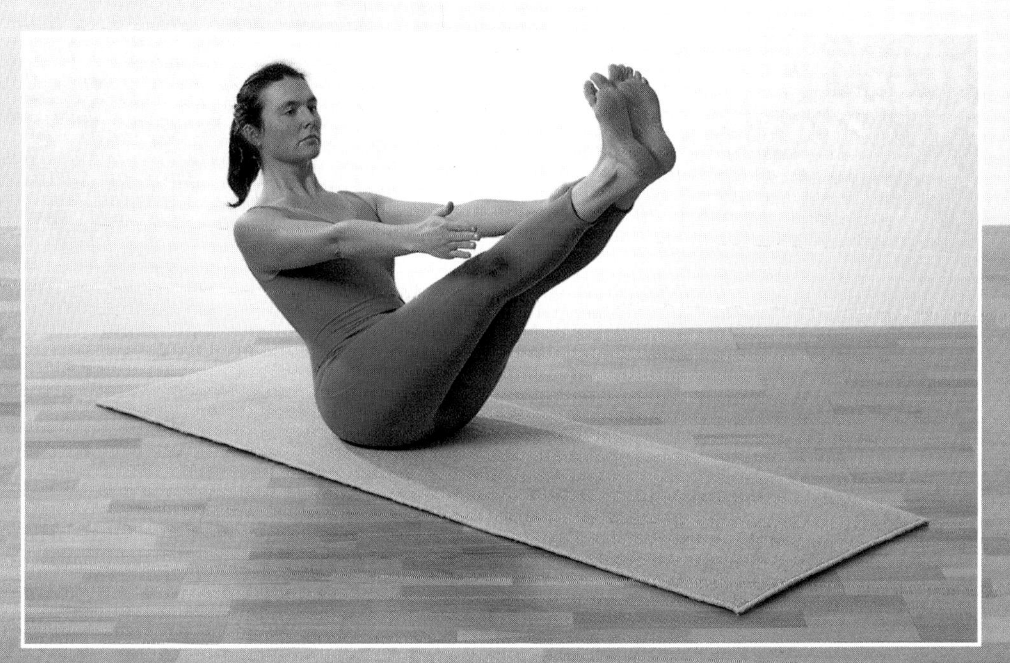

3 Estire los brazos delante suyo. Finalmente, levante el tronco de forma que descanse sólo sobre la base de la espina dorsal, con los brazos por fuera de las piernas. Descienda invirtiendo los movimientos al espirar. Repítalo tres veces.

PROFUNDIZAR EN LA RELAJACIÓN

Aunque ya hemos visto y practicado la postura de relajación, no ha sido analizada suficientemente en detalle. Esto se debe a que primero tiene que acostumbrarse a relajarse de este modo y después empezar a deshacerse de los focos de tensión. Relajarse es engañosamente difícil porque supone dejarse llevar e intentar relajarse, lo que parece una contradicción de términos. En estas páginas encontrará las principales áreas en las que podemos retener tensión. Si trabajamos a conciencia en esto durante algún tiempo, el cuerpo se ajustará automáticamente y raramente será necesario recorrer los puntos problemáticos.

Los pies. Cuando se tumbe en la relajación, los pies deben estar bien separados (30-40 cm) Esto ayuda a que los músculos de las piernas se relajen. Los tobillos también necesitan relajarse, y para ello, debe dejar caer los pies hacia fuera.

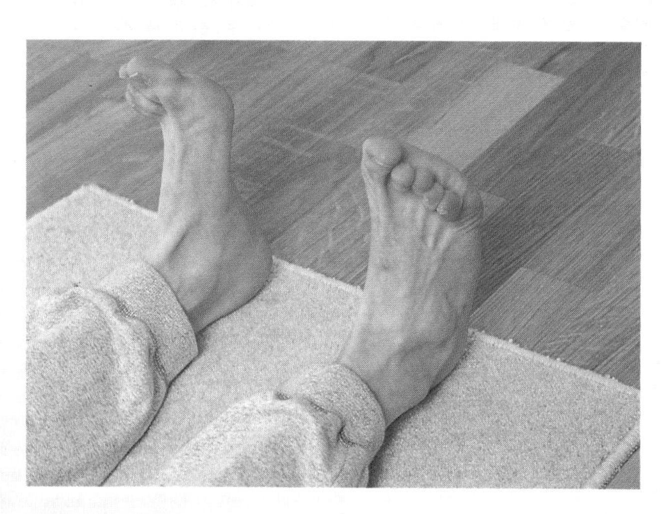

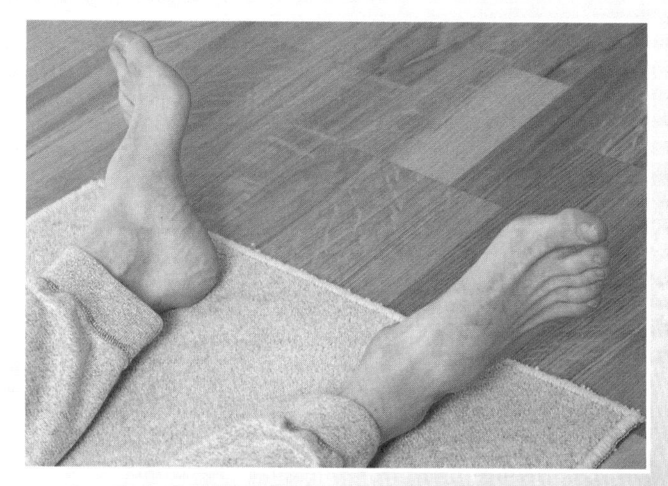

La espalda. Mucha gente notará que al tenderse queda un espacio entre la región lumbar y el suelo. Este espacio puede reducirse doblando las rodillas hasta tocarse las nalgas con los talones, para después dejar caer suavemente las piernas de nuevo al tiempo que conscientemente presiona la región lumbar contra el suelo.

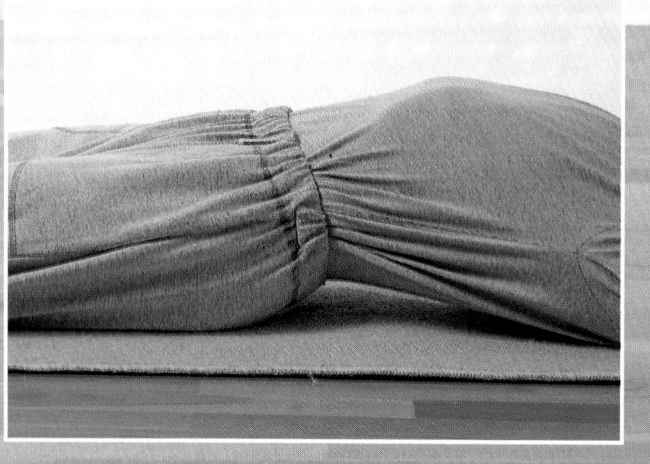

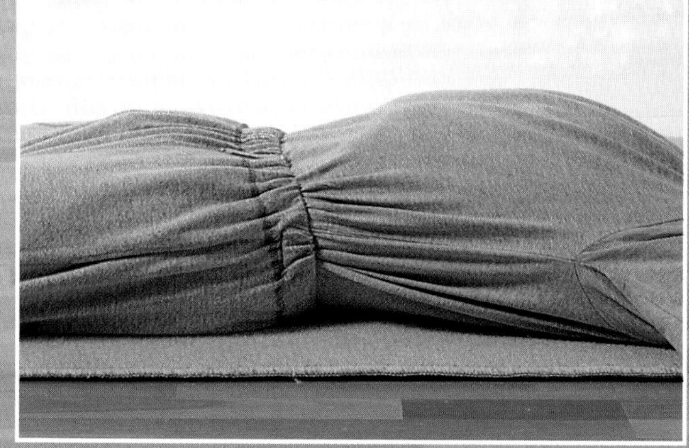

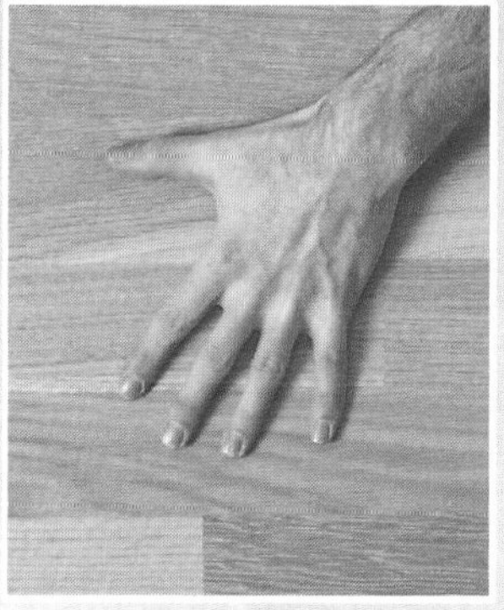

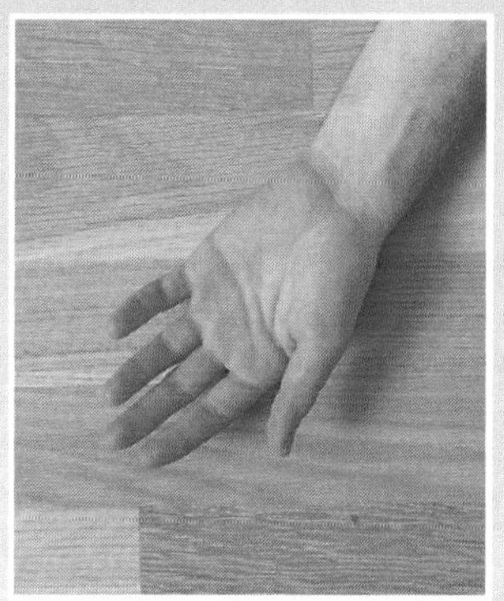

Las manos. Los brazos deben estar bien separados del tronco y las manos deben descansar cómodamente, con las palmas hacia arriba y no hacia abajo. Puede resultar de ayuda mover las manos y las muñecas dejándolas flojas y dejarlas caer pesadamente en el suelo.

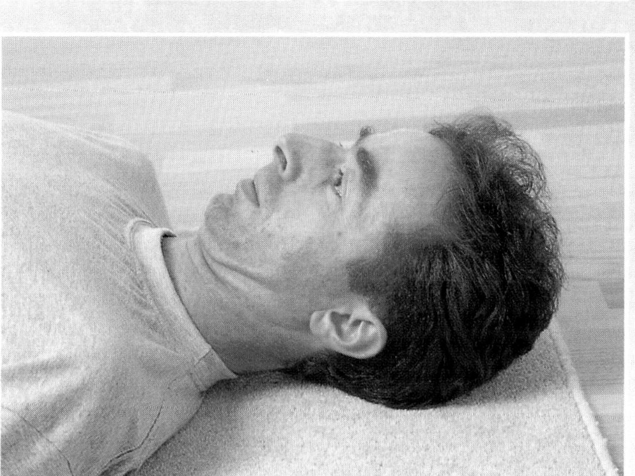

La cabeza. La cabeza debe estar en línea recta con el cuerpo sin levantar ni bajar la barbilla. Agitar la cabeza puede servir para liberar los músculos del cuello. Los hombros deben estar bien pegados al suelo. Ahora puede relajarse.

RITMO RESPIRATORIO

La relajación reduce la respiración a un estado de tranquilidad. El ritmo natural es de seis respiraciones por minuto, el abdomen se levanta suavemente con la inspiración y cae con la espiración. Siéntese en una silla en estado de relajación y cuente el número de veces que respira en un minuto utilizando el segundero de su reloj. Mucha gente respira demasiado rápido, lo que debe reducirse con suavidad pero con perseverancia.

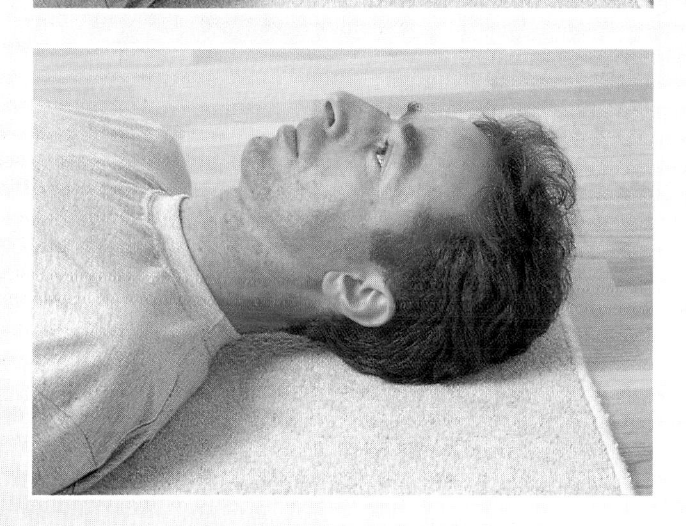

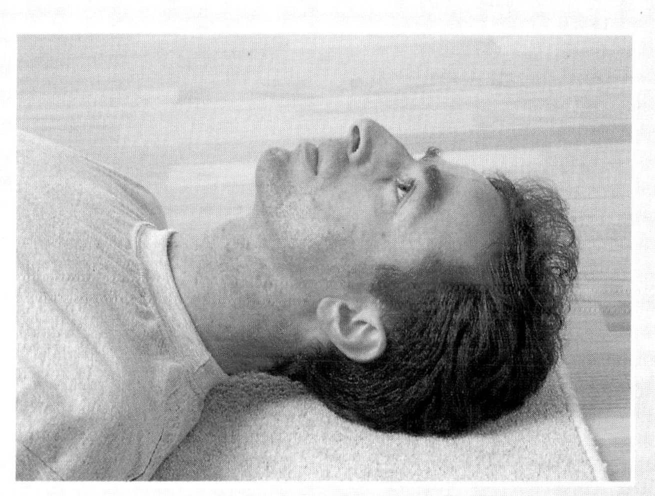

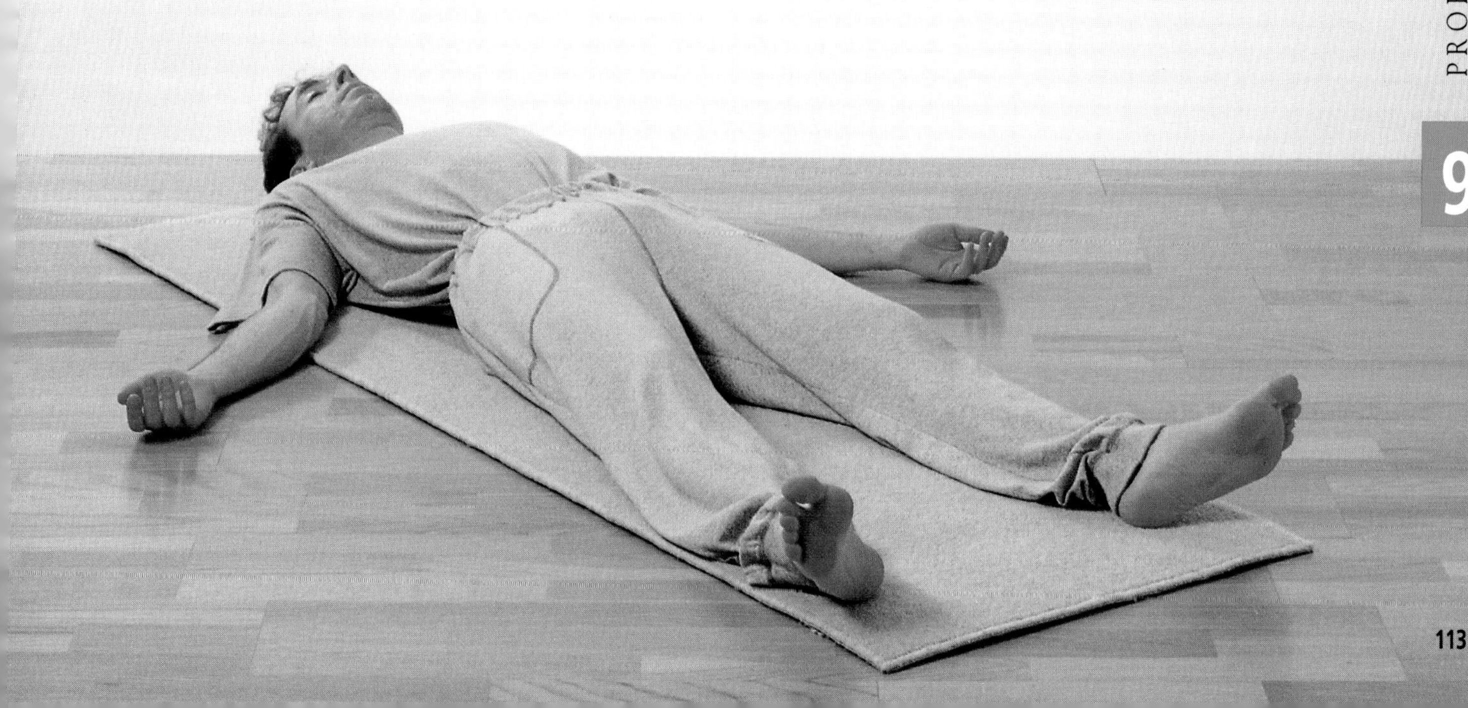

MÁS FORTIFICANTES

Mucha gente no llega a comprender que las asanas *de yoga fortalecen el cuerpo de un modo natural y eficaz. Es una visión completamente diferente al culturismo o técnicas similares y funciona igualmente bien tanto en hombres como en mujeres. El yoga no consiste en desarrollar o abultar los músculos, sino en mejorar considerablemente el vigor esencial de todas las partes del cuerpo como parte de un programa equilibrado.*

La Respiración en Montaña. Este ejercicio que usted ya ha estado practicando, combina el uso profundo de los pulmones y el diafragma con un estiramiento ascendente de los músculos del tronco y los brazos. Esta variación implica un movimiento lateral mayor.

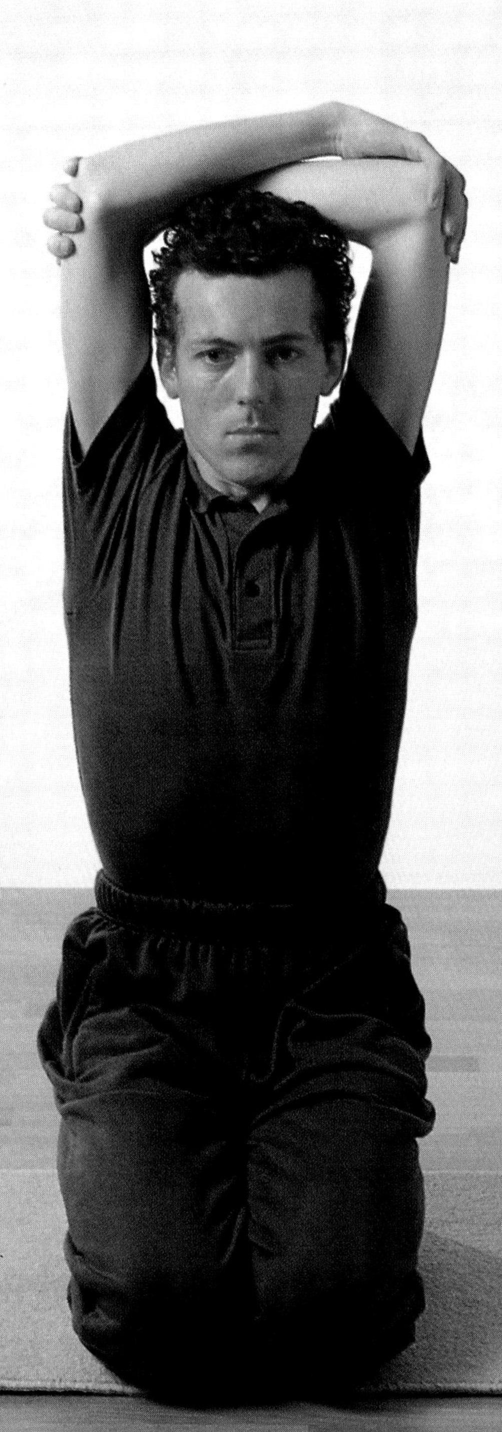

En pie o sentado, deje caer los brazos a ambos lados con las palmas de las manos y los dedos abiertos. Espire profundamente y, al aspirar, empiece a estirar los brazos hacia fuera y hacia arriba. Cuando los brazos estén más arriba de los omóplatos, comience a doblarlos hasta agarrar con las manos el codo opuesto. Asegúrese de que tiene los brazos bien atrás, en paralelo con la parte de atrás de las orejas. Mantenga la posición reteniendo la inspiración. Cuando la necesidad de espirar se haga más fuerte, comience a hacerlo lentamente invirtiendo el movimiento hasta que los brazos se encuentren de nuevo a ambos lados. Repítalo cinco o seis veces.

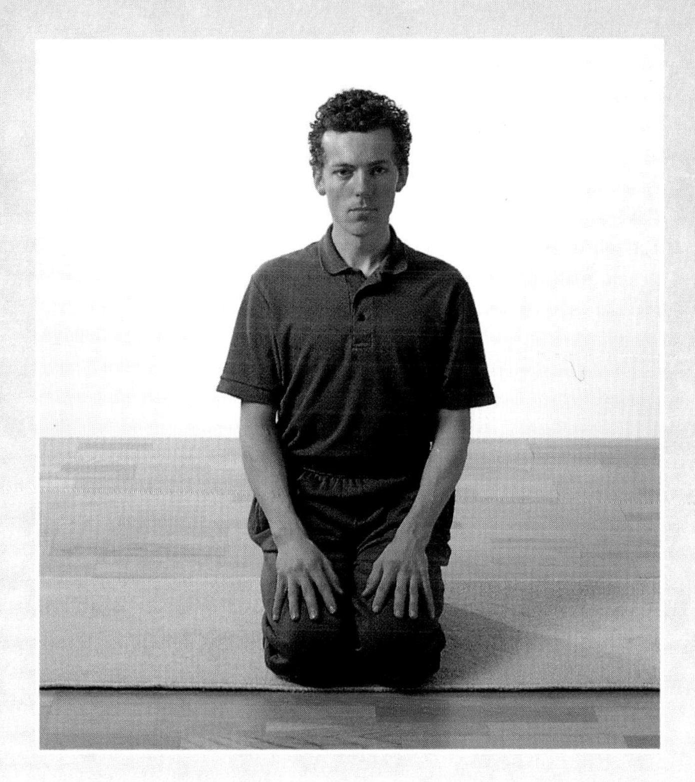

1 El León. Aunque pueda parecer feroz, el objetivo es proporcionar una tensión terapéutica extremadamente fuerte, en equilibrio con la subsecuente relajación. Siéntese erguido, con las manos sobre las rodillas o los muslos e inspire profundamente.

RELAJACIÓN REGULAR

En yoga, la fuerza de las *asanas* siempre está equilibrada. Lo que todo el mundo necesita es la capacidad de actuar con fuerza cuando sea necesario, no vivir en un estado de tensión permanente.

Los momentos de relajación disfrutados con regularidad desempeñan un papel principal en yoga: todos necesitamos recordarnos a nosotros mismos este equilibrio para poder gozar de una vida armoniosa.

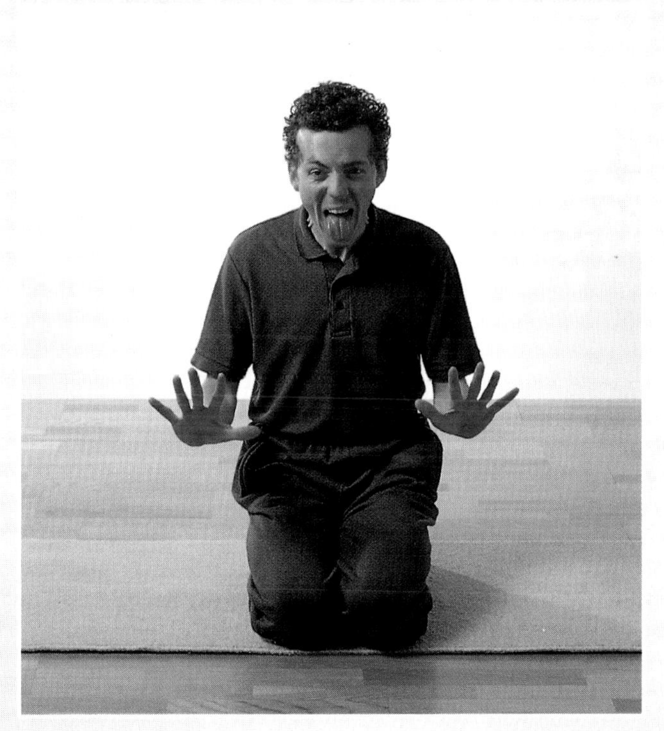

2 Espire con fuerza por la boca ampliamente abierta, expulsando el aire con un alto sonido «Ja». Saque la lengua al mismo tiempo hasta tocar la barbilla con la punta y mírese fijamente la punta de la nariz mientras tensa los dedos, las manos y los brazos. Relaje los músculos gradualmente. Repítalo tres veces.

Bloqueo con la lengua. Este ejercicio también proporciona una tensión fuerte y equilibrada. Sentado erguido, inspire por la nariz. Reteniendo la respiración, abra la boca todo lo que pueda y coloque la lengua como si fuera una lapa pegada al paladar superior hasta que se desprenda con un chasquido. Repítalo varias veces.

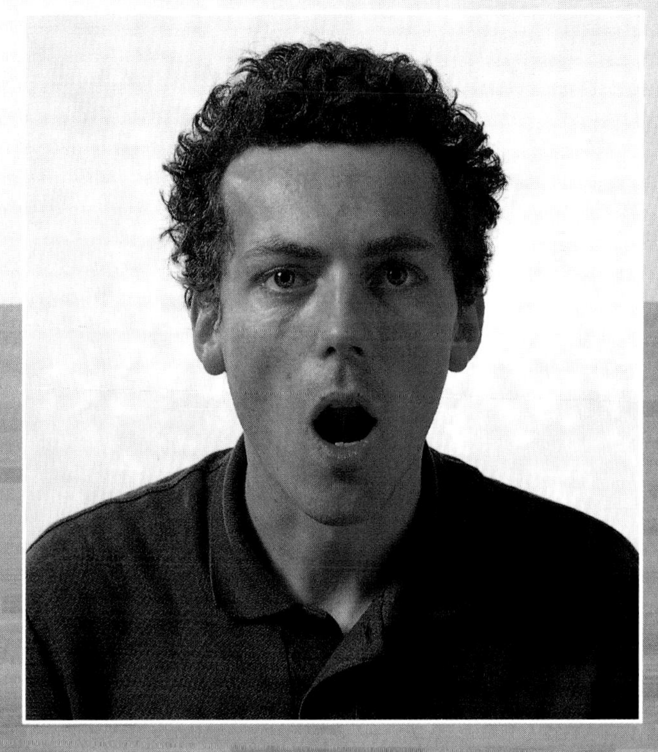

LA PAZ DE LA UNIDAD

Las actividades del cerebro humano son tan extraordinarias que nosotros apenas podemos comenzar a apreciarlas. Cada segundo se procesan varios miles de señales. Incluso cuando nos encontramos en un estado de sueño profundo, el cerebro continúa grabando y recogiendo la acción automática apropiada. Pero el cerebro es el sirviente, no el amo.

Cuando dé un paso hacia el dominio de su propia mente, también lo dará hacia un sentimiento de paz interior. Cuando comience a calmar la mente a través de la meditación, descubrirá que el cerebro introduce constantemente pensamientos y sensaciones aisladas e irrelevantes. A menudo, lo mejor es tratar de apartarlos, con suavidad y determinación, para poder volver a un estado de concentración.

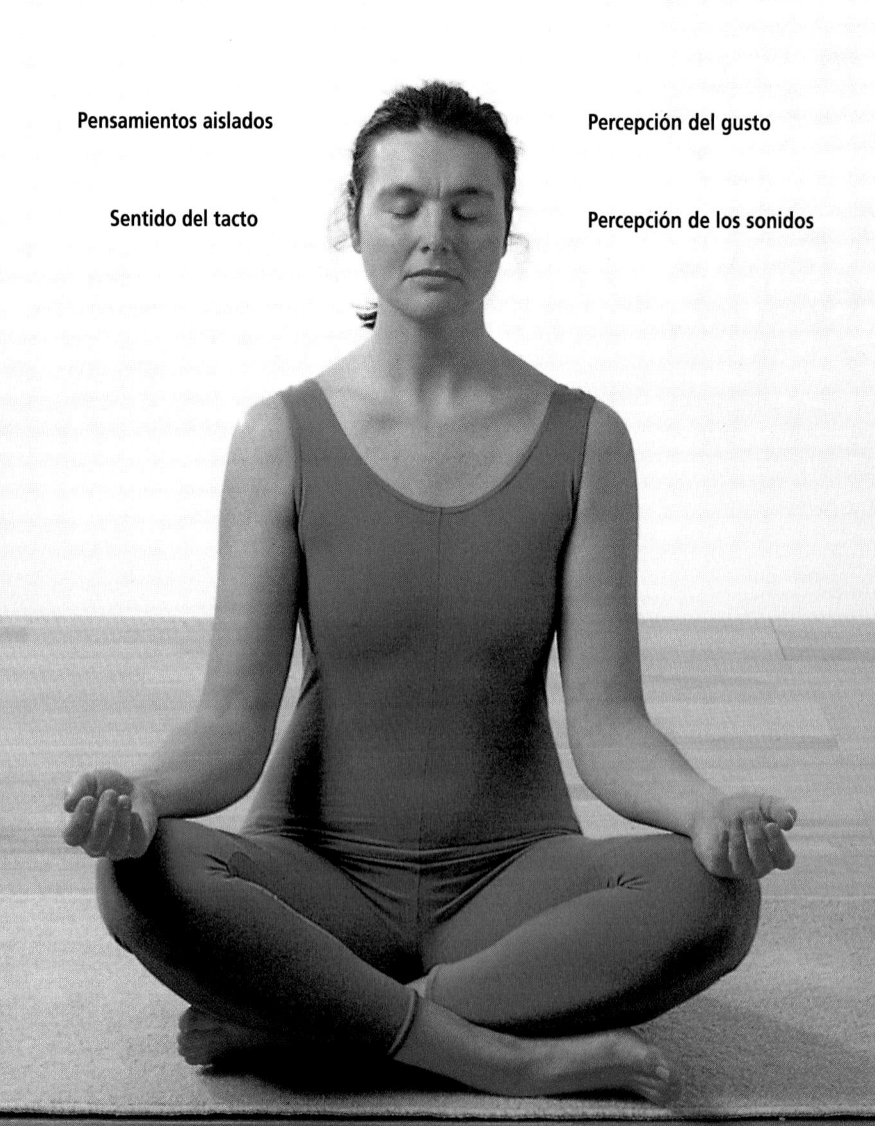

ACEPTACIÓN PACÍFICA

Mientras que a menudo es aconsejable apartar las ideas que no desea, puede resultar igualmente beneficioso intentar aceptarlas.

Inténtelo sentado tranquilamente en la pose de meditación, respirando con calma y suavidad, dejando que lo invada la sensación de tranquilidad. Cuando el cerebro empiece a trabajar, acepte los mensajes e incluso acójalos bien. Preste atención a cada uno de sus pensamientos aislados. Tenga en cuenta cuidadosamente cada sonido. Sea consciente de cada sensación de gusto. Aprecie el sentido del tacto: la ropa sobre la piel, el cuerpo contra el suelo.

El resultado será similar al obtenido por un chico travieso que intenta llamar la atención de sus padres. Mientras más lo consigue el niño, peor se vuelve el problema; mientras más notan los padres las travesuras del niño, pero no reaccionan, mayor es la decepción del niño. Ya no le divierte molestar a los padres y al cabo del rato deja de hacerlo.

Será importante para tranquilizar la mente dejar que ésta sepa que aceptará o ignorará esos mensajes como a usted le plazca, así como también para estimular un profundo sentimiento interno de bienestar.

APRENDER A DESCONECTAR

Las diversas aproximaciones al control mental no deberían mantenerse para sesiones específicas. Algunos problemas pueden ser resueltos desconectando de ellos durante un breve período —incluso un minuto o dos— antes de abordarlos de nuevo. En el ambiente y con la temperatura correcta, nos podemos sentir en paz, pero si ese mismo sentimiento de paz lo tenemos durante períodos de ruido o confusión se debe interpretar como que estamos progresando.

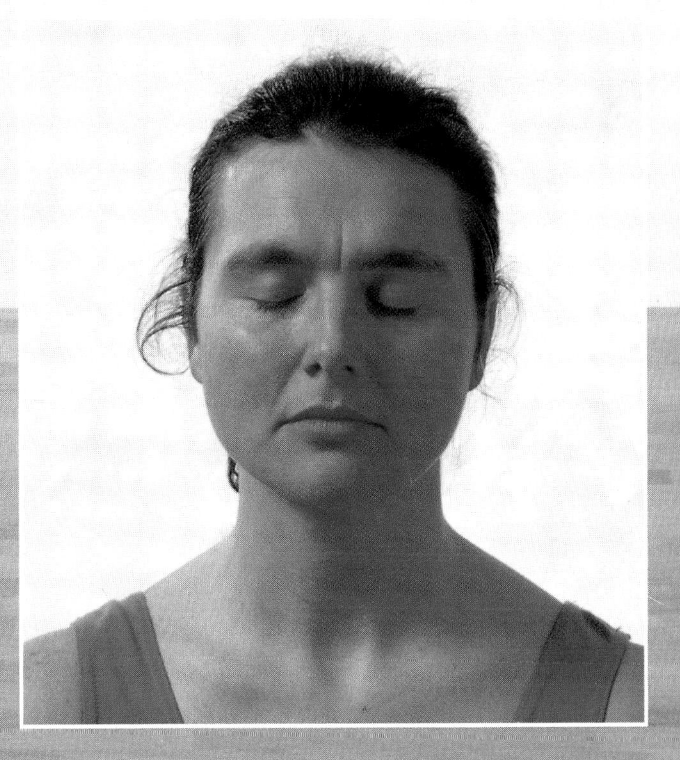

Tanto si está sentado tranquilamente, como en meditación, visualización o incluso relajación, tenga en cuenta su cara. El lenguaje corporal significa también el modo en que se usan los músculos faciales: la gente no sólo arruga la cara ante una luz deslumbrante, el viento o cualquier otro fenómeno, sino que también tiende a hacerlo ante algún problema. Haga desaparecer algunos surcos de su frente. Relaje los músculos de alrededor de los ojos. Deje flojas la boca y la mandíbula y compruebe que no tiene la lengua tensa ni pegada al paladar. Este proceso tan simple será una ayuda positiva para conseguir la calma, y también hará que parezca más joven y atractivo.

CONTINUAR EL PROGRAMA

Este mes hemos puesto la atención en algunas posturas más fuertes. Recuerde que estas posturas de yoga no son actividades para presumir. Si considera que alguna está fuera de su alcance a pesar de que su estado mental es el adecuado y de que ha avanzado cuidadosa y lentamente, no se preocupe. Siga trabajando poco a poco y no se sienta irritado, frustrado ni decepcionado: esas emociones son perjudiciales y entorpecerán su meta.

Trate de no dejarse llevar por las emociones y simplemente acepte que ése es el grado que puede alcanzar hoy. Recuerde también que los cuerpos varían físicamente de forma considerable y que lo que es fácil para uno, es muy difícil para otro. Aceptar nuestras propias limitaciones es tan importante como vencer las inhibiciones mentales.

POSTURAS
Ya ha progresado de la simple Flexión Lateral al clásico Triángulo. Ambas son muy valiosas. Nunca descarte las cosas sencillas: todas tienen su valor. No caiga en la trampa de querer avanzar. La verdadera humildad es importante.

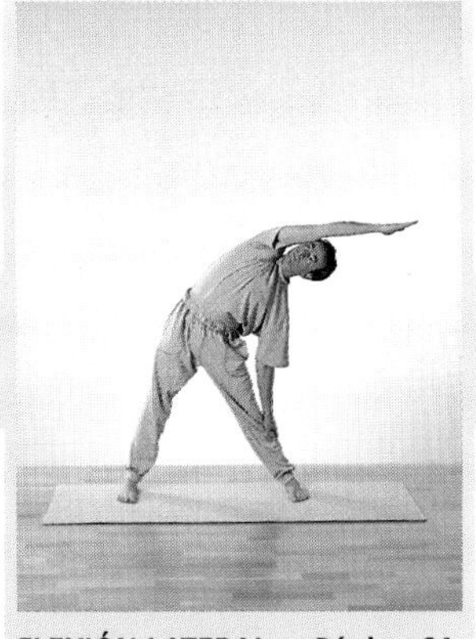

FLEXIÓN LATERAL **Página 64**

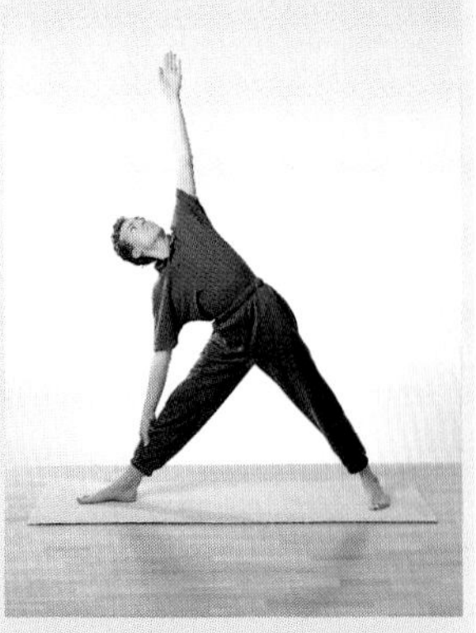

TRIÁNGULO **Página 109**

Con anterioridad nos hemos concentrado en el Estiramiento Posterior del Cuerpo en su versión sentada. Ahora introducimos la versión en pie. Sigue siendo vital la combinación de un estiramiento genuino con un estado mental relajado. Los músculos soportarán un peso considerable si los animamos en lugar de forzarlos.

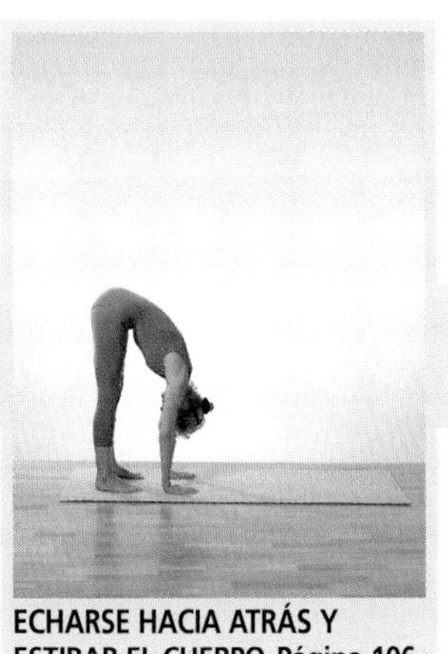

ECHARSE HACIA ATRÁS Y ESTIRAR EL CUERPO **Página 106**

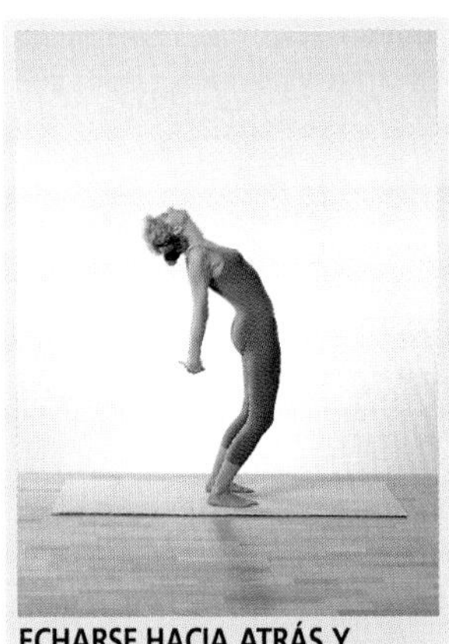

ECHARSE HACIA ATRÁS Y ESTIRAR EL CUERPO **Página 106**

Es importante seguir practicando el primer Estiramiento Posterior del Cuerpo y la Cobra. Notará cómo mejora su capacidad para ejecutar estas posturas conforme los meses pasan.

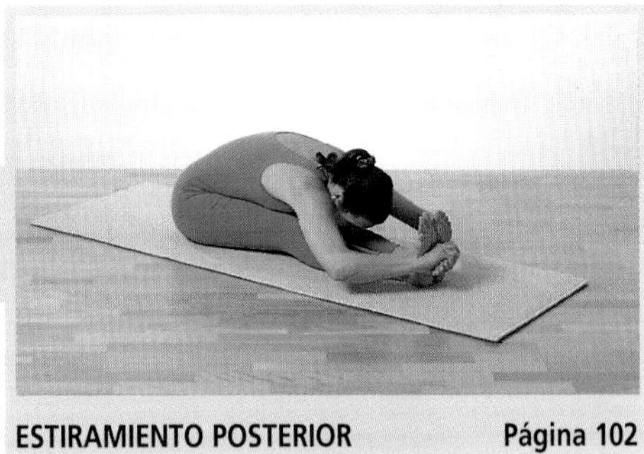

ESTIRAMIENTO POSTERIOR **Página 102**

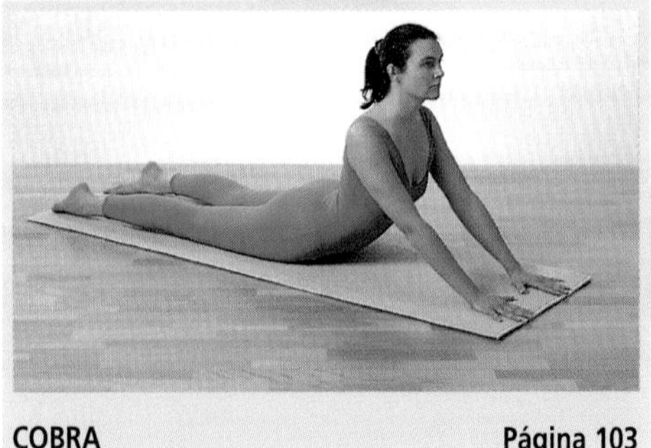

COBRA **Página 103**

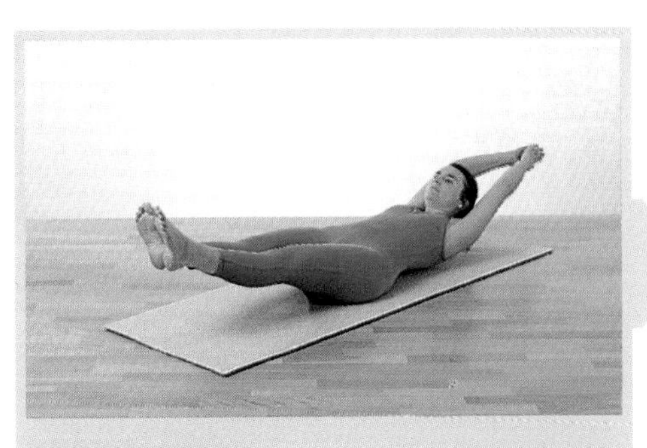

CANOA INVERTIDA Página 35

El Arco y la Canoa lo adentran más en el control neuromuscular. Al igual que con otras muchas *asanas*, su nombre puede ayudarnos en su ejecución. Si considera que estas posturas representan un reto o son amenazadoras, estaremos creando un enfoque completamente equivocado, mental y físicamente. Si visualiza un arco o un bote, intente convertirse en él con la visualización.

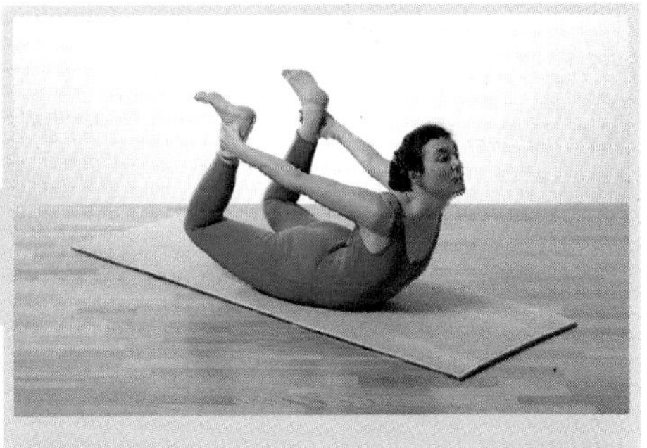

ARCO Página 110

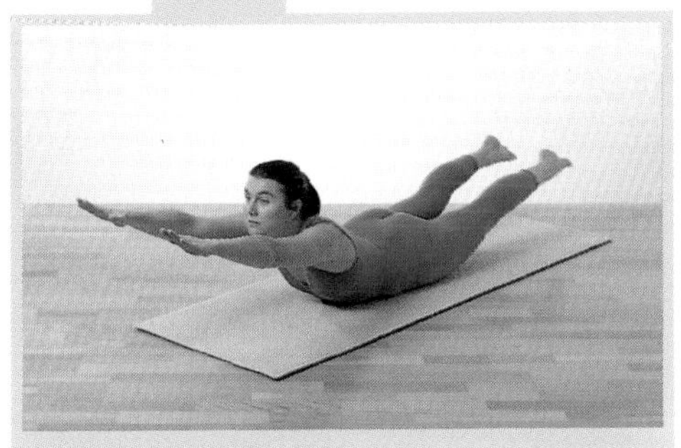

CANOA Página 34

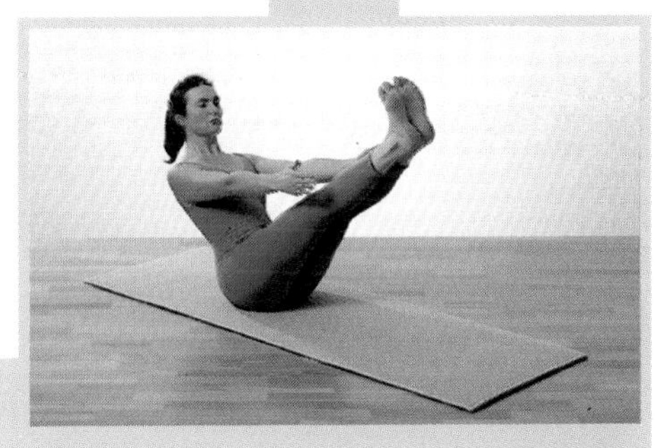

BOTE Página 111

Ya ha desarrollado una secuencia de posturas que, entre otras cosas, aumenta el control de los músculos abdominales.

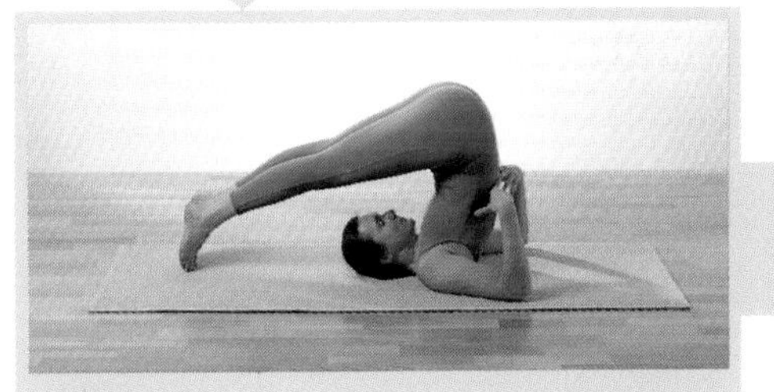

ARADO Página 57

Ambas versiones del arado son valiosas. Incluir posturas invertidas proporciona equilibrio.

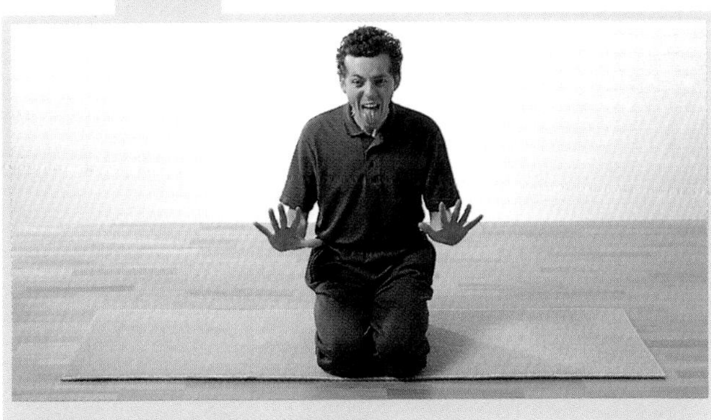

LEÓN Página 115

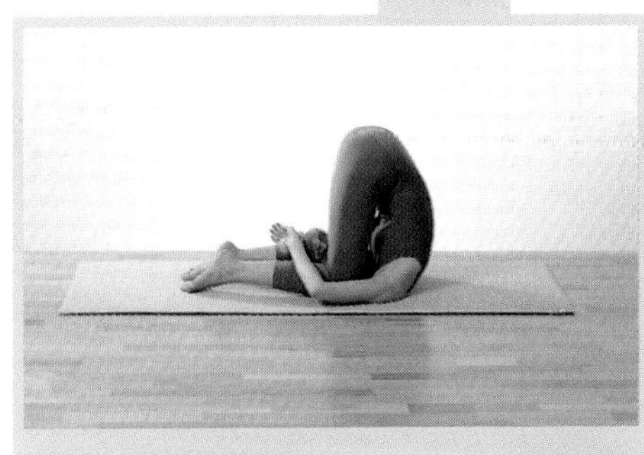

POSTURA ASFIXIANTE Página 63

Conforme su programa diario se vaya volviendo más exigente, el enfoque integral, el considerar el todo, permite que cada vez sea más fortalecedor. Un cuerpo genuinamente fuerte procede de un estado mental genuinamente en calma. Considere cuántos deportistas tienen problemas físicos, algunas veces lo suficientemente serios como para acabar con sus carreras.

MEDITACIÓN

Puede parecer extraño que haya llevado tanto tiempo introducir la idea de que dejar los pensamientos revolotear en la mente puede ayudar a despejarla, pero necesita haber experimentado la molesta costumbre que tienen de entrometerse antes de poder estar tan relajado como para tratar con ellos en este sentido.

MES

10

DIEZ

PROPORCIÓN

OBJETIVOS DEL MES

Mientras más se deje implicar por un tema, más en serio se lo tomará. En muchos aspectos esto es excelente, pero necesita mantener el sentido de la medida y asegurarse de que la diversión y el entretenimiento no pierdan su papel. Esto es, después de todo, un ejemplo más de la necesidad de equilibrio. Se está acercando al final del año y ha llegado el momento de impregnar el progreso con una alegría verdadera. Los principales exponentes del yoga en la India, los swamis, tienen todos un gran sentido del humor. Por consiguiente, este mes, el progreso tanto mental como físico se mantendrá a través del conocimiento, la práctica y la diversión.

LA «ASANA» HULA HULA

No pretende ser una postura de yoga, pero posiblemente la única razón por la que no lo es sea climática. La gente que vive en climas cálidos suele ser más flexible que la que vive en zonas más frías; no siempre se van a agarrotar sus cuerpos por el frío helado o por la lluvia torrencial. Allí donde las condiciones climáticas son más adversas, se debe contrarrestar el efecto del tiempo.

1 En posición erguida, separe los pies y coloque las manos en las caderas.

2 Empiece a girar las caderas como si estuviera haciendo un baile sensual o estuviera moviendo un hula hoop.

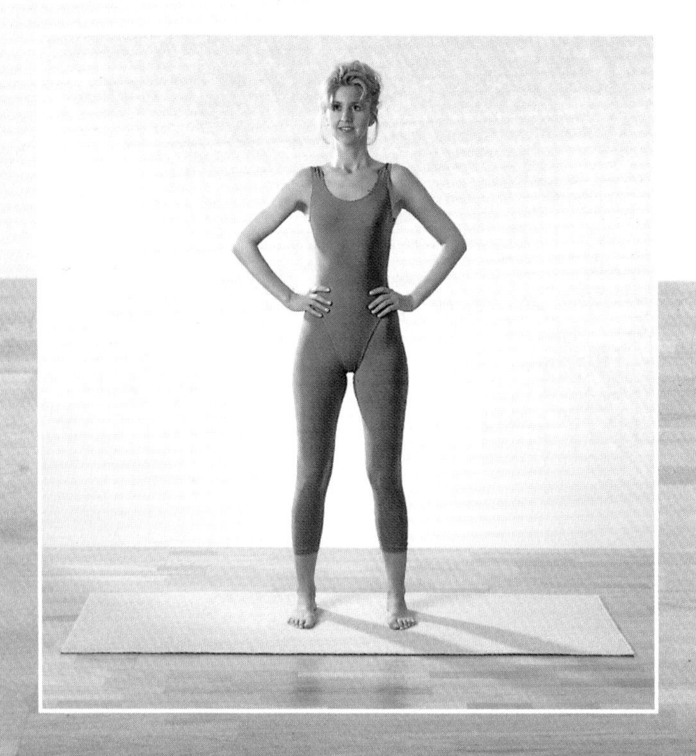

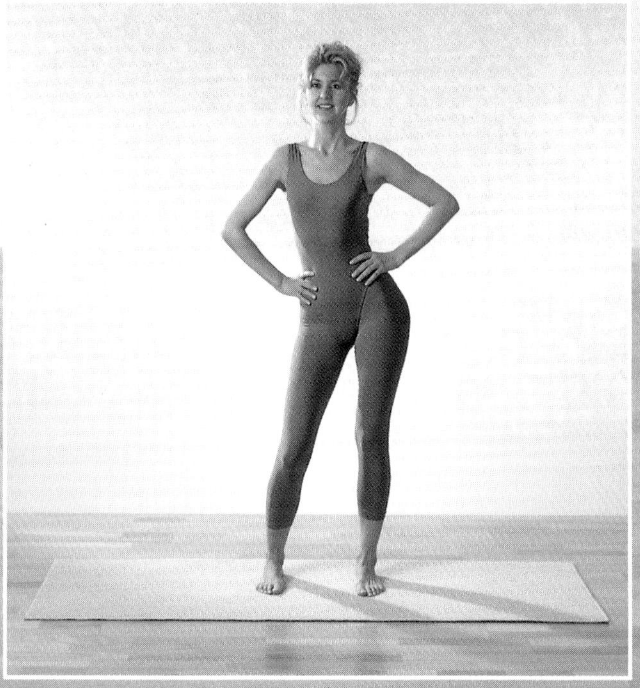

3 Sienta el ritmo, acelere, vaya más despacio, pero en todo momento haga que el movimiento sea lo más desenfrenado posible. Diviértase haciéndolo. Notará que su respiración se ajusta ella misma al movimiento.

Si se hace con un sentido de diversión, este ejercicio liberará la región lumbar, no sólo haciendo que sea más fácil ejecutar las clásicas asanas para la espina dorsal, sino también mejorando la flexibilidad general. Si se realiza con demasiada seriedad, la tensión podría provocar un tirón de un músculo, de modo que déjese llevar y diviértase. Es fantástico volver a ser un niño.

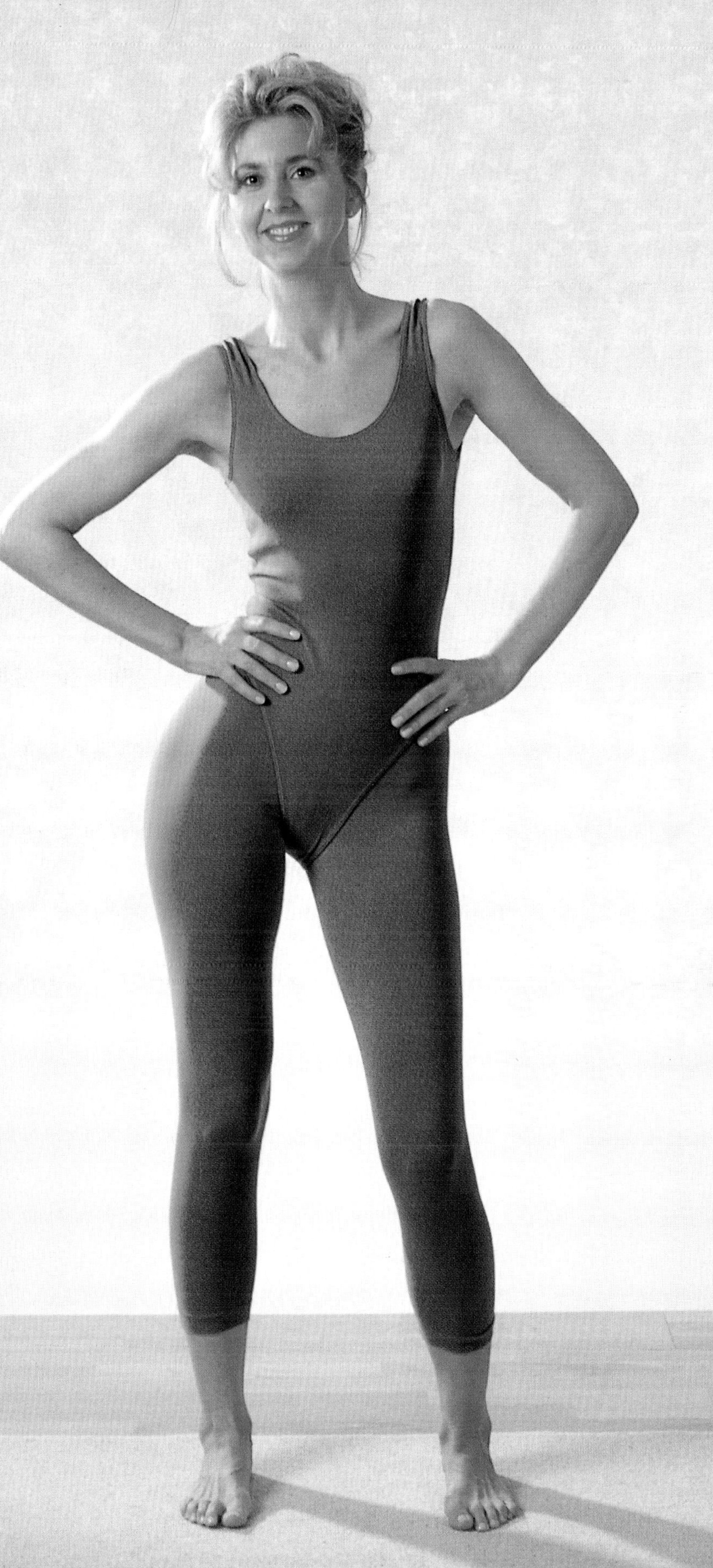

LAS POSTURAS HANUMAN

El Hanuman, rey de los monos, desempeña un papel benéfico en la mitología india. Estas fuertes posturas combinan el uso de la respiración con el control efectivo de los músculos.

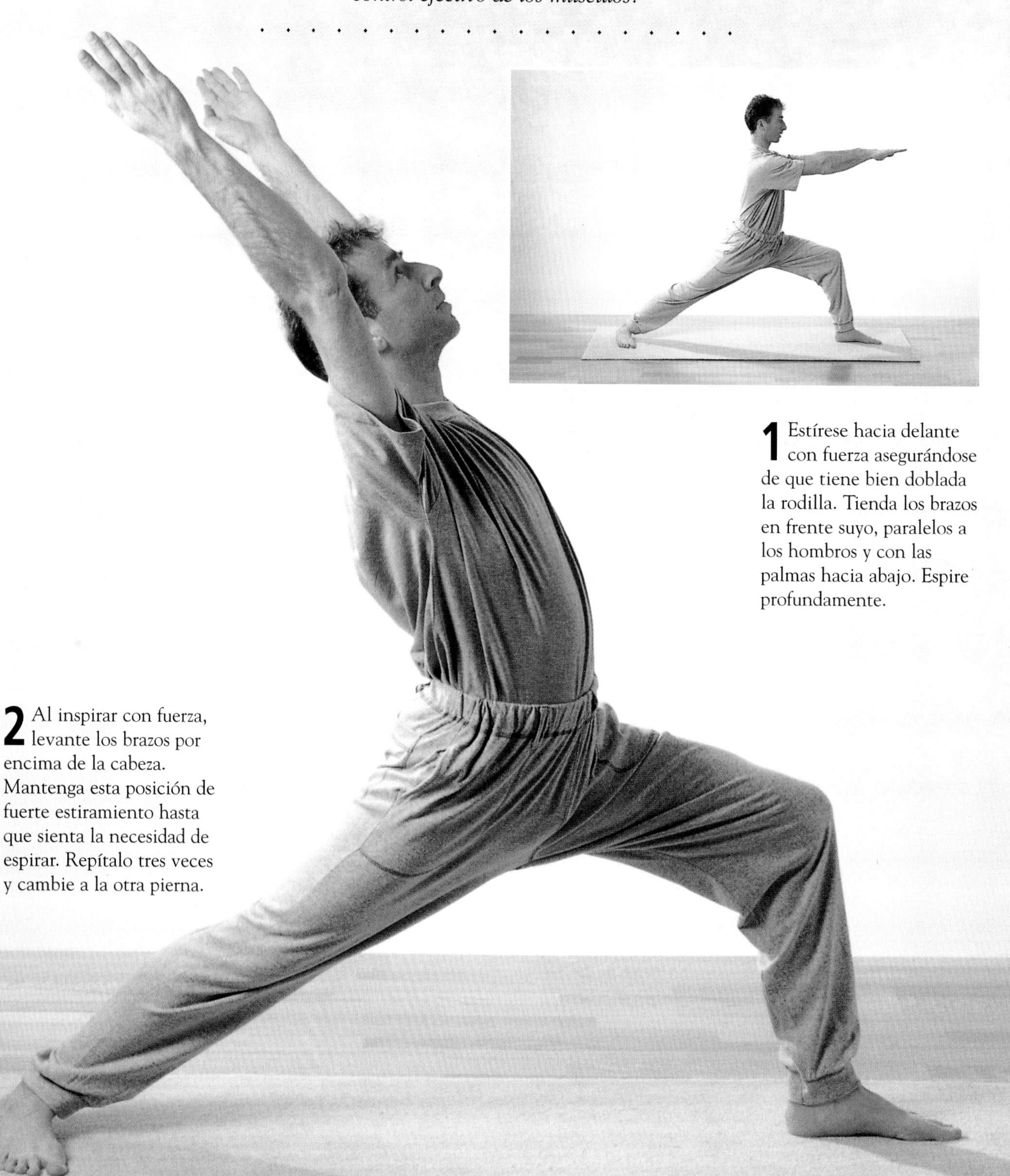

1 Estírese hacia delante con fuerza asegurándose de que tiene bien doblada la rodilla. Tienda los brazos en frente suyo, paralelos a los hombros y con las palmas hacia abajo. Espire profundamente.

2 Al inspirar con fuerza, levante los brazos por encima de la cabeza. Mantenga esta posición de fuerte estiramiento hasta que sienta la necesidad de espirar. Repítalo tres veces y cambie a la otra pierna.

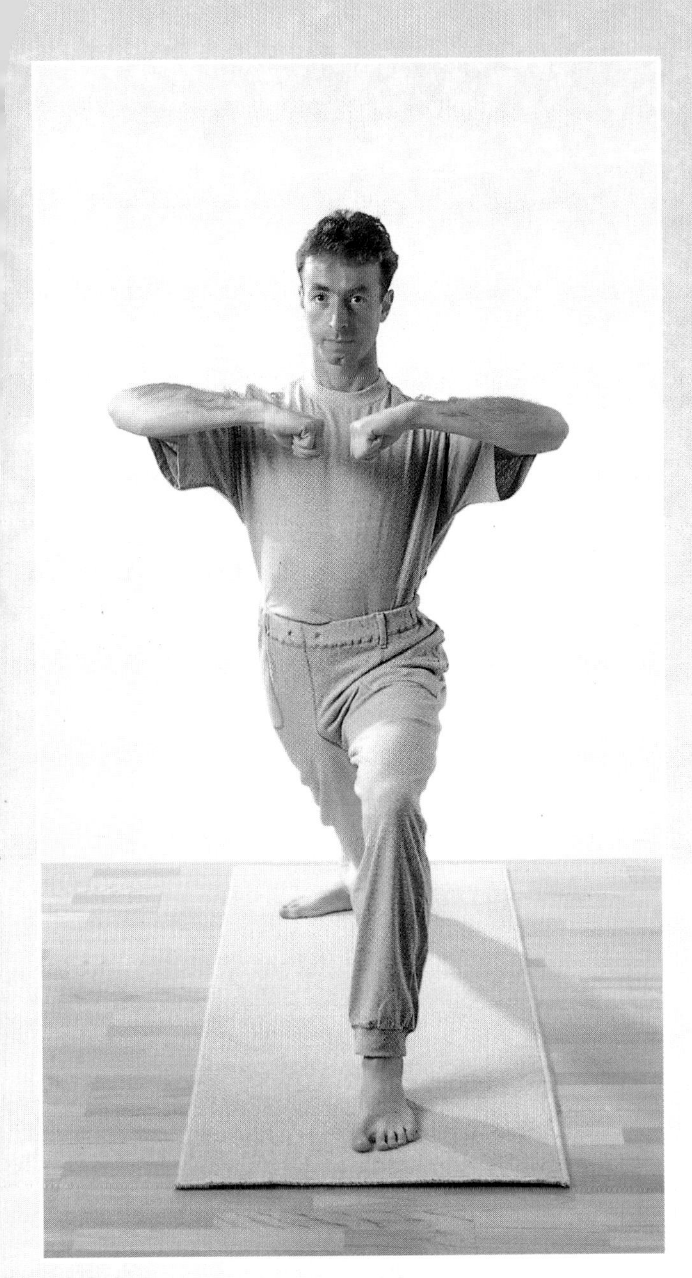

3 Estírese de nuevo con fuerza como en el paso 1, pero esta vez, al espirar, junte los puños apretados, con los codos hacia fuera y con los nudillos casi tocándose.

PROGRESO

Existe una gran diferencia entre un movimiento realizado con fuerza y otro mediante tirones. Algunas de las lesiones que sufren los deportistas se deben a que no se les ha entrenado para distinguir la diferencia. Un movimiento fuerte en yoga se realiza con naturalidad, es decir, sin tensión indebida, con el flujo adecuado de respiración y porque la mente lo ha aceptado completamente. Progresar despacio, progresar bien.

4 Inspire de nuevo profundamente y gire los brazos hacia fuera de modo que el pecho esté bien extendido. Mantenga de nuevo la posición; repita tres veces y cambie a la otra pierna. Vuelva a repetirlo tres veces.

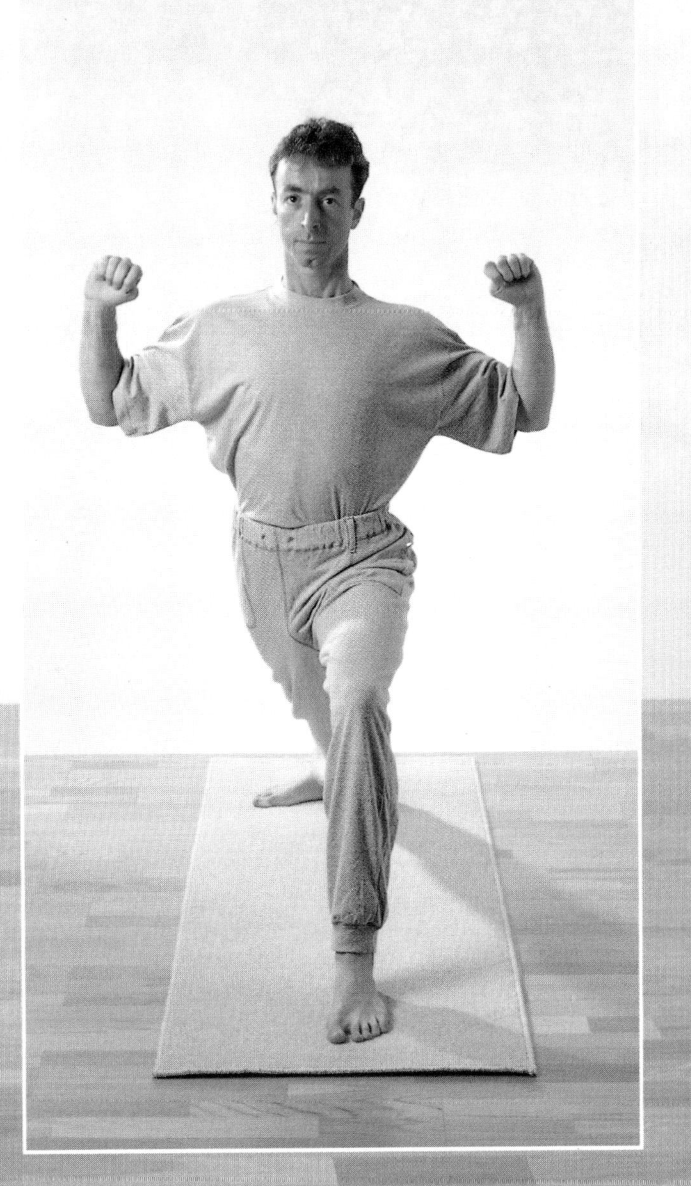

SENTARSE CÓMODAMENTE

El elemento esencial para sentarse correctamente es tener la espalda erguida. Una de las imágenes que más asocia la gente con el yoga es la Posición del Loto, en la que cada pie descansa sobre el muslo contrario. Los niños encuentran esta postura muy fácil, pero a los adultos les parece más difícil. Cuando practique posturas sentado, es importante recordar que la rodilla es una articulación en forma de bisagra que no está diseñada para rotar. Sin embargo debe usarse con cuidado. Es mejor enseñar el Loto en términos exactos y mucha gente puede avanzar bien en yoga sólo con una posición sentada con las piernas cruzadas relativamente simple. Practicando poco a poco pero con insistencia esta postura se volverá equilibrada y cómoda.

1 Para mejorar la posición de piernas cruzadas, siéntese en el suelo y cójase el tobillo con las dos manos mientras dobla la otra pierna hacia la ingle. A continuación, utilice las manos para levantar el tobillo mientras que los músculos de la pierna intentan bajar la rodilla. Practique durante unos minutos con cada pierna. El movimiento tiene que ser rítmico y no dando tirones.

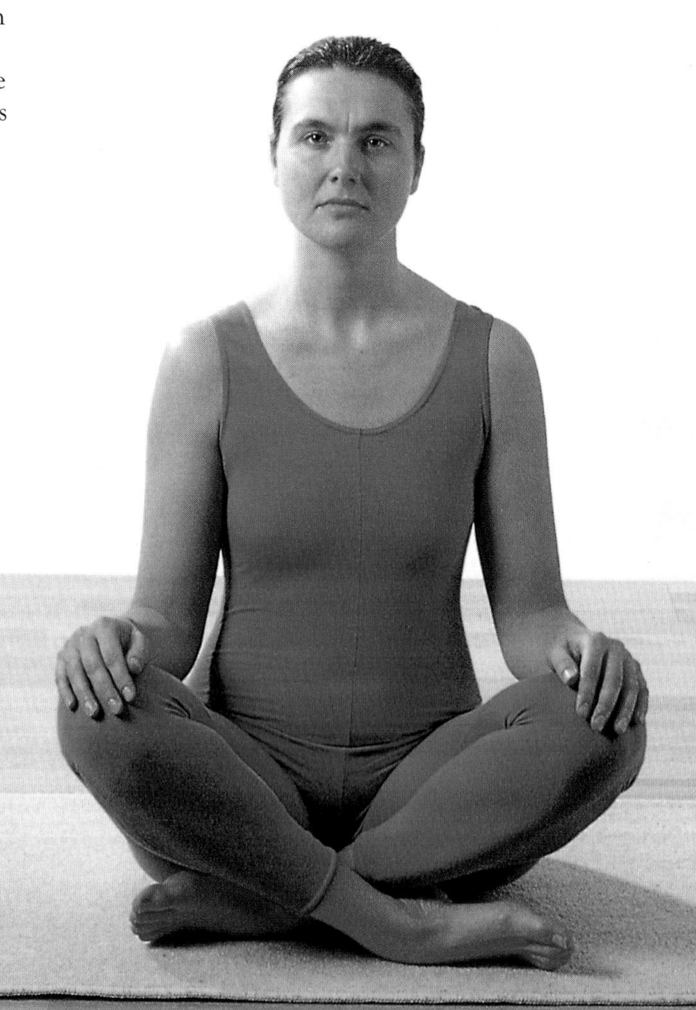

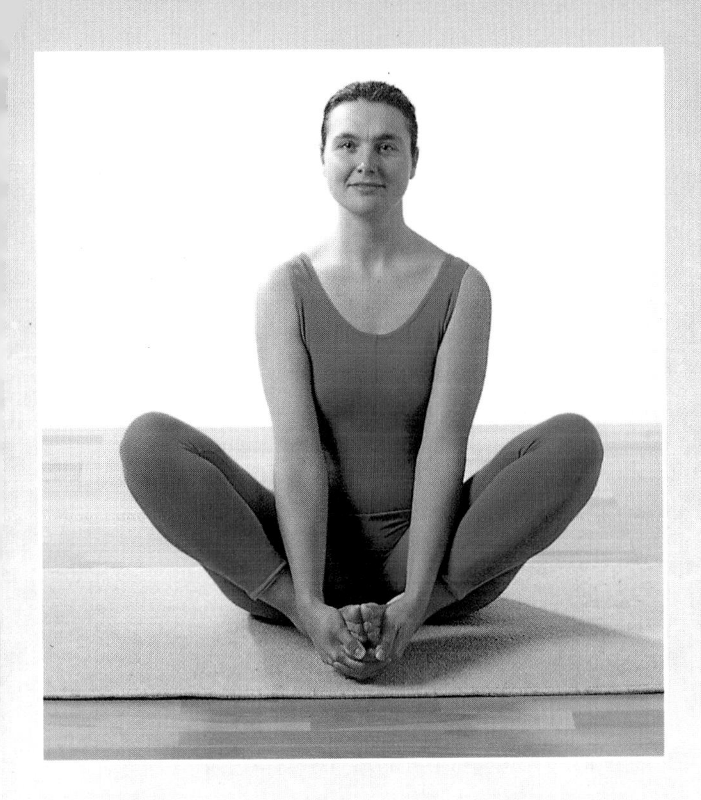

2 Ahora junte las plantas de los pies y coloque las manos alrededor de ellos.

SENTARSE CORRECTAMENTE

Hay distintas opiniones sobre el modo correcto de sentarse en el suelo en yoga. Si tiene la intención de practicarlo durante algún tiempo, es aconsejable colocar una sábana doblada o un cojín debajo de las nalgas.

Mientras que en las primeras etapas con frecuencia se sentirá incómodo, si procede correctamente se verá recompensado con una sensación de comodidad cada vez mayor. Incluso llegará a preguntarse cómo pudo sentarse antes de otra forma.

3 Sujetando los pies, mueva las rodillas hacia arriba y hacia abajo. Esto se llama a menudo el movimiento de la mariposa. Sentirá la tirantez en la zona de las ingles, pero si mantiene el ritmo y siente el movimiento de la mariposa, los músculos se adaptarán lentamente a la presión si se estiraran lo suficiente. Cuando haya hecho esto durante dos o tres minutos, mantenga las plantas de los pies juntas, pero coloque una mano en cada rodilla y, con suavidad pero firmeza, empuje hacia abajo. No pasará mucho antes de que note una marcada mejora.

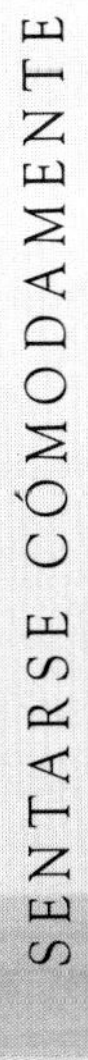

CREAR ENERGÍA

Sobre la energía, la única razón de la existencia, tema ya analizado en la página 83, donde señalamos que hay muchas equivocaciones sobre este asunto. El oxígeno desempeña un papel principal en la vida humana, pero no es esencial a toda vida. De acuerdo con la filosofía del yoga, tiene que haber alguna fuerza básica que es universal y sobre la que se llevan a cabo innumerables permutaciones. Los antiguos yogins llamaban a esta fuerza prana*; los chinos la llamaban* chi*; Bergsen la llamaba impulso vital. Generalmente se traduce por la Fuerza de la Vida. Ya ha estado practicando el trabajo con esta fuerza. Ahora, con la ayuda de un amigo, puede experimentarla más precisamente.*

1 En el proceso respiratorio normal, las costillas inferiores se mueven hacia arriba y hacia fuera en la inspiración, tensando el diafragma, y regresan a su posición en la espiración, con el abdomen y el pecho quietos. Alguna gente afirma que para usar eficazmente los pulmones, el abdomen debe expandirse y contraerse con la respiración.

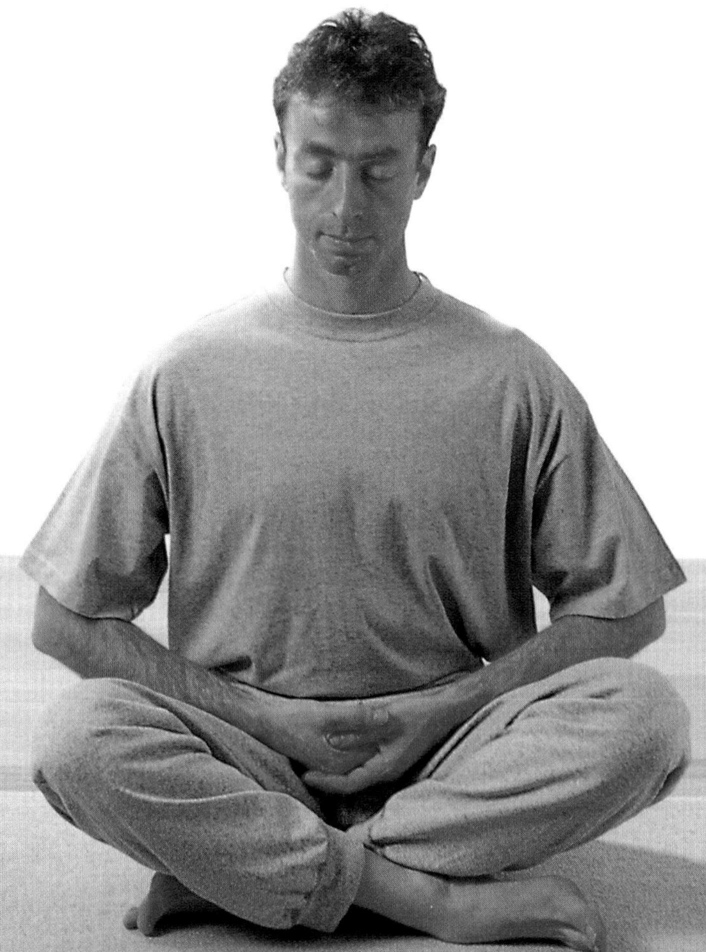

Las dos formas de respiración vistas permiten que los pulmones se usen igualmente bien, de modo que los cambios de energía no pueden ser provocados por el oxígeno. La diferencia radica en estimular el flujo eléctrico a través del sistema nervioso, un factor descubierto hace muchos años. Por consiguiente, al respirar de forma natural, usted genera su propia fuerza eléctrica, de la que dependen todos los demás aspectos de la energía.

RESPIRAR CORRECTAMENTE

La mayoría de los jóvenes tienen un equilibrio natural y respiran tal y como lo marca la naturaleza. Nuestro modo de vida, con sus tensiones y presiones, elimina esto de nuestra vida bastante pronto. Una vez que haya restablecido la postura natural, puede mejorar la respiración. Para comenzar, necesita practicar con bastante frecuencia aunque sólo sea un rato. Esto se grabará en un «disquete» en el cerebro, es decir, establecerá un acto reflejo que aparecerá cuando sea necesario.

2 Consiga un amigo que le ayude y, antes de comenzar, extienda un brazo hacia el lado, tense los músculos y pida a su amigo que empuje hacia abajo con firmeza. Respire seis veces en profundidad, dejando que el abdomen se extienda al inspirar. Haga que su amigo compruebe el músculo del brazo una vez más. Estará bastante flojo.

A continuación, respire el mismo número de veces en profundidad con el abdomen y el pecho quietos y subiendo y bajando las costillas inferiores (como ya ha estado practicando). Haga que su amigo lo intente una vez más: su brazo se habrá fortalecido de forma marcada.

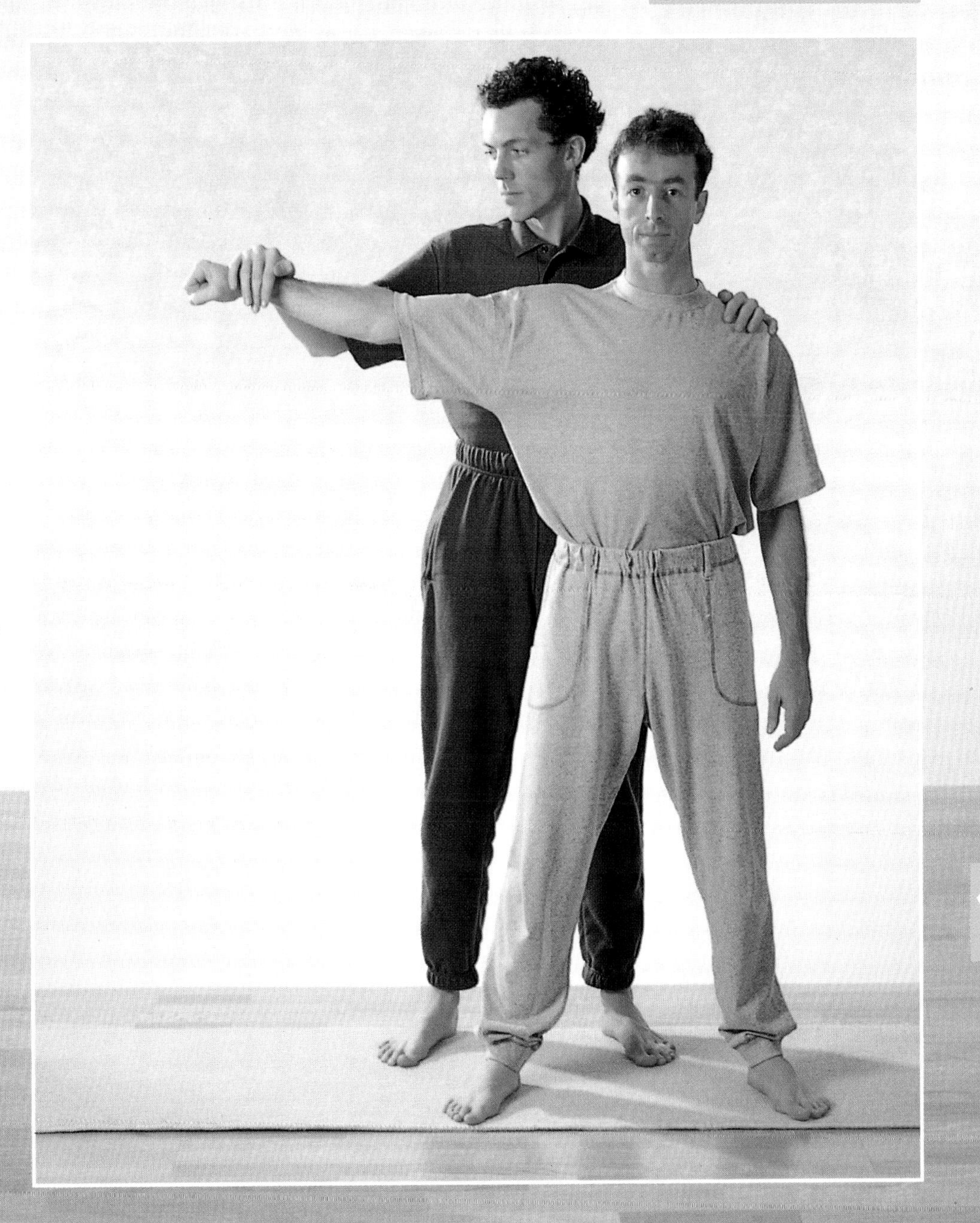

CONTINUAR EL PROGRAMA

No es posible imponer sensaciones de vitalidad, paz o alegría; todas proceden de nuestro interior. La sección «Continuar el programa» nos sirve más para recordar que como guía de trabajo detallada. Aunque la atención este mes se haya centrado en la posición sentada, eso, por supuesto, no significa que debamos abandonar la práctica constante de todos los demás aspectos.

La gente que no conoce mucho acerca del yoga, ha oído hablar de la posición del Loto, que consiste en colocar cada pie en el muslo contrario. Cuando éramos niños, la mayoría de nosotros podíamos hacerlo sin dificultad, lo que demuestra que es natural en todos los sentidos. Sin embargo, cuando crecemos, la naturaleza de las vidas que la mayoría llevamos hace que de alguna forma nos pongamos cada vez más entumecidos.

En consecuencia, el Loto no aparece en este libro. Los que puedan llevarlo a cabo sin dañarse las articulaciones de las rodillas, son libres de hacerlo. Sin embargo es sólo una postura entre varias posiciones eficaces para sentarse.

POSTURA

Estar sentado, en pie y caminar erguido son actividades naturales para el ser humano, centrales para el cuerpo o su desarrollo. Como consecuencia, una postura erguida es la más cómoda porque todo está en equilibrio.

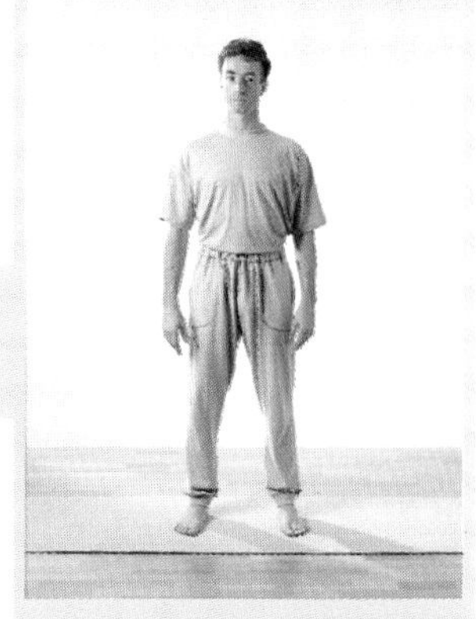

Página 83

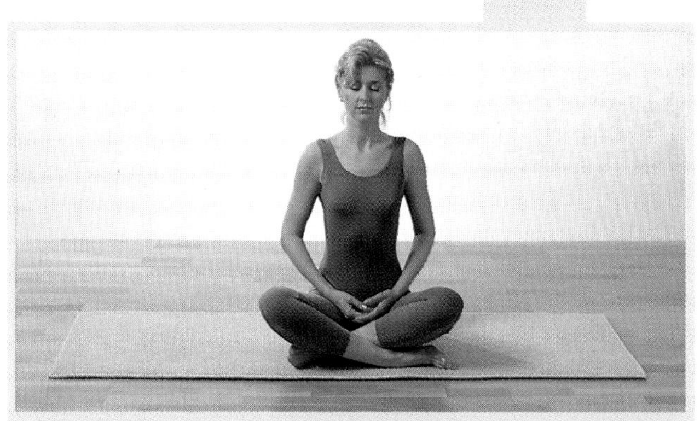

Página 72

Una mala postura deforma el cuerpo, haciendo que aparezcan malas tensiones y presiones en las articulaciones, ligamentos, músculos, etc. Esta deformación física se refleja en el cerebro, quien transmite los mensajes de malestar a la mente. Este malestar no sólo se registrará físicamente, sino que perjudicará nuestra perspectiva general. Tomarse el tiempo de

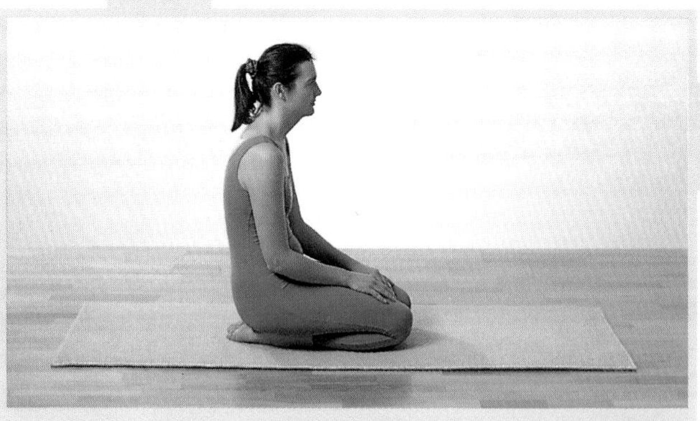

Página 42

restaurar una buena postura es importante en todos los sentidos. Es importante prestar atención a la posición erguida, pero se tenderá a seguir la postura que adoptamos cuando estamos sentados. Sin embargo, conseguir la postura correcta es esencial.

Sentarse sobre los talones es bastante simple. Si los músculos de los tobillos se tensan, no es muy difícil eliminar esa tensión si los preparamos durante periodos breves pero constantes. El sentimiento de malestar desaparecerá bastante pronto en la mayoría de los casos.

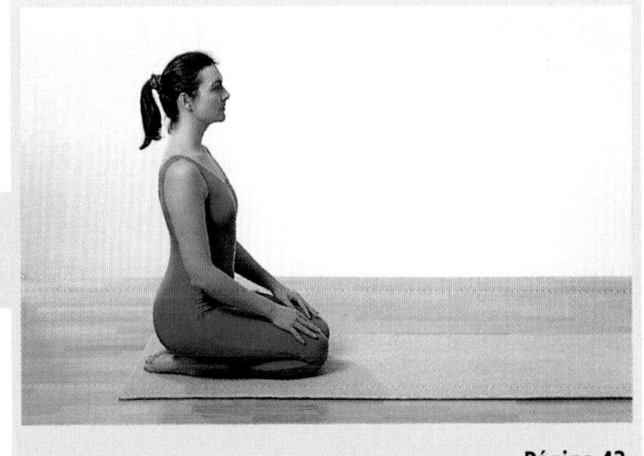

Página 43

Suele ser aconsejable sentarse con las piernas cruzadas sobre un cojín o sobre una manta doblada. Los músculos de las ingles también se relajarán si dejamos que lo hagan. Recuerde que ayudaremos a que esto ocurra con una suave presión de las manos.

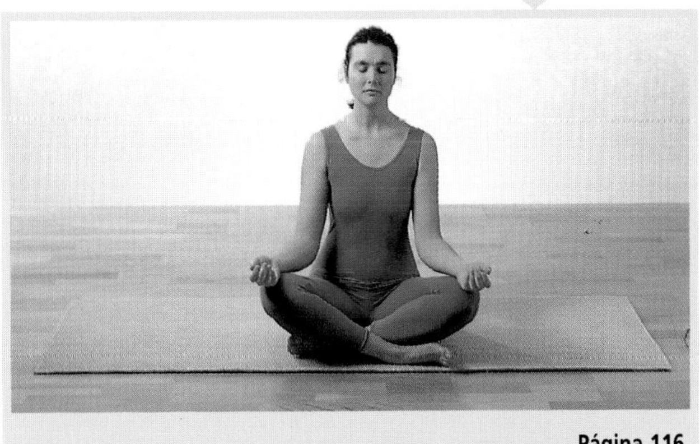

Página 116

Una vez que ha adquirido el arte de sentarse y de estar en pie de forma natural, cualquier otra posición le parecerá irritante e incómoda.

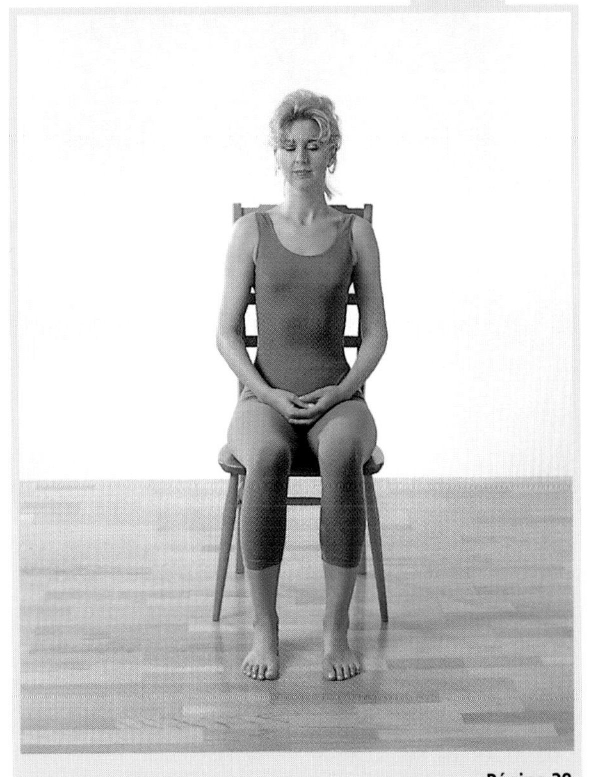

Página 38

Puede estar sentado correctamente en cualquier silla que esté bien diseñada. Si el respaldo de la silla no le proporciona un buen apoyo, incorpórese y no se eche en él.

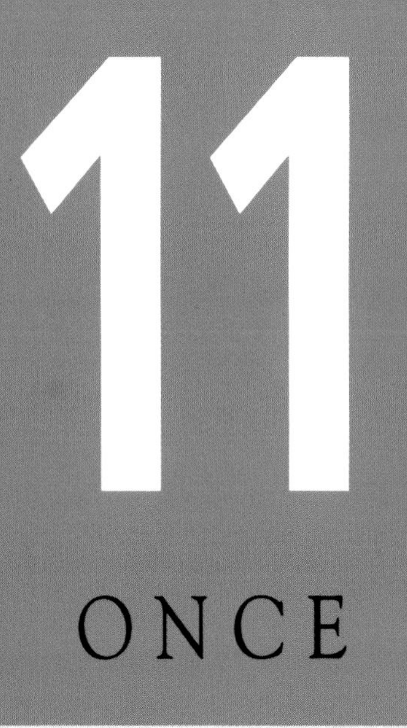

CONCENTRARSE SER SÓLO UNO

OBJETIVOS DEL MES

A menudo se dice que cuando el cuerpo y la mente no funcionan al mismo tiempo es porque no están sincronizados. En este estado es muy normal que rompamos cosas o que no calculemos bien las distancias; no podemos pensar claro y la respiración se vuelve agitada. Existen, por supuesto, explicaciones prosaicas de lo que está ocurriendo, pero normalmente nadie sabe por qué. Al nivel que se encuentra en su práctica, es importante que posea un conocimiento simple de la sincronización humana.

LAS ENVOLTURAS DEL CUERPO

Los yogins ven el cuerpo como hecho de una serie de envolturas, superpuestas una sobre la otra. Cuando la vida es equilibrada y armoniosa estas envolturas se ajustan muy bien y la vida funciona como un todo coordinado. Sin embargo, las capas no siempre se ajustan las unas a las otras y la vida se vuelve desconectada. Hay cinco envolturas. La primera es el cuerpo físico, alimentado por la comida que tomamos. La segunda es el aire que respiramos, sin el cual no hay vida. La tercera, las funciones de almacenamiento y coordinación del cerebro. La cuarta, el proceso mental, que nos da la oportunidad de discriminar y de ejercer libremente nuestra voluntad, aunque sólo sea hasta un límite. La quinta es el vínculo con la conciencia universal, lo que tiene como resultado que mucha gente tenga una visión ocasional de identidad, un momento extático.

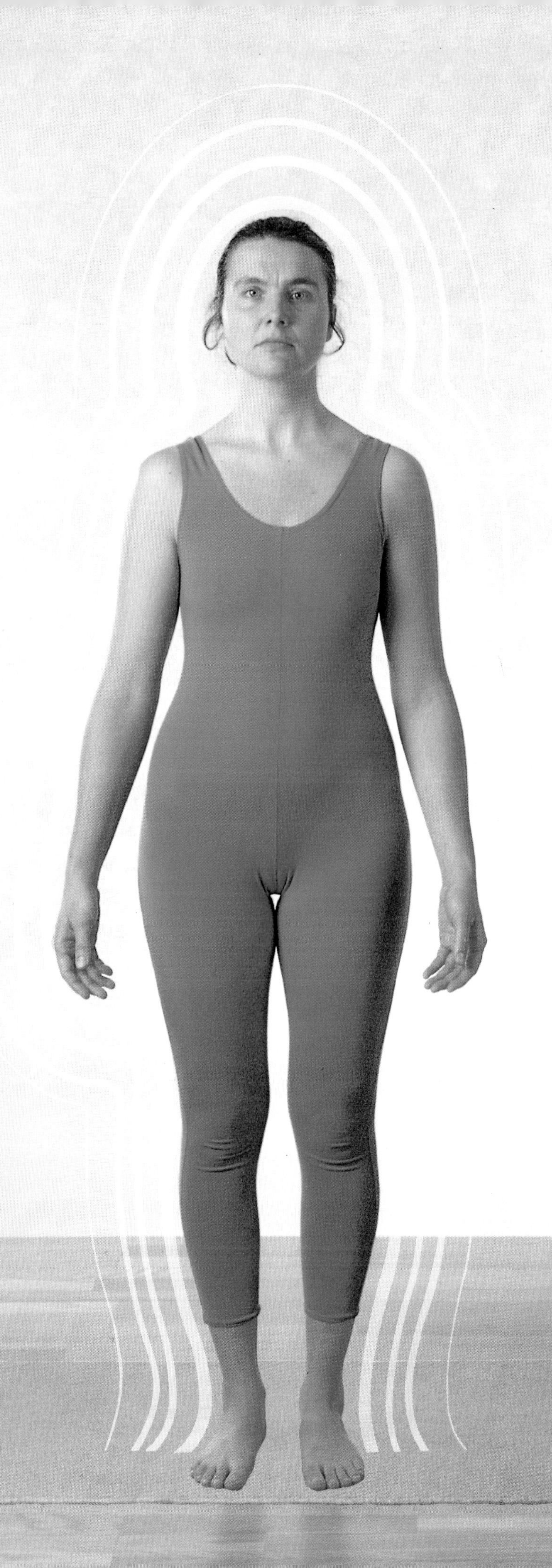

Nos puede ayudar la realización de las varias capas de conciencia que hacen al ser humano. Todos los aspectos del yoga se dirigen hacia la creación de un todo armonioso.

Las envolturas pueden resultar un tema ideal para la contemplación cuando esté sentado tranquilamente, pero no hay ninguna razón para que no las traiga a su mente en otros momentos. El simple hecho de tomar conciencia de ellas es un paso más hacia el equilibrio.

También ayuda pensar sobre la complejidad de la existencia. Aunque apenas pueda comenzar a comprenderlo, pensar que está inmerso en un mar de olas, vibraciones y resonancias ayuda en el proceso vital de saber que usted es parte de un todo inmenso, más que una unidad aislada.

EL TRÍPODE

Esta posición invertida parece difícil, pero no lo es a condición de que se sigan cuidadosamente las instrucciones y de que permita que los diversos aspectos de su ser funcionen juntos. Es, de hecho, una postura ideal para asegurar que las cinco envolturas del cuerpo funcionan.

1 Póngase a cuatro patas, con los brazos derechos, las palmas boca abajo y mirando hacia delante al nivel y a la anchura de los hombros.

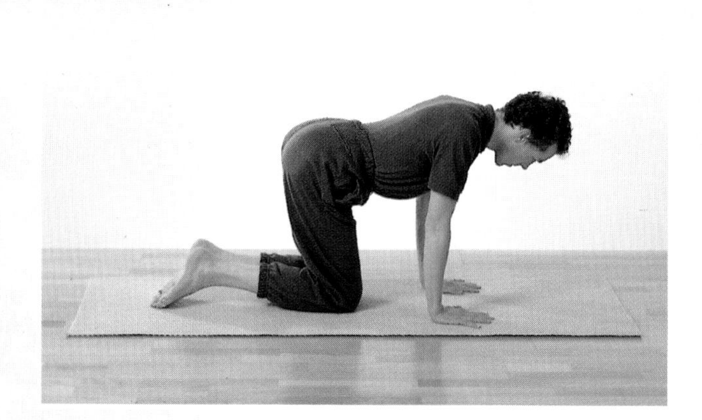

2 Coloque la coronilla de la cabeza sobre el suelo de modo que forme el vértice de un triángulo equilátero, con las manos en las esquinas. Asegúrese de que el triángulo sea correcto.

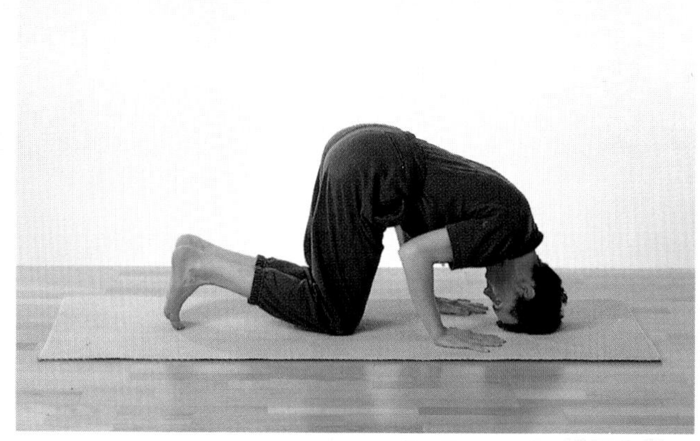

3 Doble los brazos de modo que formen ángulos rectos en todos los puntos. Coloque la rodilla derecha en el codo correspondiente.

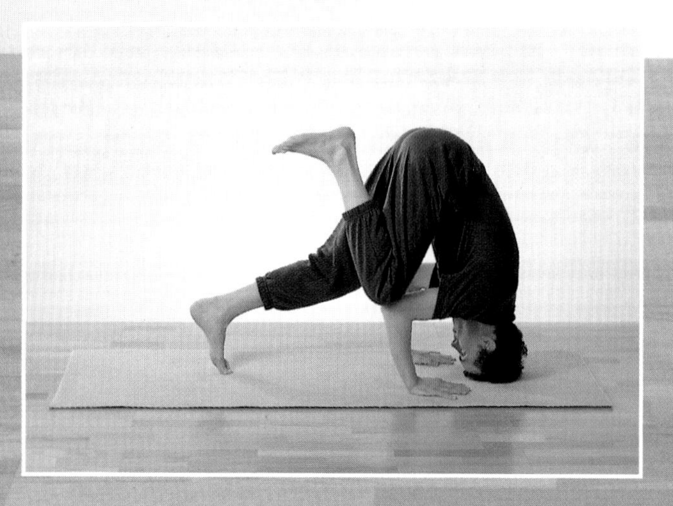

4 Coloque la rodilla izquierda sobre el codo correspondiente y guarde el equilibrio cómodamente, respirando con calma y permitiendo que la mente retenga la tranquila decisión de mantener la postura. Reténgala mientras se sienta cómodo.

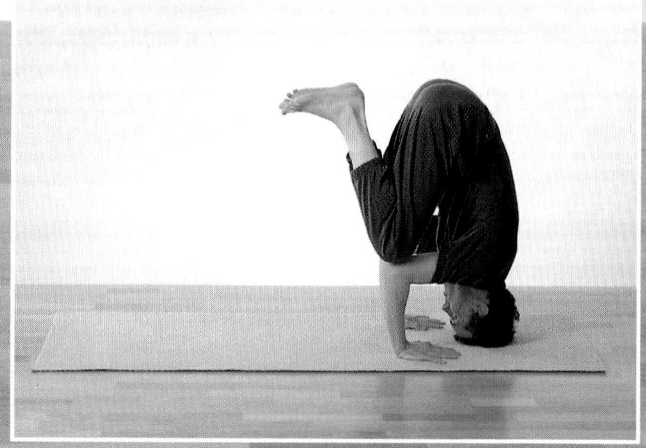

LAS TIJERAS

Las Tijeras, una de las asanas *de estiramiento más valiosas, tiene que mantenerse durante varios minutos para que sea eficaz. Tiene muchos beneficios, entre ellos una prolongación del nervio ciático. Como siempre, un proceso cuidadoso y de calma mental es básico.*

1 Tumbado boca arriba, con los pies juntos, los brazos estirados hacia los lados y las palmas de las manos boca abajo. Respire rítmicamente y, al inspirar, levante la pierna derecha en el aire.

MANTENER LA POSTURA

Al ritmo de nuestra sociedad actual, se tiende a superar los problemas y a conseguir que se hagan las cosas, pero este deseo de progresar se vuelve agotador y crea un sentimiento de insatisfacción. Uno de los placeres de desarrollar las *asanas* de yoga es la satisfacción que crece firmemente al trabajar despacio y ser capaz de mantener posiciones estáticas durante un periodo de tiempo en aumento.

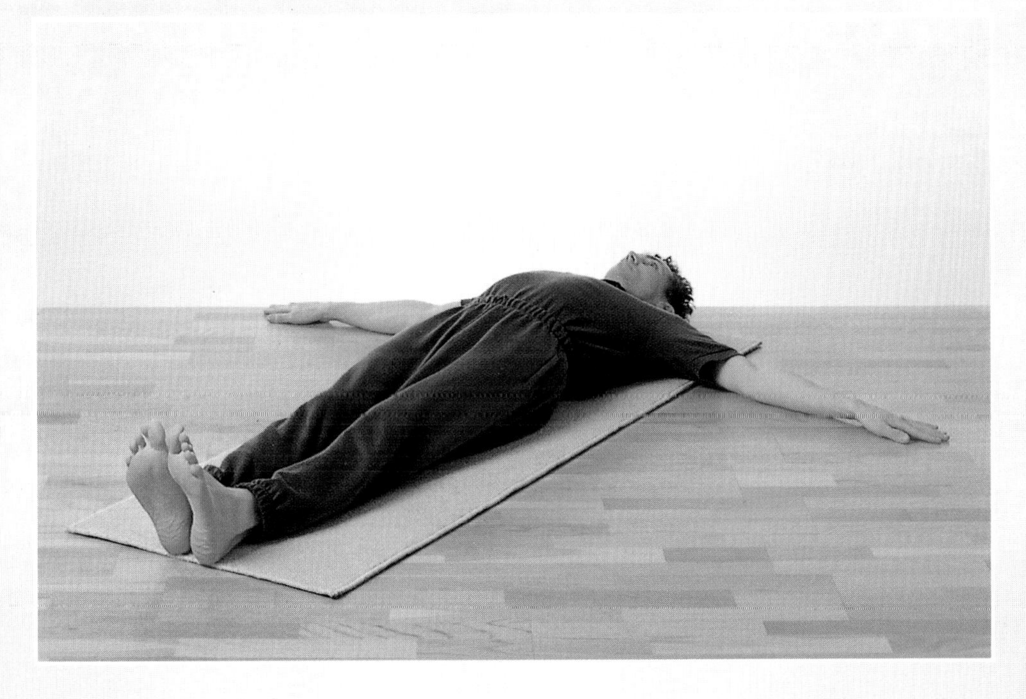

2 Al espirar, cruce la pierna sobre el cuerpo, girando las caderas pero manteniendo los hombros firmemente sobre el suelo. Gire la cabeza hacia la derecha al tiempo que baja la pierna, sin doblarla, hacia la izquierda. Relájese todo lo que pueda y déjela caer lentamente, ayudado por la relajación de una espiración lenta. No se preocupe si la pierna no toca el suelo.

Deje que el ritmo de su respiración lo controle todo: el cuerpo responderá y la mente se calmará. Mantenga la posición durante varios minutos, vuelva la pierna derecha a su lugar y repita con la pierna izquierda.

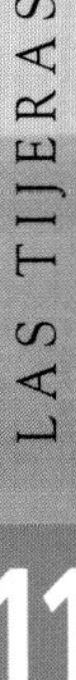

PERRO Y GATO

Usted ya es completamente consciente de los beneficios de la postura del Gato. No sólo beneficia a la espina dorsal y al tronco, sino que es también un agradable movimiento sensual que hace que usted se sienta bien. En este nivel, puede añadir el estiramiento de la postura del Perro, que beneficia a las piernas y a los tobillos.

1 De ahora en adelante, cuando ejecute el Gato (página 24) estará consiguiendo mucho más movimiento de la espina dorsal en el proceso inicial. Al inspirar, deje caer la espalda, abra el pecho y levante la cabeza y el cuello.

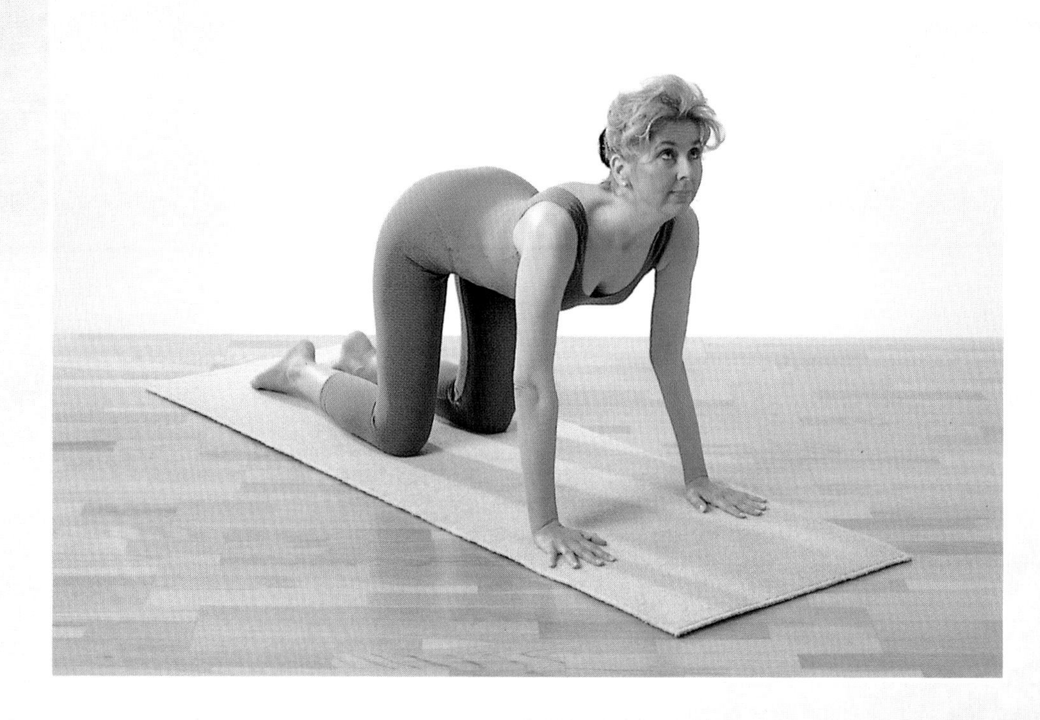

2 Al espirar, arquee completamente la espalda, dejando caer firmemente la cabeza entre los hombros. Los músculos de la espina dorsal y del tronco no sólo son más móviles sino que el movimiento controlado los fortalece eficazmente.

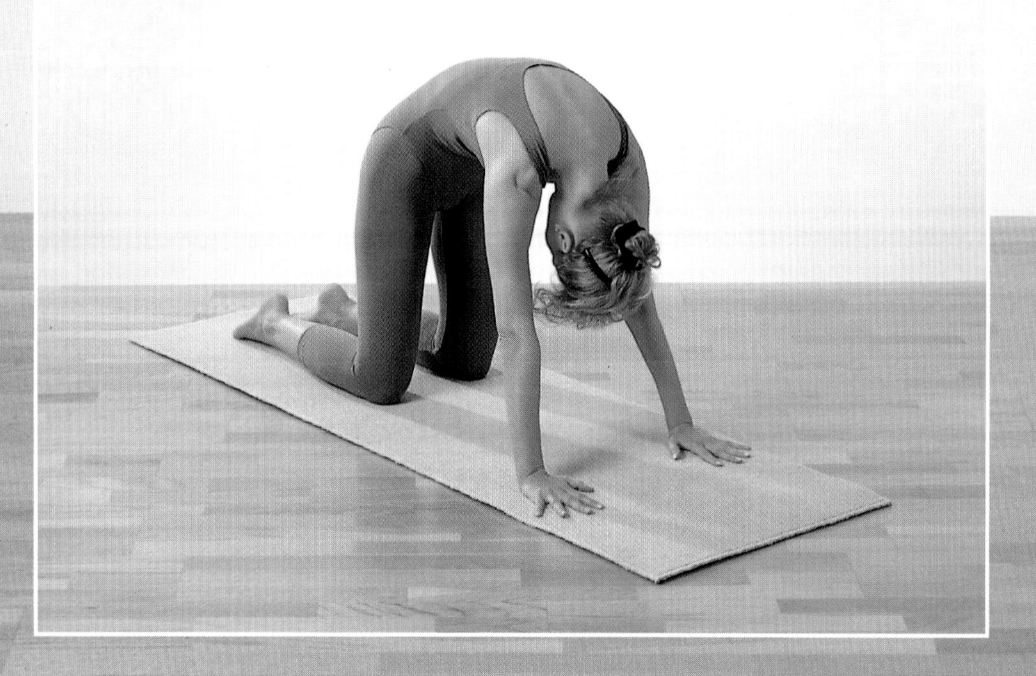

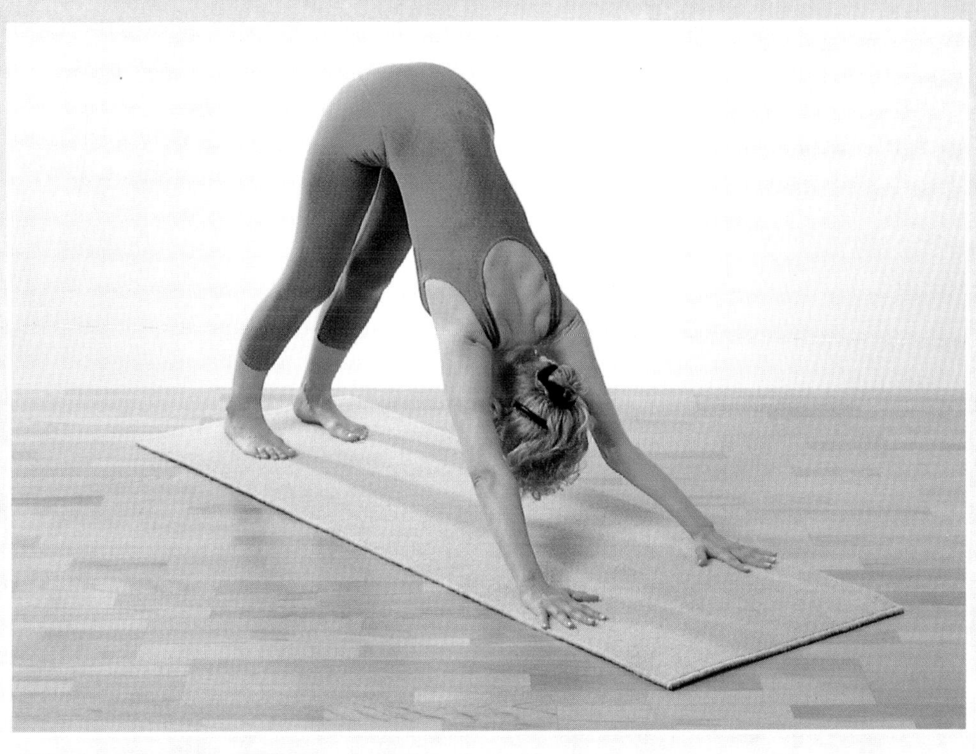

MEJORAR LA ELASTICIDAD

Dos factores son los principales responsables de nuestros problemas de espalda: no usar el tronco eficazmente y realizar movimientos bruscos y repentinos. La secuencia lenta y controlada de *asanas* de yoga no sólo mejora la movilidad de la espina dorsal, sino que también potencia la elasticidad de los grupos de músculos y promueve la elasticidad general incluyendo la agilidad mental. Mientras más rígido esté usted físicamente, menos posibilidades tendrá de que su cerebro trabaje bien.

3 Después de ejecutar los movimientos iniciales varias veces, estire las piernas al espirar, empujando las nalgas en el aire.

4 Ahora doble las rodillas alternativamente levantando los talones al hacerlo, presionando el otro pie firmemente contra el suelo. Los músculos de la pierna y de los tobillos se fortalecen consecuentemente.

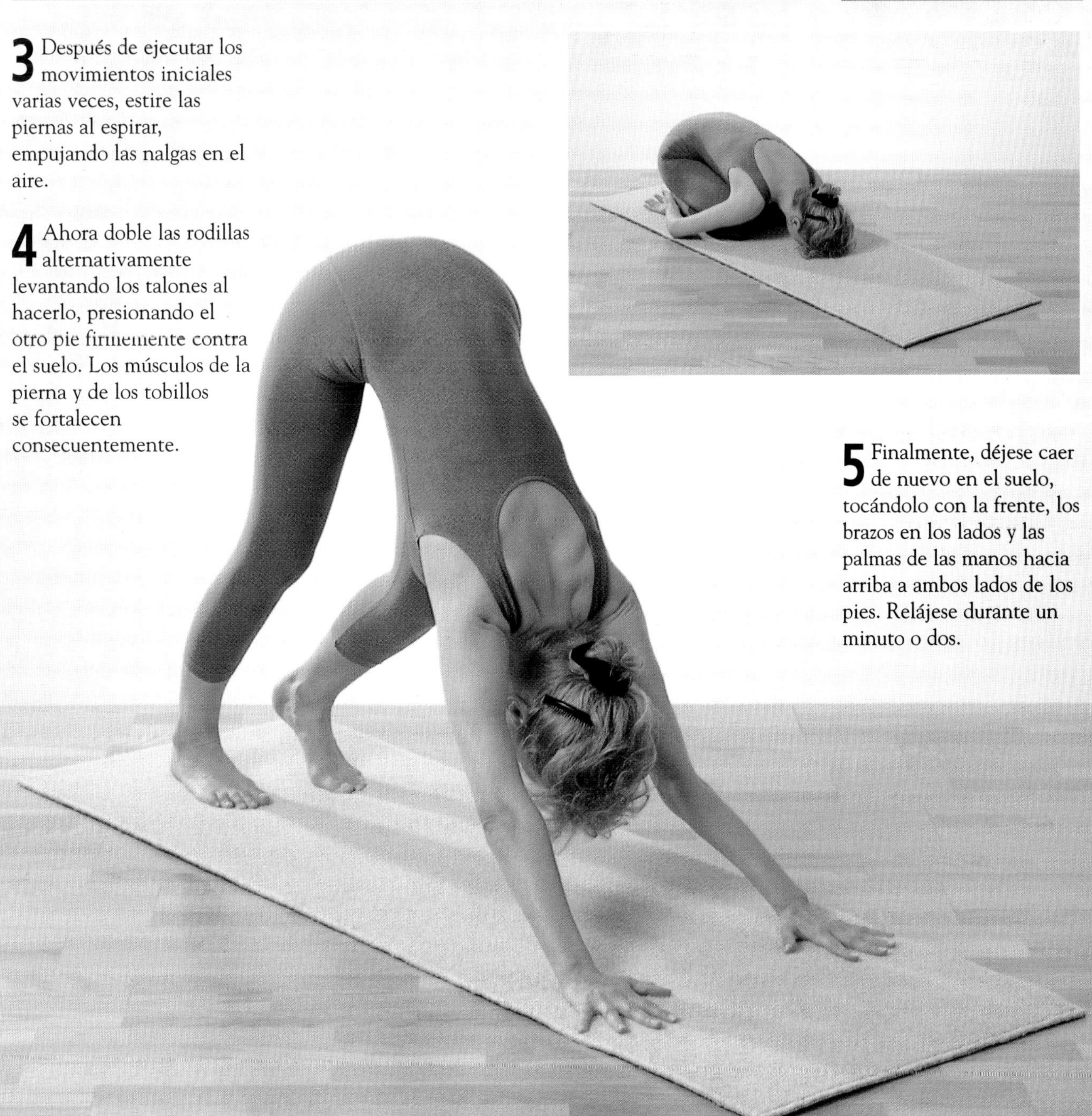

5 Finalmente, déjese caer de nuevo en el suelo, tocándolo con la frente, los brazos en los lados y las palmas de las manos hacia arriba a ambos lados de los pies. Relájese durante un minuto o dos.

DESARROLLAR LA POSICIÓN DE HOMBROS

Una vez que una postura como la Posición de Medio Hombro (ver página 44) se ha practicado correctamente durante algún tiempo (recuerde dejar recaer la mayor parte del peso sobre los hombros y no sobre la nuca), puede progresar hacia variaciones que mejorarán considerablemente el equilibrio general de la vida.

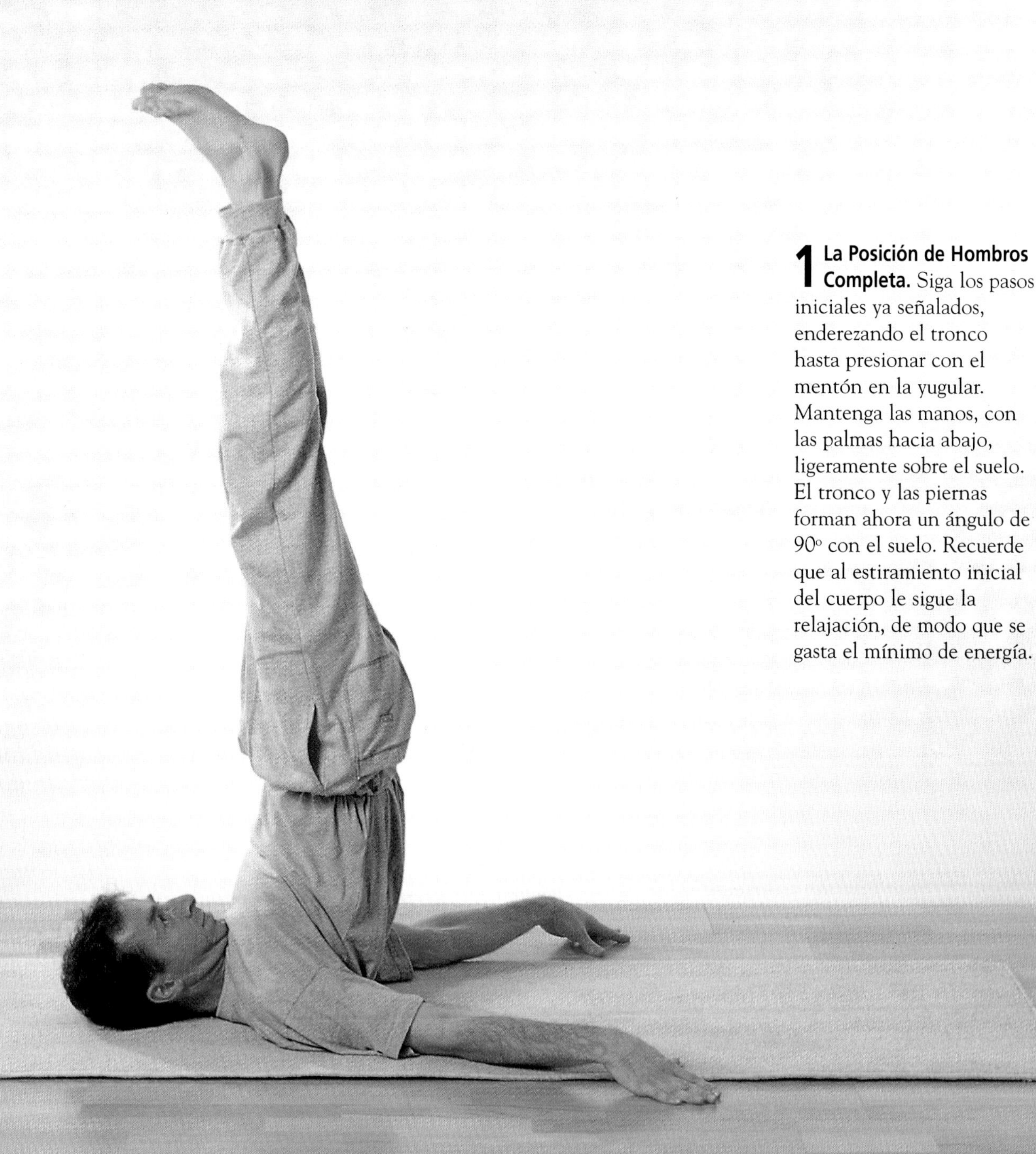

1 La Posición de Hombros Completa. Siga los pasos iniciales ya señalados, enderezando el tronco hasta presionar con el mentón en la yugular. Mantenga las manos, con las palmas hacia abajo, ligeramente sobre el suelo. El tronco y las piernas forman ahora un ángulo de 90º con el suelo. Recuerde que al estiramiento inicial del cuerpo le sigue la relajación, de modo que se gasta el mínimo de energía.

2 Coloque las manos ligeramente sobre la región lumbar y seguidamente, al espirar, baje la pierna derecha por encima de la cabeza, intentando tocar el suelo con la punta de los pies. Si no puede alcanzar el suelo inmediatamente, no se preocupe. Tómese su tiempo y deje que el propio peso de la pierna la lleve hacia abajo, con los músculos relajados. Vuelva a ponerla en su lugar al inspirar y repítalo con la otra pierna. Repítalo tantas veces como usted se sienta cómodo.

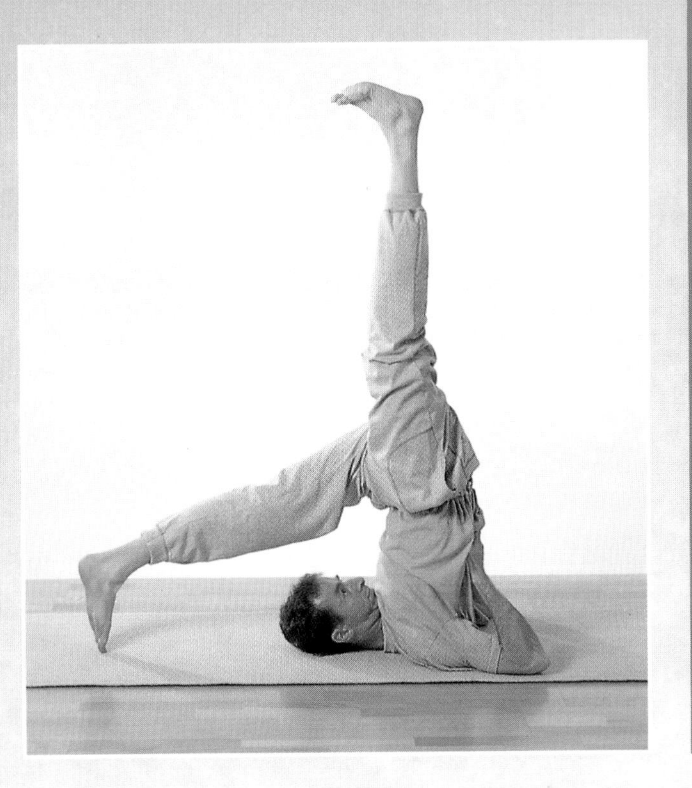

RESPIRAR RÍTMICAMENTE

Una respiración rítmica y cómoda es una parte importante de la ejecución de posturas como éstas. Cuando nos ponemos tensos, tendemos a retener la respiración, tensando los músculos y dificultando el movimiento. Ésta es la razón por la que el equilibrio es vital y el flujo de respiración deja que el cuerpo, y el cerebro, funcionen de forma natural. Si tiene algún problema con estos movimientos, antes de nada túmbese boca arriba y preste una atención especial al flujo de su respiración.

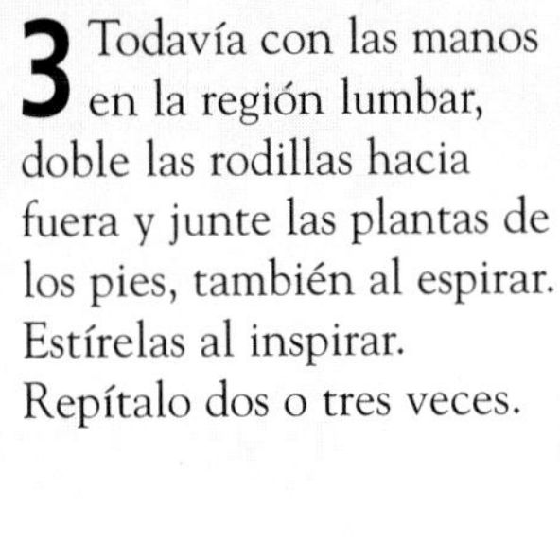

3 Todavía con las manos en la región lumbar, doble las rodillas hacia fuera y junte las plantas de los pies, también al espirar. Estírelas al inspirar. Repítalo dos o tres veces.

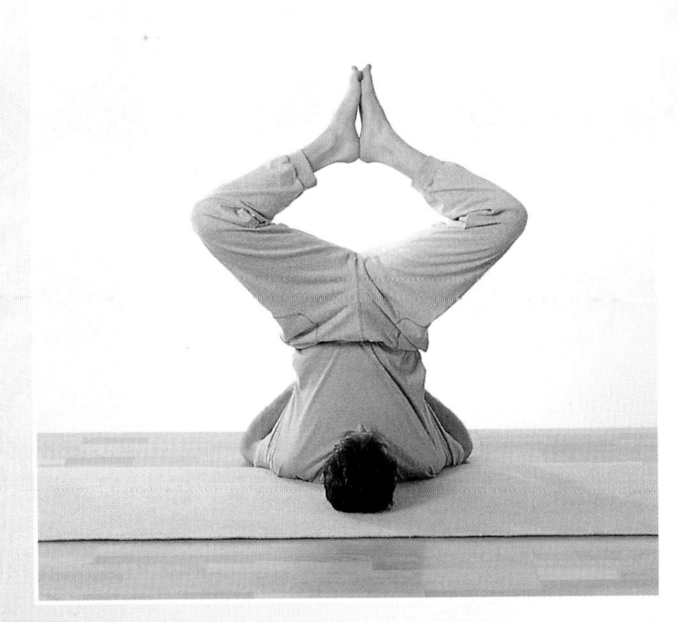

4 Finalmente, quite las manos de la espalda y estírelas a los lados, con las palmas de las manos contra los muslos. Mueva las piernas un poco hacia delante para mantener el equilibrio, pero procure que el movimiento sea lo más pequeño posible. Manténgase así mientras se sienta cómodo, respirando tranquilamente y dejando que una sensación de paz le recorra tanto el cuerpo como la mente. Antes de bajar las piernas, coloque de nuevo los brazos sobre el suelo detrás de usted para soportar el peso del cuerpo y dejar que las piernas bajen lentamente hacia el suelo. Relájese durante un minuto o dos.

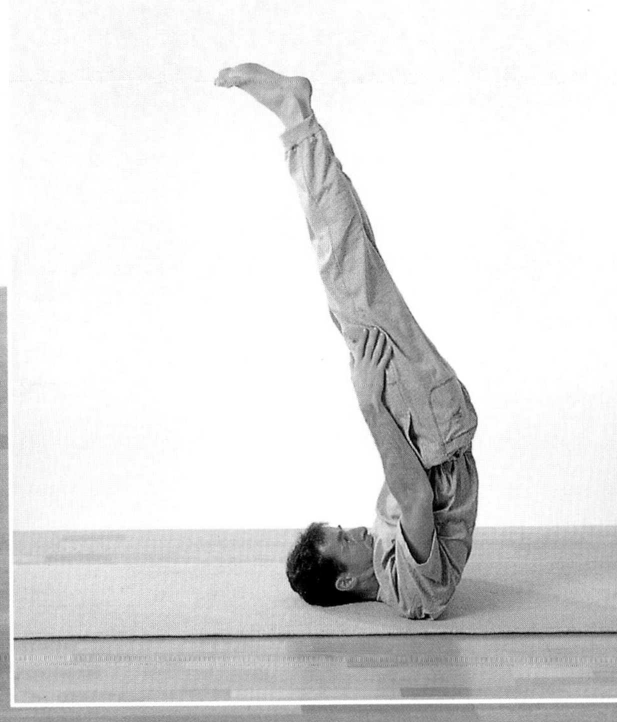

CONCENTRAR LA ENERGÍA

Trabajar constantemente con la combinación de cuerpo, energía, cerebro, mente y conciencia, aumenta la habilidad para controlar de forma más completa muchos aspectos de la vida. Como ya sabe, a través de la visualización, es posible intensificar el flujo de energía del cuerpo y, si lo ha practicado con constancia, los resultados serán ya apreciables. Ahora puede progresar para aliviar y curar zonas específicas que nos causan malestar.

Ante todo, recuerde que todo problema tiene un vínculo mental, así como uno físico. Si una parte del cuerpo resulta dañada en un accidente, el cerebro a veces vincula este daño con alguna dificultad mental como el miedo, enojo, preocupación, por ejemplo. Esta vinculación eleva la tensión, tanto física como mental, lo que impide el proceso de alivio, levantando barreras que impiden que los alimentos nutritivos, los anticuerpos, etc, se introduzcan en el área adecuada. Un enfoque mental en calma

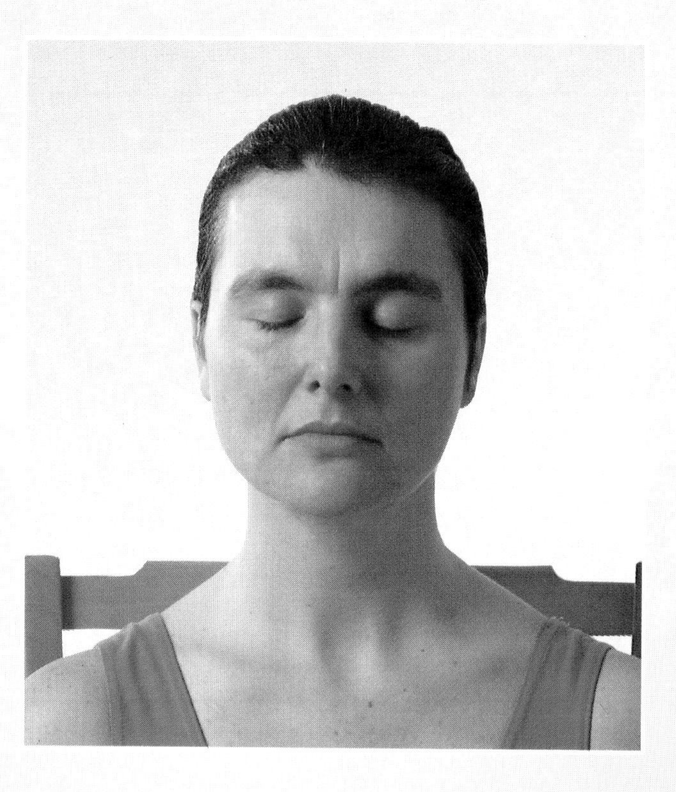

(recuerde cómo la imaginería con arcilla para modelar podía liberar resentimiento y frustración) necesita unirse a un aumento de la energía corporal, para estimular un flujo de energía que relajará el cuerpo y permitirá que el proceso de alivio fluya naturalmente.

El flujo de respiración, que es la vida misma, está en el centro de este flujo de energía. Ahora ya sabe cómo sentarse eficazmente, cómo respirar lenta, tranquila y rítmicamente y cómo dejar que la mente se inunde del concepto de energía y alivio.

Para ilustrar lo anterior, imagínese que se ha hecho daño en una rodilla. Recuperarse de ese daño es un proceso natural del cuerpo, que ni siquiera la mejor atención médica por ella misma puede curar. Esto estimula la propia capacidad del cuerpo a sanar. Se trata de un proceso básico, completamente sin efectos secundarios. Esto forma parte también de lo que podríamos llamar diseño corporal, ya que es central para el concepto global de conciencia.

MENTE Y CURACIÓN

El daño provocado a una parte del cuerpo se traducirá en tensión y en una reacción de «mensajes de malestar» transmitidos al cerebro. Esto a su vez puede convertirse en mensajes negativos que el cerebro transmite a la parte dañada, retrasando e incluso impidiendo el proceso de curación. Sin embargo, la mente posee un inmenso poder y si, con gran concentración, nos aseguramos de que envía fuertes mensajes de oposición, el cerebro los aceptará y actuará sobre ellos.

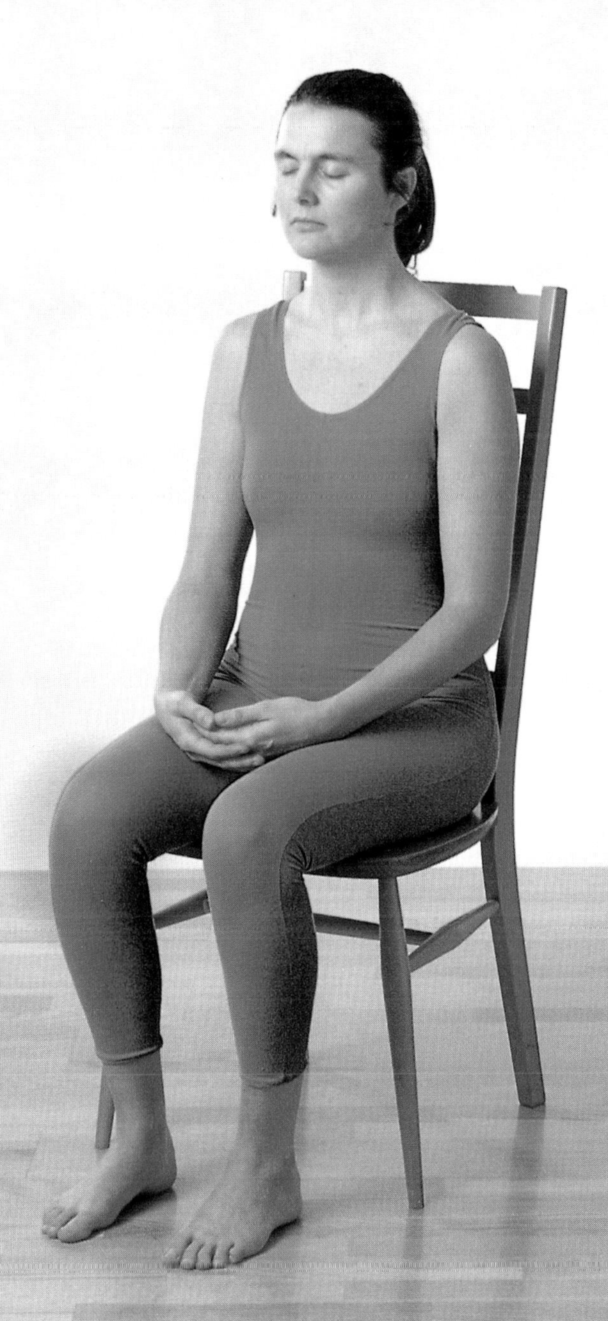

Siéntese en una silla, o en el suelo, en posición correcta, con los ojos cerrados. Preste atención al flujo tranquilo de su respiración. No se apresure. Después de un momento breve, sienta cómo la energía en la respiración fluye hacia la cabeza al inspirar y hacia abajo recorriendo todas las partes del cuerpo al espirar. Sienta cómo se relajan los músculos de la cara y como todo el cuerpo responde a este flujo lento y suave. En breve, el cuerpo entero se sentirá cálido y hormigueante.

Concentrarse

Ahora lleve su mente a la parte del cuerpo que le está causando molestias y de ahora en adelante deje que cada espiración fluya a través de ella. No tenga en cuenta el resto del cuerpo.

Si es una rodilla la que causa molestias, deje que la mente se sumerja sólo en esa rodilla y en nada más. Cada vez que espire sienta la cálida energía fluir a través de la rodilla: siéntala radiar, hormiguear. No deje que intervenga ningún otro pensamiento; está completamente centrado en el flujo de energía y en la rodilla dañada. Sentirá cómo la tensión disminuye al tiempo que la circulación mejora y se continúa el flujo esencial de salud.

Calcular el tiempo

Dedíquele a esto al menos diez minutos, aumentando hasta 15 o 20. No espere ningún milagro, pero sea consciente del progreso continuado. La rapidez de la recuperación dependerá de un número de factores diferentes, de modo que sea paciente.

CONTINUAR EL PROGRAMA

Las posturas invertidas han desempeñado siempre un papel principal en yoga. Que es algo natural puede verse en el hecho de que a todos los niños llenos de energía y salud les gusta hacer el pino con la cabeza.

Hay muchas razones para pasar un poco de tiempo al revés; una práctica es que proporciona una oposición útil al proceso constante de gravedad.

La inversión es estimulante, tanto mental como físicamente. Sin embargo, proceda con sentido común y, si sufre de problemas de tensión o de corazón, consulte primero a un buen profesor.

POSTURAS
La Posición de Hombros es llamada a veces también la postura Patas arriba. Si se toma su tiempo y se establece una sensación real de equilibrio mental y físico, puede progresar de una postura relativamente simple a mantener la posición sobre los hombros, sin necesidad de apoyarse con los brazos. Recuerde que debe mantener los hombros libres de cualquier tensión y dejar que sean éstos los que soporten el peso.

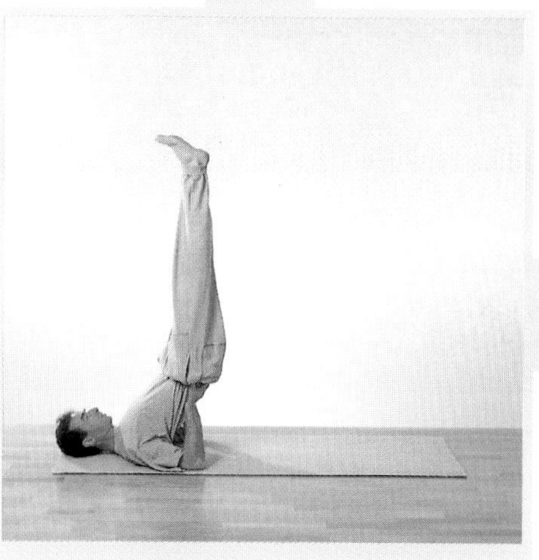

POSICIÓN DE MEDIO HOMBRO **Página 45**

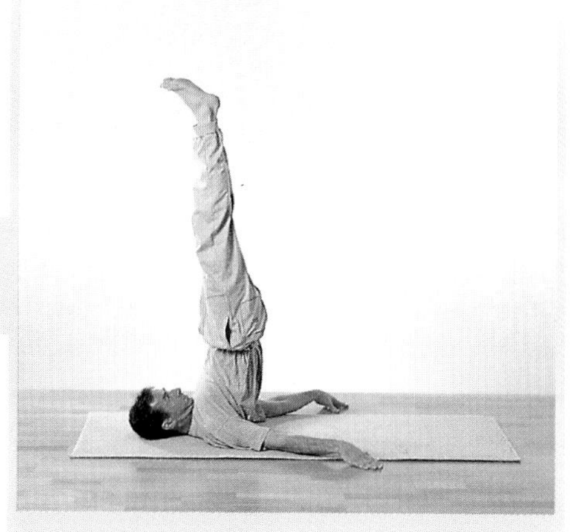

POSICIÓN DE HOMBROS **Página 136**

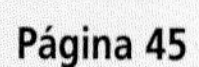

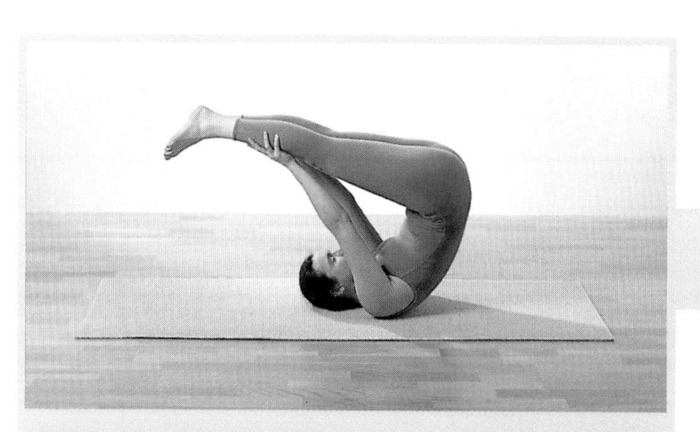

POSTURA DE LA TRANQUILIDAD **Página 56**

La Postura de la Tranquilidad y el Arado proporcionan también una variedad de beneficios. Es muy importante mantener el control en todo momento. No se caiga nunca ni de éstas ni de cualquier otra postura. Los brazos, colocados en el suelo, son unas palancas eficaces.

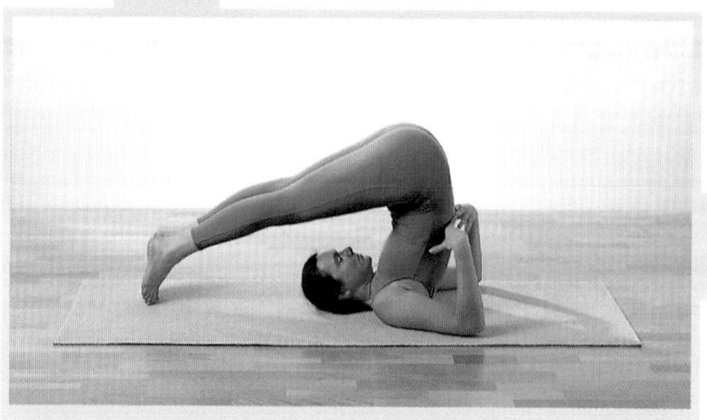

ARADO **Página 57**

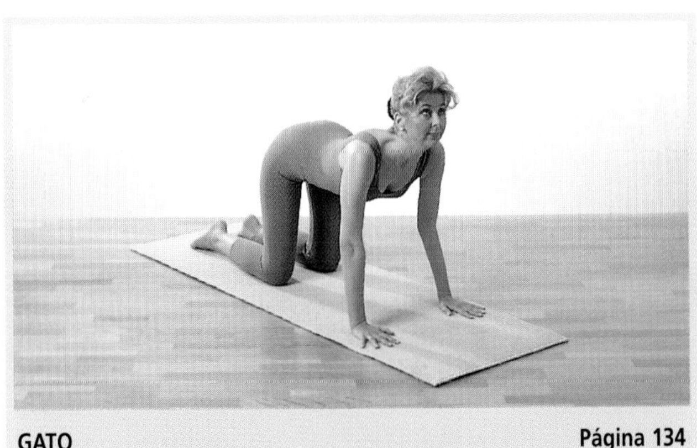

GATO Página 134

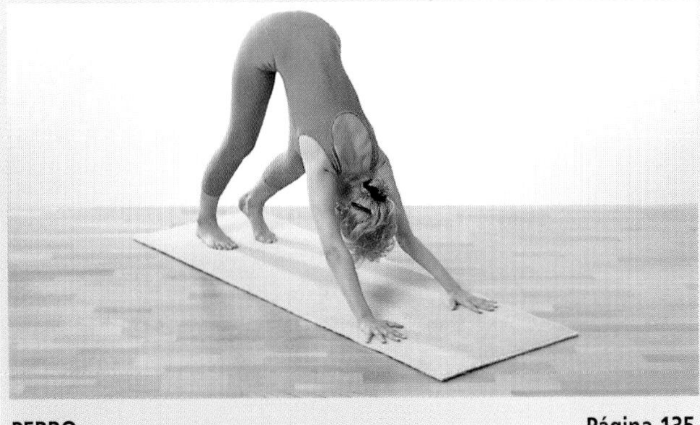

PERRO Página 135

El Perro para el Gato no es estrictamente una postura invertida, pero su valor es parecido. Recuerde con qué facilidad y con qué ganas se estiran los perros y los gatos. Si ellos pueden hacerlo, usted también puede.

El último swami Sivananda, médico antes de convertirse en yogin, declaró: «Se necesitan 40 músculos para fruncir el entrecejo y sólo 15 para sonreír. ¿Por qué desperdiciar energía?»

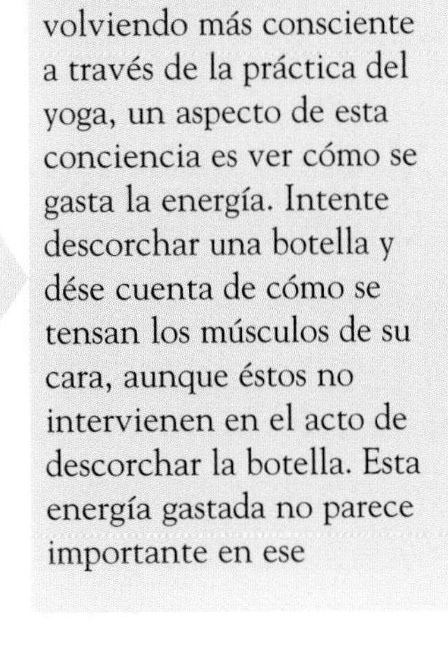

Conforme se vaya volviendo más consciente a través de la práctica del yoga, un aspecto de esta conciencia es ver cómo se gasta la energía. Intente descorchar una botella y dése cuenta de cómo se tensan los músculos de su cara, aunque éstos no intervienen en el acto de descorchar la botella. Esta energía gastada no parece importante en ese momento, pero se va sumando. En cualquier día normal, usted puede gastar una cantidad bastante importante, y se preguntará por qué está cansado. Conseguir el máximo con la mínima tensión, mental y físicamente, es esencial para el arte de vivir.

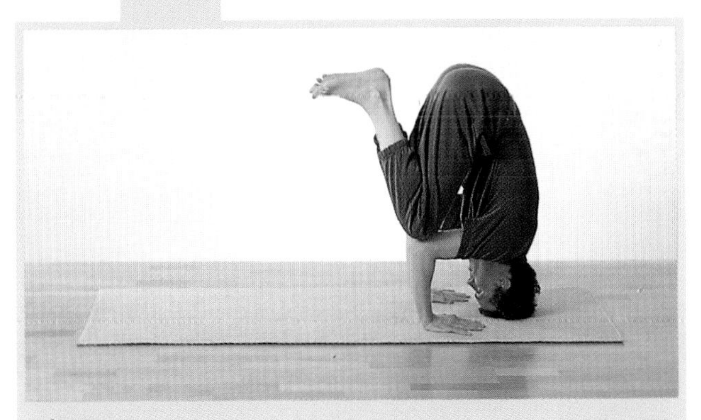

TRÍPODE Página 132

El Trípode es una importante lección de precisión. Es muy importante formar un triángulo equilátero y comprobar que los brazos hacen un ángulo de 90º. Esta postura ayuda en gran medida en la conciencia corporal.

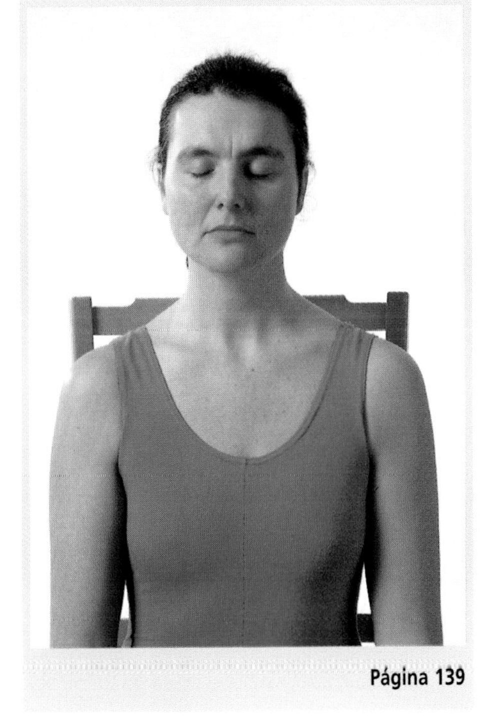

Página 139

MES

12

DOCE

ADAPTAR LAS POSTURAS A LAS NECESIDADES

OBJETIVOS DEL MES

Ya ha ido quedando claro que el yoga no es un mero sistema en el que se sigue un esquema establecido. Es un proceso de autorrealización y por consiguiente se tiene que ir comprendiendo los principios para después adaptarlos a las necesidades de cada uno. Ya se está acercando al final de su primer año de práctica, y debería ser consciente de que el progreso reside en su propio enfoque. Aunque los profesores de yoga pueden ayudar, el verdadero conocimiento reside en usted. Este conocimiento se hace cada vez más aparente a través de una armonía en calma y del desarrollo de la capacidad de estar tranquilo.

CONTROLAR EL ESTRÉS

Ya hemos tenido en cuenta algunas respuestas para los altibajos de la vida cotidiana; ahora ha llegado el momento de considerar este aspecto algo más en profundidad. Una afirmación frecuente es: «El estrés de una persona es el reto de otra.» No podemos evitar los retos de la vida, pero sí podemos controlar nuestra respuesta hacia ellos.

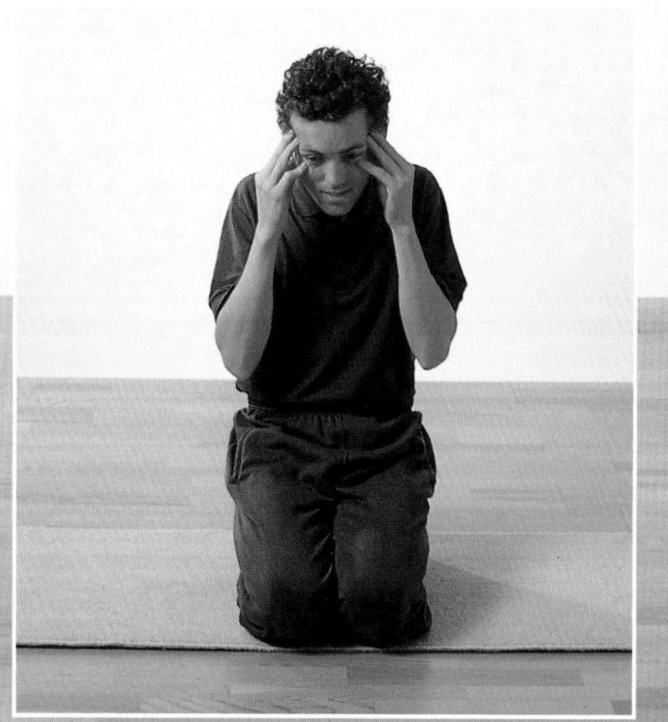

Mientras que la vida parece convertirse en una carga demasiado pesada para nosotros, exteriormente puede parecer que somos capaces de sobrellevarla. Sin embargo, a nivel psicológico están ocurriendo cosas que pueden ser extremadamente perjudiciales. La respiración se ve afectada, el sistema nervioso y muscular del cuerpo se pone en tensión y, a su vez, se impide que los órganos trabajen adecuadamente.

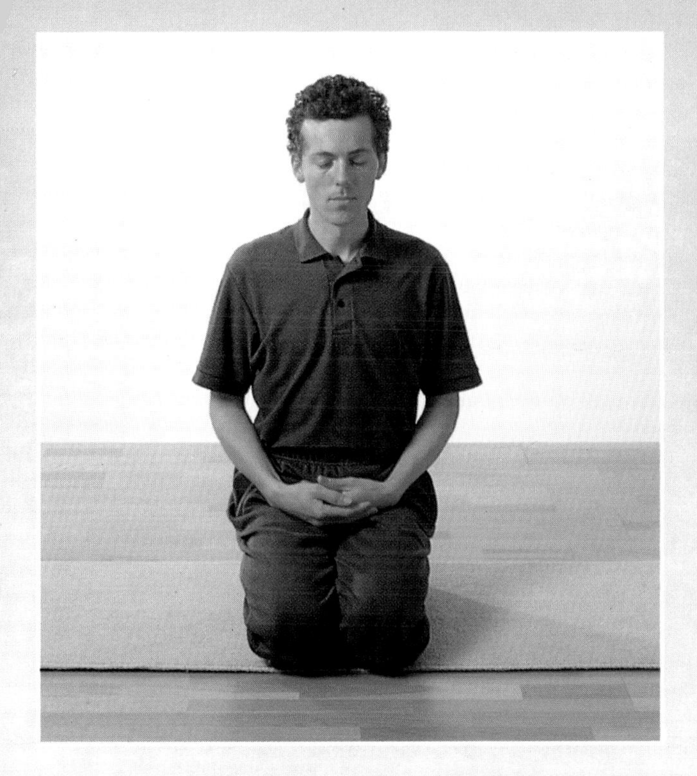

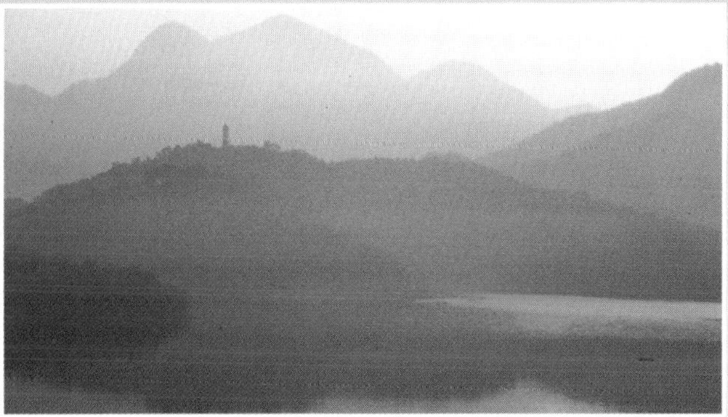

El cerebro responde según el impulso más eficaz que recibe. Ésta es la razón por la que las técnicas meditativas y de visualización han demostrado la importante capacidad de los seres humanos para conseguir calma aun cuando las cosas parecen ir muy mal. Puede rechazar la sensación de que las cosas lo están aplastando sentándose e imaginándose un hermoso amanecer.

«Vea» la luz aparecer en el cielo, después el sol, abriéndose camino lentamente en el cielo, rodeado de una bonita luz roja y dorada. Conforme desarrolle esta imagen interior, la sensación de tensión irá remitiendo.

Dejando a un lado prácticas como la meditación y la visualización, las *asanas* pueden emplearse para superar los problemas mentales, a condición de que las enfoquemos correctamente. Si se siente perturbado, recuerde, por ejemplo, la Postura de la Tranquilidad (ver página 56). Su nombre habla por sí mismo y si aleja los pensamientos perturbadores y se entrega a esta postura invertida, obtendrá una gran sensación de calma.

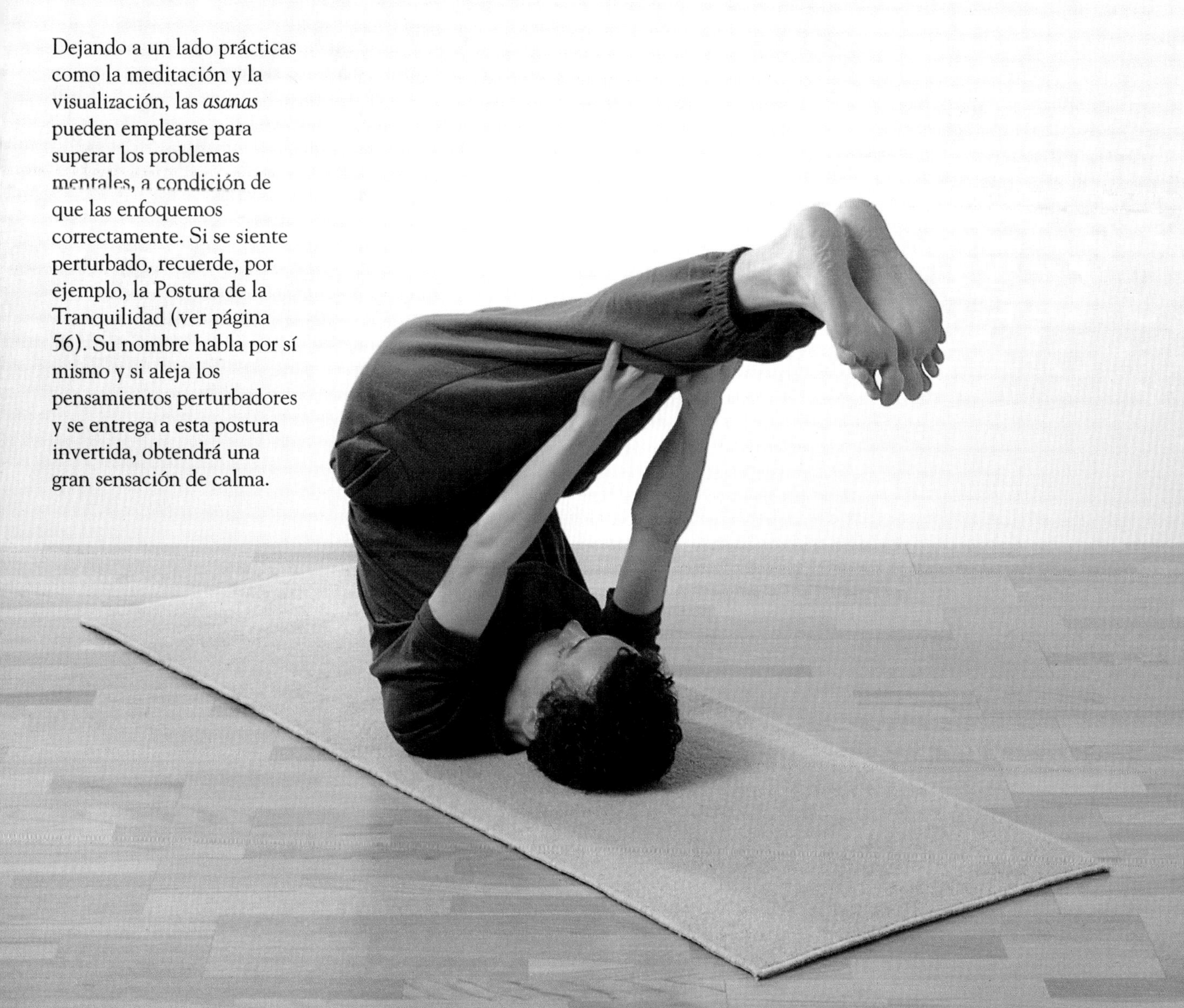

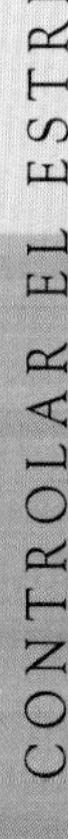

LA TERAPIA DEL AMOR

No se puede negar la importancia fundamental del amor en la vida. Debido a que la gente tiende a compartimentar su vida, a menudo asocian el amor sólo con las relaciones humanas, e incluso lo limitan a la actividad sexual. Pero el amor no tiene límites: el amor a la vida misma, el amor por las cosas hermosas y el amor a Dios son todos aspectos de un mismo sentimiento. El efecto del amor sobre el cuerpo es muy notable: una persona que no se siente amada está tensa, cortante y susceptible, mientras que otra que siente la emoción del amor está relajada, es dulce y cálida. El amor es una experiencia mucho mayor que la de las relaciones inmediatas, y puede utilizar ese sentimiento maravilloso para mejorar su salud. Esto, a su vez, potenciará el sentimiento.

1 Usted ya ha desarrollado su ejecución del Estiramiento Posterior del Cuerpo, trabajando lenta pero progresivamente. Ahora progresará completamente al área de la beneficiosa visualización. Ejecute la postura igual que antes. Cuando esté estirado todo lo cómodo que pueda, tome conciencia del ritmo de su respiración y, tras un minuto o dos, vea, en su imaginación a alguien a quien usted ama, delante de usted, alargando sus manos para tocar las suyas. Elija una imagen de amor: un pariente, un amigo, Jesucristo o el lord Krishna. Estírese hacia delante para agarrar las manos ofrecidas.

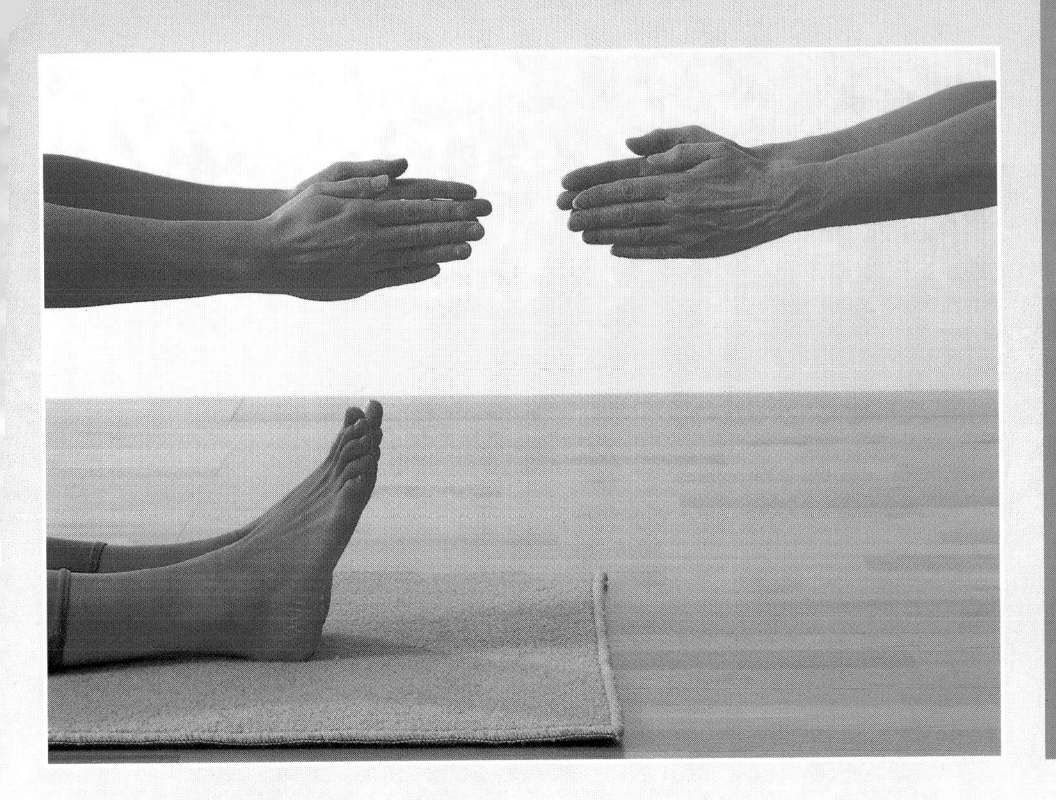

POTENCIAR LA PAZ MENTAL Y FÍSICA

El objetivo en yoga no es imitar servilmente todas las técnicas ofrecidas, sino absorber el concepto para después progresar hacia su propia realización. Con el tiempo, todas las posturas pueden vincularse con la visualización para potenciar la paz y la armonía tanto mental como física.

2 Deje que el ritmo de su respiración sea el flujo de su sentimiento de amor. Cada vez que espire deje que sus manos se estiren un poco más hacia delante. Pronto sentirá la sensación de los dedos que se tocan y por fin el abrazo de las manos. Pierda toda conciencia del tiempo. Finalmente, permita que la visión se desvanezca, pero deje que la sensación de amor permanezca. Por último, al aspirar, póngase derecho estirando el tronco en el aire antes de relajarse completamente. Mente y cuerpo se sentirán amorosamente estirados.

3 Continúe ejecutando la Cobra como de costumbre. El sentimiento de amor puede potenciarse considerando las maravillas de la naturaleza. Por ejemplo, imagínese una escena otoñal, llena de tintes dorados y continúe mirándola, dejando que todo su cuerpo se relaje. De nuevo, deje que la visión se desvanezca un poco antes de espirar y relájese.

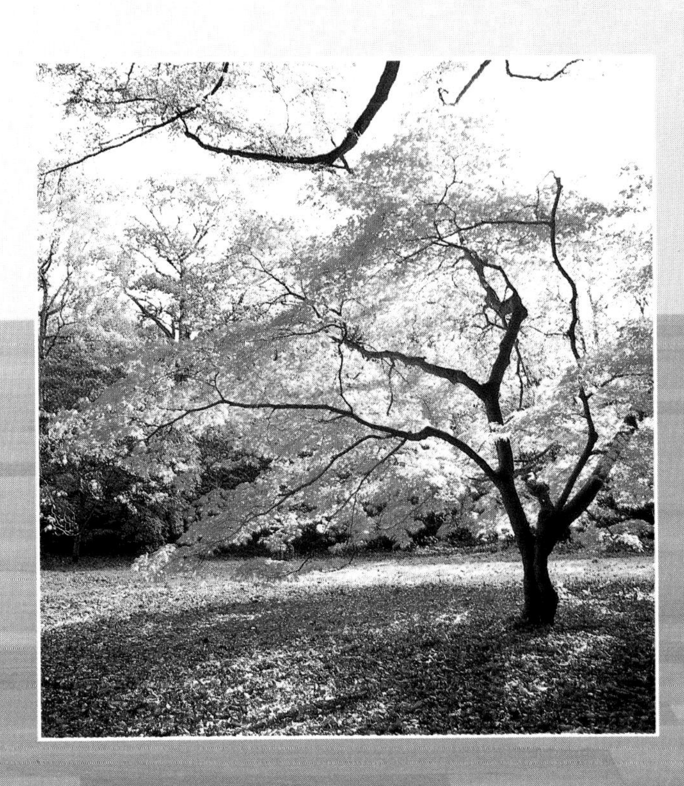

ADAPTAR LA RELAJACIÓN A LA NECESIDAD

Mientras más progresa en yoga, más descubrirá que tiene muchos medios de control a su disposición. Las asanas, la visualización y la meditación son herramientas poderosas. La relajación también puede desarrollarse de modo que mejore el bienestar general. No se trata simplemente de sentirse bien, sino en realidad de promover sensaciones que son realmente beneficiosas.

Una inmensa gama de actividad comienza como resultado de los mensajes transmitidos a las glándulas del cerebro. El hipotálamo y las glándulas pituitarias, a veces conocidas como las glándulas de mando, son esenciales para esta actividad. Resulta interesante que el conocimiento clásico del yoga sitúe una *chakra*, o área de energía, en este punto. Se le da el nombre de Ajna y se describe como la *chakra* del mando. Como señales, en gran medida basadas en impulsos sensoriales, se transmiten a esas glándulas, de modo que ellas, a su vez, envían mensajes que afectan finalmente a todos los aspectos de nuestra vida.

Respuesta de Lucha o Huida

Si el mensaje es alarmante, se ponen en juego medidas defensivas. Cuando la alarma es intensa, la respuesta se describe como Lucha o Huida, como la preparación para una acción de emergencia. El problema es que muchos factores de estrés no aliviado activan aspectos de esta respuesta sin ofre-

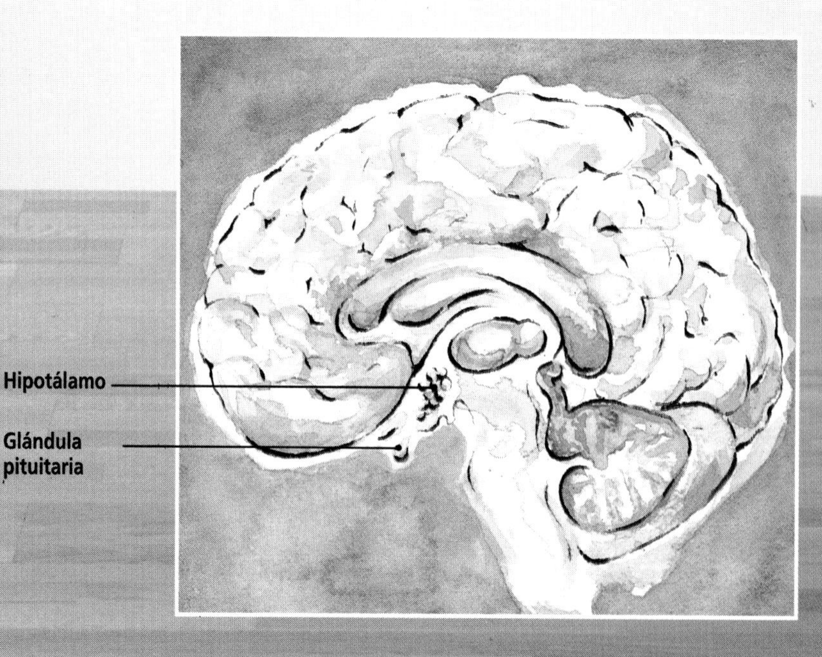

cer ninguna forma física de disipación y, en consecuencia, los cambios que en un principio deberían ayudar se convierten sin embargo en perjudiciales. Por ejemplo, el azúcar en la sangre, liberada para estimular la energía, no se disipa y puede obstruir las arterias.

Respuesta de Relajación

Otros mensajes a las glándulas, los de paz y armonía, fomentan lo que llamamos la Respuesta de Relajación. A través del cuerpo se transmiten señales de calma, lo que estimula una función equilibrada y sana.

La relajación es un modo ideal de enviar señales beneficiosas hacia las glándulas de mando. Los beneficios pueden ser tremendos y de gran alcance. Dos áreas importantes en las que se ha investigado mucho son las enfermedades cardíacas o la presión sanguínea alta, pero pueden aliviarse también muchos problemas igualmente peligrosos.

APRENDER A RELAJARSE

Puede practicar el arte de la relajación en cualquier momento y lugar. Si siente que algún pensamiento perturbador lo está molestando, siéntese cómodamente erguido, cierre los ojos, deje que su respiración se vuelva lenta y calmada y deje que el pensamiento perturbador se rompa en pedazos, igual que una ola contra las rocas. No espere un éxito inmediato; persevere hasta que ocurra la reacción adecuada. Una completa relajación debería utilizarse en conjunción con esos breves momentos.

Ahora ya sabemos cómo tumbarnos y relajarnos eficazmente, manteniendo la tensión física en un mínimo y, en consecuencia, reduciendo la tensión mental. En la relajación nosotros somos los observadores, por lo que, mientras esté en esta posición, simplemente traslade su conciencia a la cabeza y tan sólo acepte el conocimiento de que el cerebro está manejando una provisión interminable de señales. Sea consciente también de que la calma que está introduciendo, unida a la paz de la respiración, está afectando la respuesta de esas señales de forma que una respuesta de alarma se convierte en otra relajada y pacífica. No es tan específico como la visualización; está fomentando una sensación general de relajado bienestar, potenciado por el uso relajado y eficaz del cuerpo.

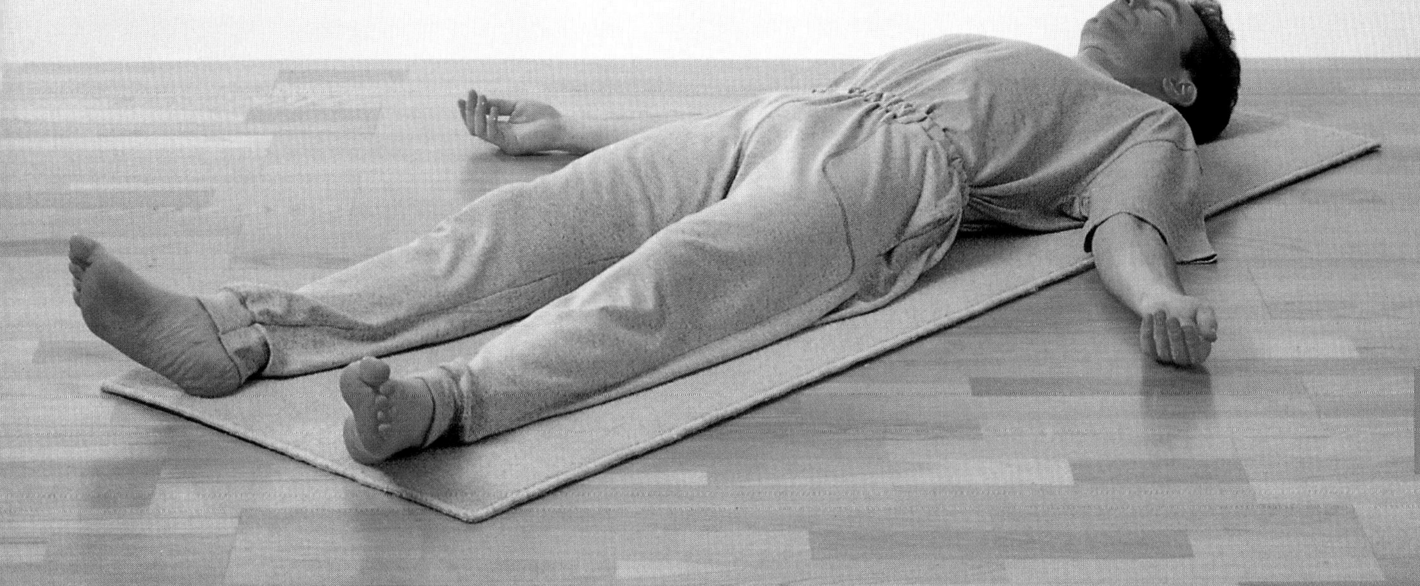

AJUSTAR EL SONIDO A LA NECESIDAD

Hace muchos años, los yogis estudiaron la importancia del sonido. Usted ya conoce el sonido «Om», llamado en sánscrito pranava, *o el sonido primitivo, y el efecto calmante que este sonido crea. Pueden descubrirse sonidos internos y, al mismo tiempo que es obvio que tienen una explicación natural, es sorprendente lo beneficiosos que pueden ser. Una técnica clásica, que elimina ampliamente los sentidos externos, nos ayuda a unirnos más a los internos.*

1 Siéntese cómodamente erguido, coloque un pulgar firmemente en cada oreja, bloqueando el sonido externo.

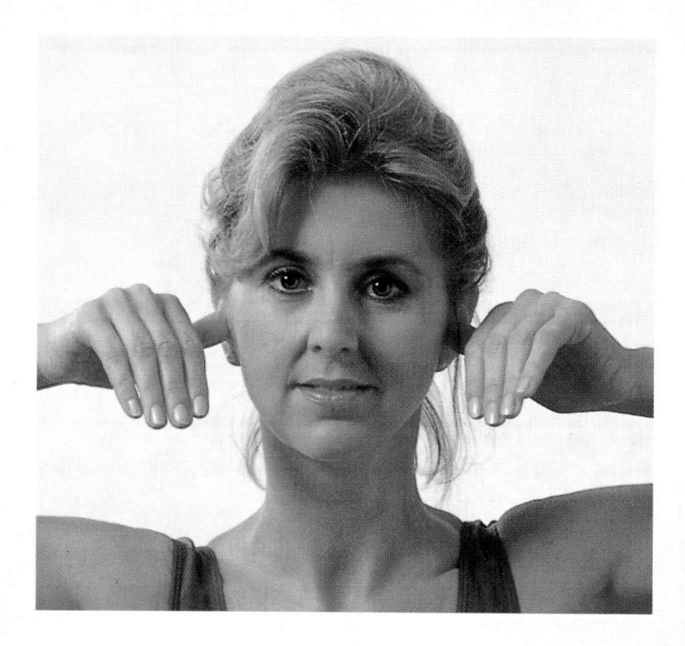

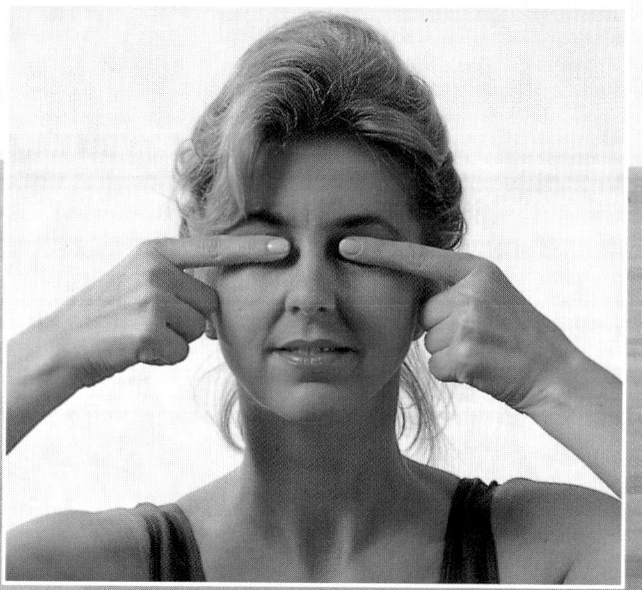

2 A continuación coloque los dedos índices sobre los párpados cerrados, cortando la vista.

MEJORAR LA CONCIENCIA

Mejorar nuestra conciencia es esencial para una vida eficaz. Necesita ser consciente de su cuerpo, tanto por fuera como por dentro, del mismo modo en que un director general que trata de hacer bien su trabajo necesita conocer en profundidad cada uno de los aspectos de las actividades de la compañía. Todos estos diferentes aspectos del yoga le ayudan a estar en contacto con su cuerpo, su respiración, su cerebro, su mente y su conciencia.

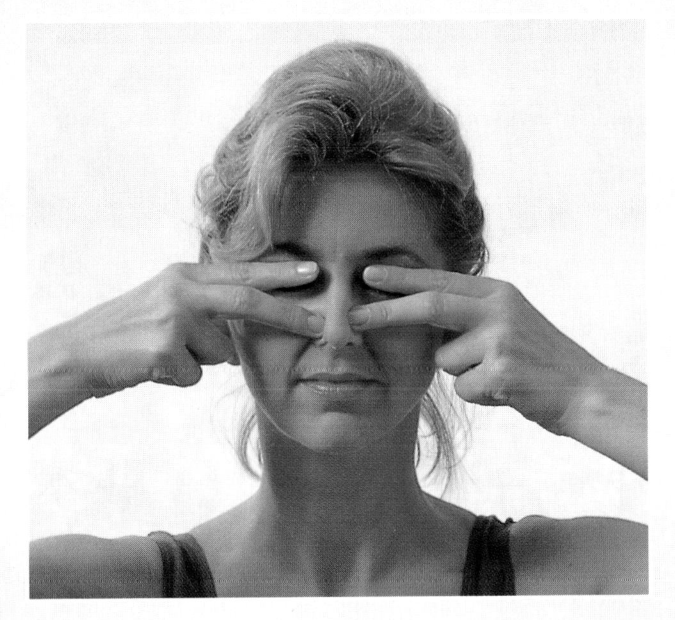

3 Los dedos segundos descansan sobre los orificios nasales, reduciendo la respiración a un proceso muy fino y suave.

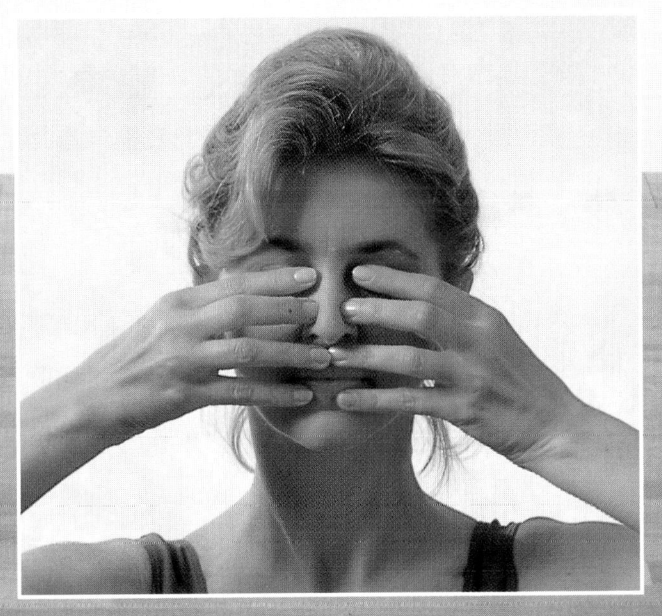

4 Los dedos terceros y cuartos cubren los labios inferior y superior, apretándolos juntos y eliminando el habla. Mantenga la presión, manteniendo una respiración muy fina y suave. El resultado será una penetración en la inmensa actividad mental que usted normalmente nunca oye, con el sonido del pulso como latido. Esto nos recuerda sorprendentemente que dentro de nosotros hay una especie de fábrica actuando casi continuamente. Todas estas actividades están diseñadas para funcionar rítmicamente. Cuando nos ponemos malos hablamos de enfermedad, en otras palabras, el cuerpo ha perdido su ritmo natural.

Si la presión continúa, con el tiempo oirá un sonido claramente distinguible, atravesando los ruidos de la fábrica. Escuchar este sonido trae con él una sensación de tranquilidad.

PROGRESAR HACIA LA CONTEMPLACIÓN

Avanzar por el verdadero camino de la meditación se llama Raja Yoga*, o el Rey de los Yogas. El objetivo es acercarse cada vez más a la unión que forma la base completa de la vida. Mientras que sólo unos pocos son los llamados a explorar este sendero hasta el final, los pasos a lo largo del camino son tremendamente beneficiosos para todo el mundo. En muchos aspectos de nuestra vida sentimos que si nos las «arreglamos» lo estamos haciendo bien, aunque siempre queda esa sensación de remordimiento en lo más hondo de nuestra mente de que hay algo más, algo maravilloso por experimentar. La meditación comienza con la concentración: la habilidad de llevar la mente a tener presente exclusivamente un concepto tranquilo. Cuando eso se hace cada vez más posible (lo que no quiere decir dominarlo completamente), puede progresar hacia la contemplación. Esto puede describirse mejor como «llegar a ser una parte de».*

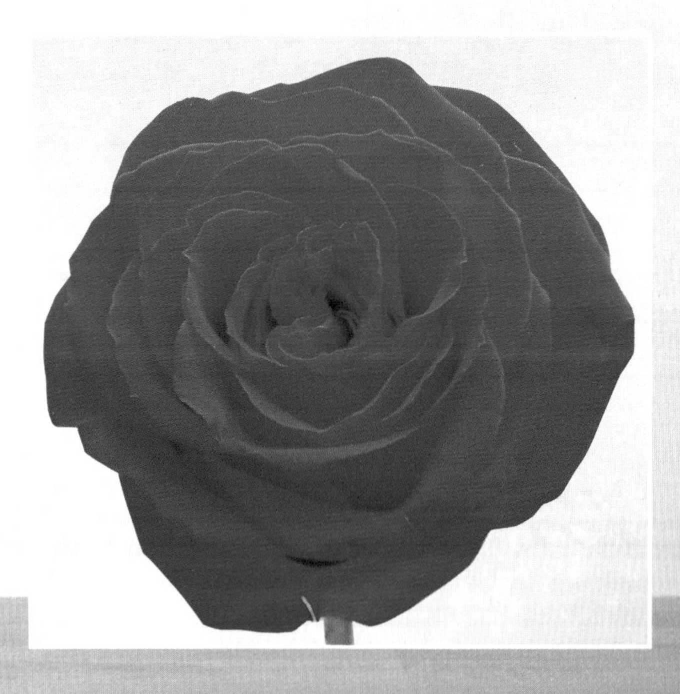

EL ARTE DE SER

El concepto vida implica acción; el de ser implica quietud. Aunque hemos nacido siendo seres humanos, igualmente habríamos podido ser un árbol, un pájaro, una flor. Al desarrollar el arte de la contemplación, es aconsejable sumergirse primero en este pensamiento. Esto hará más fácil ser la rosa, o cualquier otra cosa con la que usted quiera ser un único ser.

A mucha gente le parece que un buen objeto que se puede elegir para la contemplación es la rosa. Se trata de una de las flores más apreciadas. La idea es visualizar una única rosa, primero tomando la forma y el color. A continuación empiece a «ver» la unión de cada uno de los pétalos. En este punto es posible incluso apreciar el aroma de la rosa. La belleza de esta flor es tal que usted puede examinarla minuciosamente con intenso interés. Asegúrese de que se ha concentrado sólo en una flor, no cambie a otra flor ni a otro color.

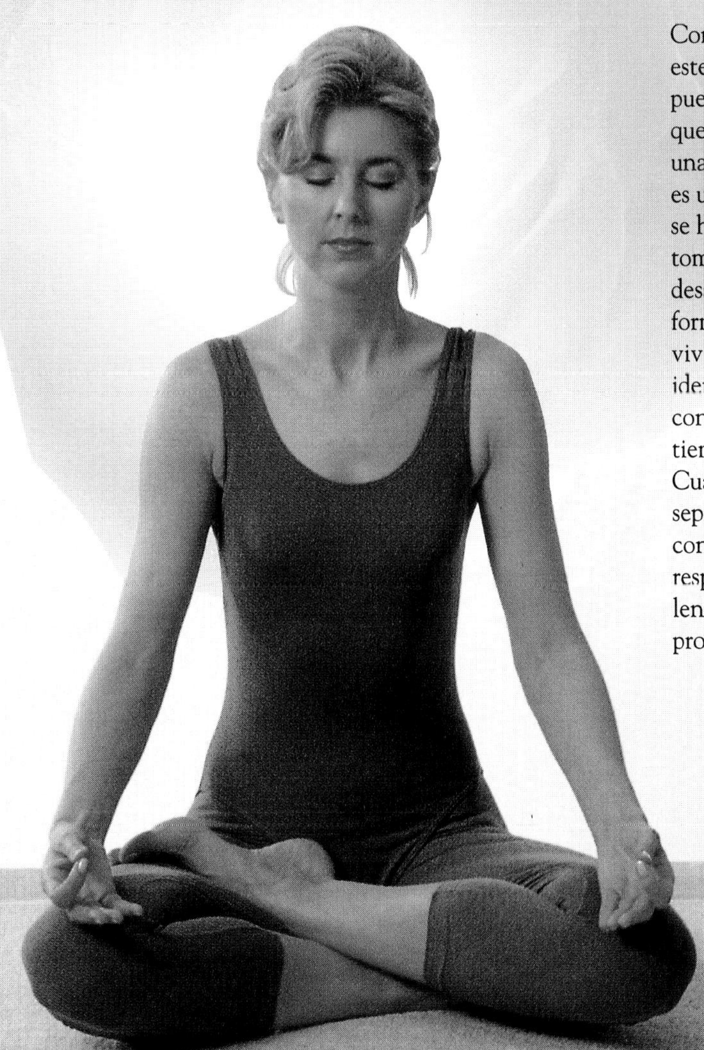

Continuando el proceso de este examen minucioso, puede sentir lentamente que se está convirtiendo en una parte de la rosa. Ya no es un observador extraño, se ha fusionado con ella. Ha tomado su belleza, ha desarrollado su delicada forma, usted es una rosa viviente. Esta sensación de identidad fusionada puede continuar durante algún tiempo, no hay límites. Cuando sienta que se está separando de nuevo, tome conciencia de su respiración y, muy lentamente, vuelva a su propio ser.

PROGRESAR

«Mientras más sabemos sobre el universo, más nos parece que es el producto de un único gran pensamiento»
Sir James Jeans,
eminente físico británico

El yoga es un proceso por el que nos damos cuenta cada vez más completamente de que somos una parte integrante de este único y gran pensamiento. El final de este libro es en realidad un principio. Tiene delante de usted un completo nuevo mundo esperando a ser explorado. A pesar de las afirmaciones de algunos científicos (sin lugar a dudas no todos), es improbable que podamos conocer toda la verdad, pero es una verdadera satisfacción ir desenterrando clave tras clave hasta encontrar que nos acercan cada vez más a ese concepto de identidad o unión al que llamamos yoga. He disfrutado mucho compartiendo mis experiencias con ustedes durante este curso. Aunque nuestros caminos pueden ahora divergir, el objetivo sigue siendo el mismo. Os deseo alegría en vuestro viaje.
Howard Kent

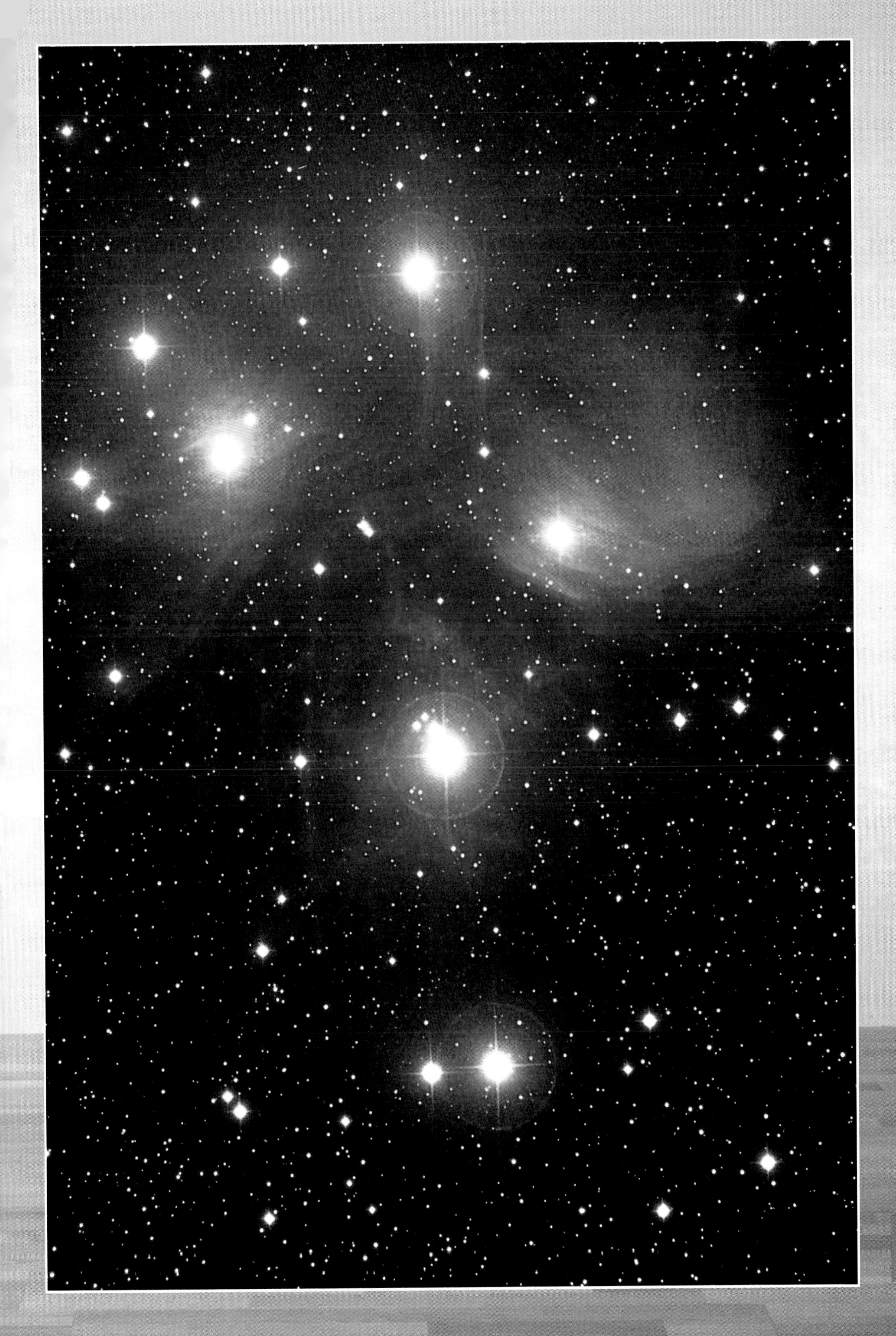

EL LENGUAJE DEL YOGA

Los primeros textos sobre yoga se presentaron en una de las grandes lenguas clásicas del mundo, el sánscrito. Durante un periodo considerable de tiempo sólo se hablaba y las afirmaciones iban pasando de boca en boca, siendo memorizadas y cantadas. Más tarde, apareció un forma escrita de sánscrito, que permitió que los textos se transcribieran. No hay absolutamente ninguna razón por la que los estudiantes de yoga deban intentar dominar el sánscrito, pero es útil comprender los términos básicos, especialmente los de las asanas o posturas, ya que algunos profesores tienden a usarlos exclusivamente.

Las Posturas

Postura: *Asana* (ah-sna) Significa mantener una posición

Respiración de abeja: *Brahmari*

Postura del Loto: *Padmasana*, la más conocida de las posturas con las piernas replegadas. Es una de las numerosas variaciones.

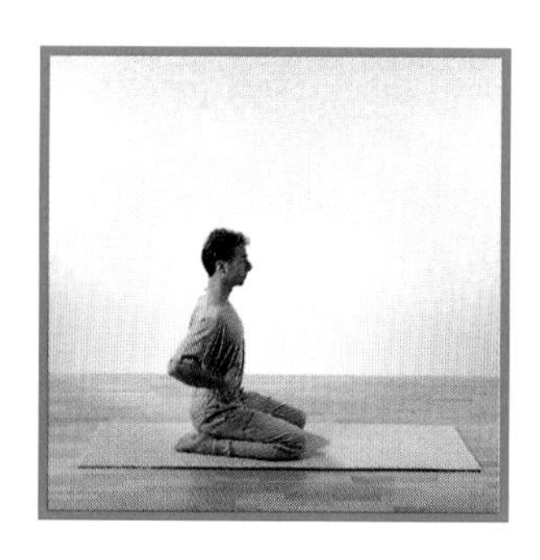

Sentarse sobre los talones: *Vajrasana.*

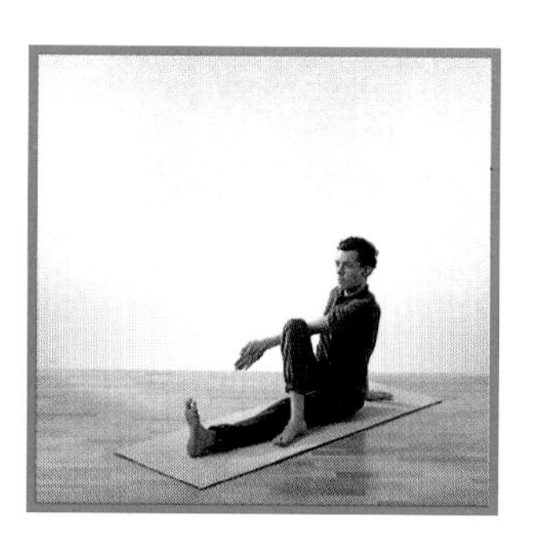

Giro espinal: *Matsyendrasana.*

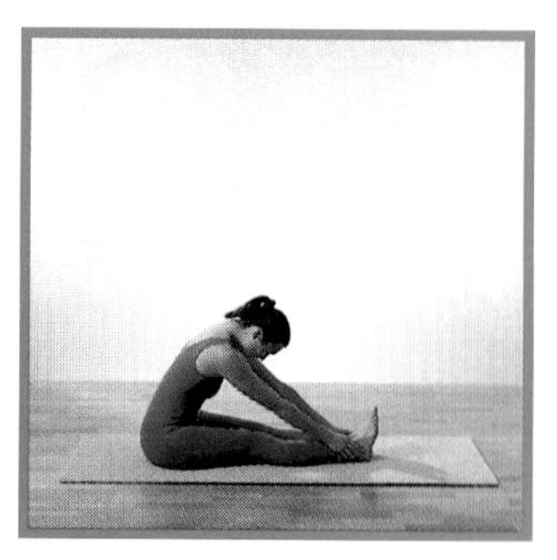

Estiramiento posterior del cuerpo: *Paschimotanasana. Paschima* (paschima) significa el oeste. El cuerpo está mirando hacia el este, de modo que el lado occidental es el que se estira.

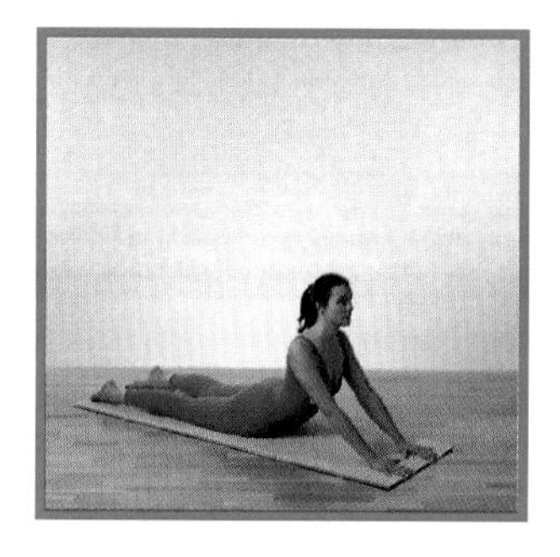

La cobra: *Bhujangasana.*

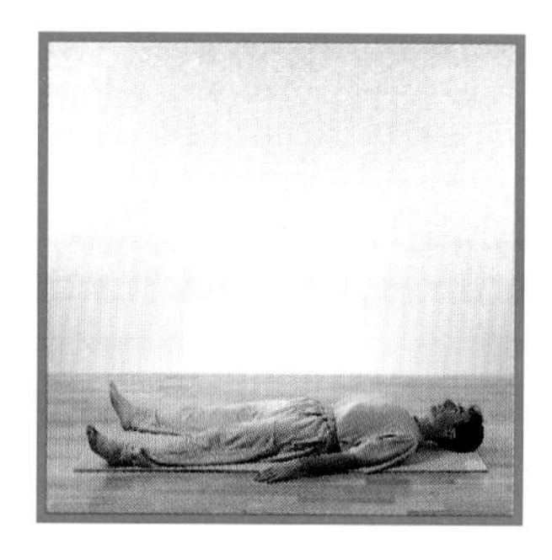

Relajación: *Shavasana*, la postura del cadáver, que es el cuerpo completamente fláccido tras la desaparición del *rigor mortis*.

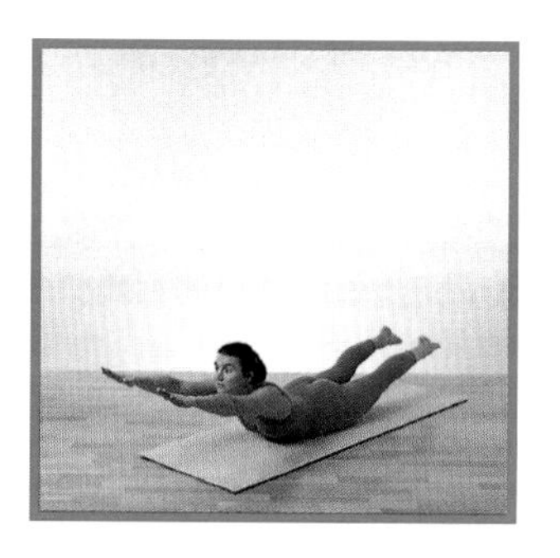

Canoa y Canoa invertida: *Naukasana*

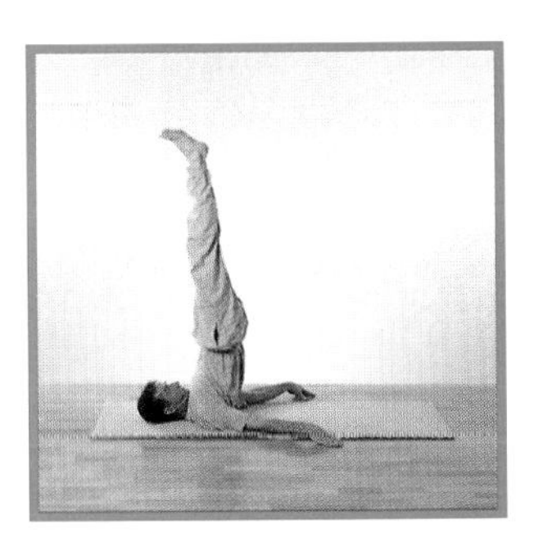

Posición de Hombros: Sharvangasana.

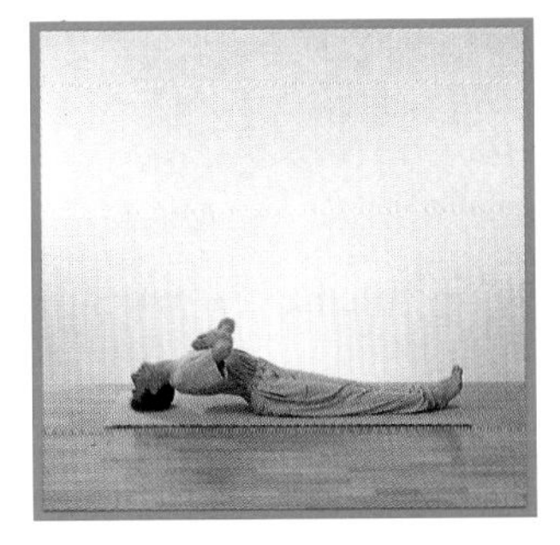

Pez: *Matsyasana*.

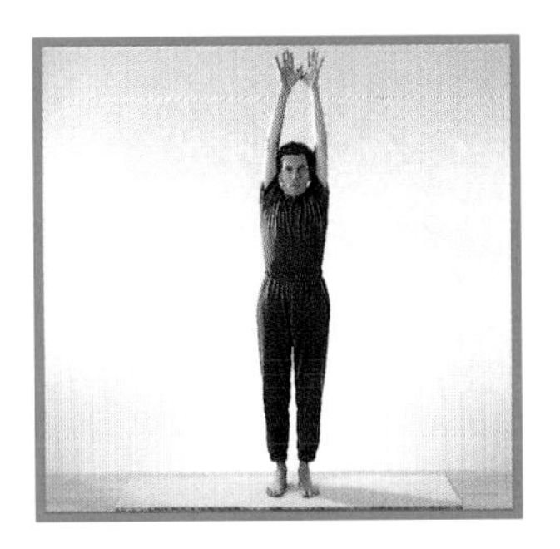

Montaña: *Parvatasana*.

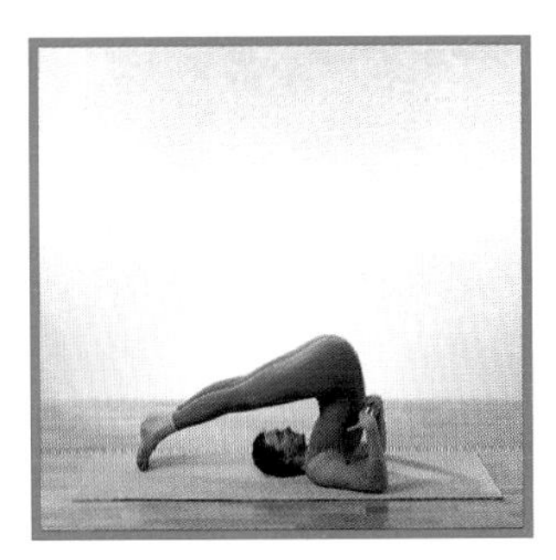

Arado: *Halasana*.

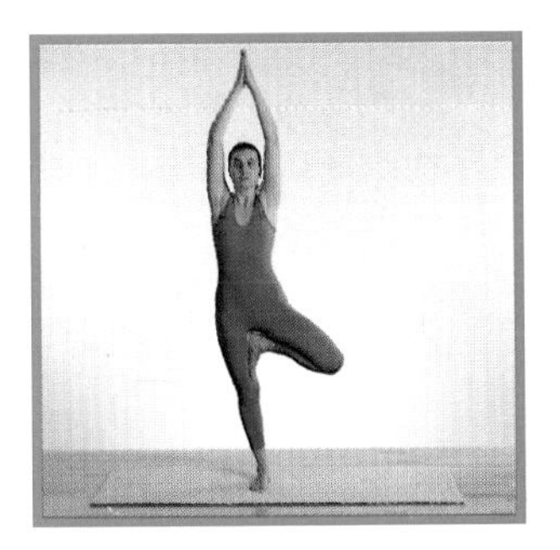

Árbol: *Vrikshasana*.

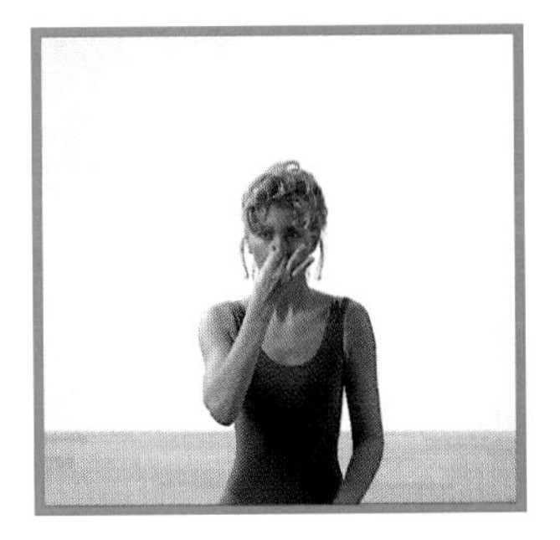

Respiración con orificios nasales alternos: *Nadi Shuddan*. La purificación del sutil sistema nervioso.

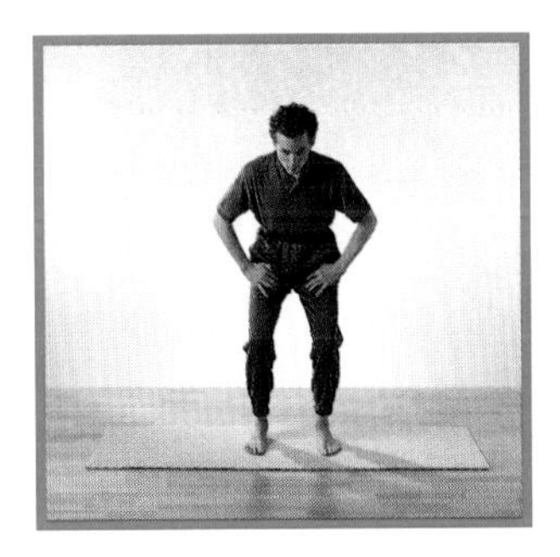

La Respiración del fuelle: *Bastrika*.
Respiración con la cabeza despejada: *Kapalabhanti*.

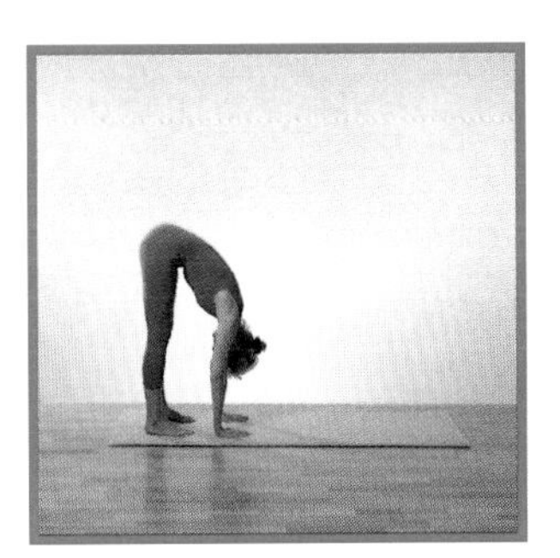

Estiramiento posterior del cuerpo en pie: *Padhastasana*.

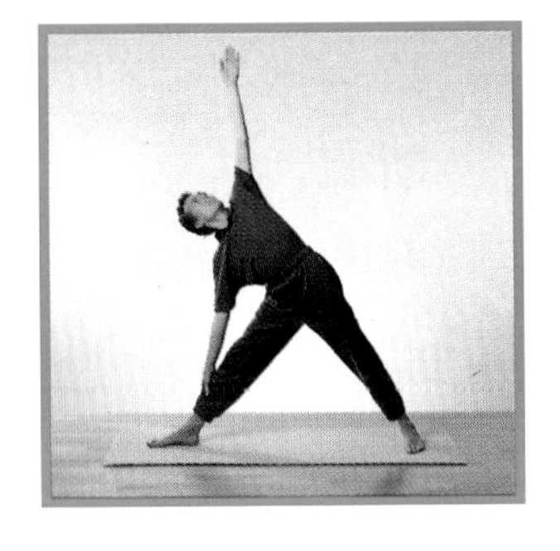

Triángulo: *Trikonasana*.

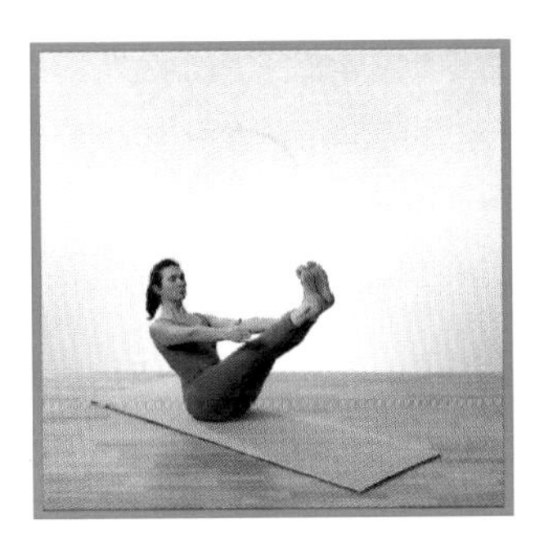

Arco: *Dhanurasana*.

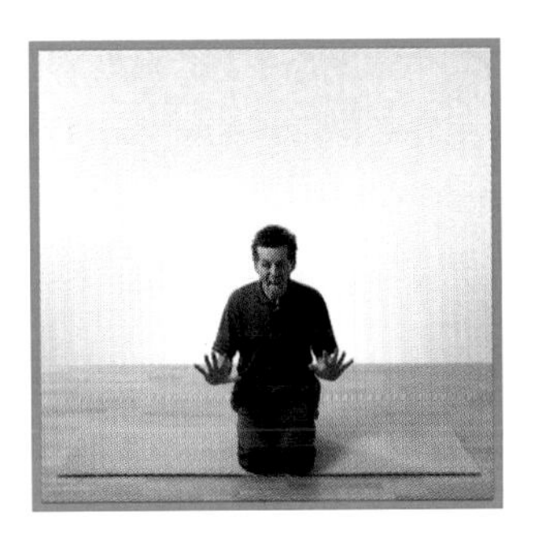

León: *Simbhasana*.

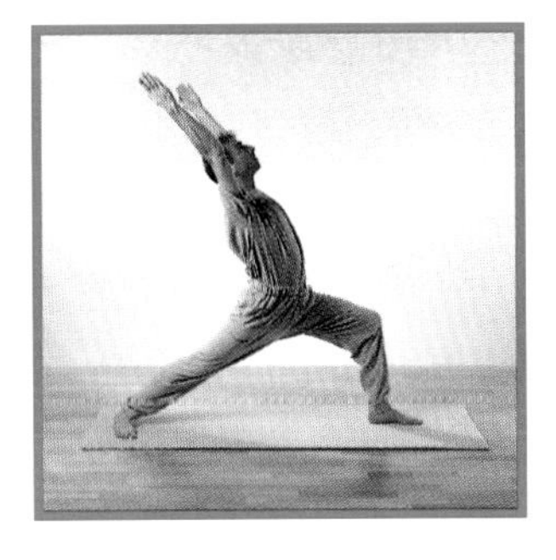

Posturas Hanuman: *Vajrangasana*.

(**Nota:** En algunos casos, en los que no hay acuerdo sobre la terminología correcta para algunas posturas, éstas se han omitido. Del mismo modo, algunas de las posturas que aparecen aquí no son yoga clásico y no tienen un nombre sánscrito).

Otros términos de utilidad

Meditación: La secuencia de meditación determinada como *Dharana* o concentración, *Dhyana* o contemplación y *Samadhi* o el estado meditativo completo, superconsciencia.
Yamas: El modo de relacionarse con otros, es decir, no violentamente, sinceramente, etc.
Niyamas: El modo en que deberíamos relacionarnos con nosotros mismos: con ecuanimidad, limpieza interior y exterior, devoción hacia el creador, etc.
Pratyahara: La habilidad de controlar los sentidos.
Brahmacharya: La habilidad de superar el ansia.
Om: El sonido primario del universo, el sonido que lo conecta todo.
Yoga: Identidad, la comprensión de la relación entre todas las cosas. También usado para denotar un medio de alcanzar tal comprensión, como en *Hatha-Yoga*.
Chakra: Un vórtice de energía en el cuerpo.
Nadis: El medio por el que la energía fluye en el cuerpo.

Pronunciación

Debemos recordar que en muchos casos la «a» final es opcional: de este modo *asana* puede aparecer también como *asan*. Dado que el sánscrito tiene un alfabeto y una escritura diferentes, para nuestro uso tiene que transcribirse primero al alfabeto latino para después traducirse. El resultado es que la pronunciación de ciertas letras varía dependiendo del lugar de los acentos.

CONTINUAR CON LA PRÁCTICA

Usted ya habrá deducido que el yoga es un tema muy amplio que puede abordarse de muchas maneras. No es de extrañar que se sienta amenazado y confundido, especialmente cuando algunos profesores intentan hacerle creer que su modo es el único.

El yoga es básicamente muy simple: consiste en ir dejando atrás los condicionamientos innecesarios. Los niños pequeños son naturales, incluso inocentes, pero los adultos se vuelven complejos y no naturales. No olvide nunca que una técnica en yoga es sólo una ayuda para alcanzar un objetivo. Los grandes profesores clásicos de yoga apuntan que conforme se avanza en el camino, se van dejando atrás las técnicas. El objetivo, en otras palabras, no es aprender cada vez más *asanas*, sino comprender su finalidad y usarlas tan bien que cada vez las necesite menos.

No olvide nunca que el yoga es autorrealización. Escuche lo que los demás tienen que decir, incluidos gurús y profesores, pero recuerde que la decisión final es suya. «Para que tu propio yo sea verdad.»

El yoga se practica ahora en todo el mundo. Hay relativamente muy pocos lugares en los que no se tenga al alcance un profesor o una organización. Sin embargo, no hay una única autoridad mundial. Generalmente no debe tener problemas en encontrar lo que hay disponible viva donde viva pero si necesita ayuda, escríbame a esta dirección: Yoga for Health Foundation, Ickwell Bury, Biggleswade, Bedfordshire SG18 9EF, England.

La Fundación trabaja en muchos países y puede facilitar los contactos con otros. Ickwell Bury es una residencia de yoga para aquellos que estudian yoga y buscan renovar su salud. Siempre estamos abiertos a cualquier pregunta.

BIBLIOGRAFÍA

Se han publicado muchos libros sobre yoga. Desgraciadamente todos tienden a agotarse. Si ése fuera el caso, siempre es posible sacarlo en préstamo de alguna biblioteca.

Los principales libros sobre Yoga son:
Luz sobre el yoga (Light on Yoga) de B.K.S. Iyengar
Completa guía ilustrada sobre yoga (The Complete Illustrated Book of Yoga) de Swami Vishnudevananda
Yoga para autodidactas (Yoga Self-Taught) por André Van Lysebeth

Los libros más especializados son:
Yoga para discapacitados (Yoga for the Disabled) por Howard Kent
Yoga para atletas (Yoga for the Athlete) por Harvey Day
Yoga para malestares corrientes (Yoga for Common Ailments) por los Drs. R. Nagararhna, H.T. Nagendra y Robin Monro.
Embarazo fácil con el yoga (Easy Pregnancy with Yoga) por Stella Weller
Buena salud en el embarazo (Positive Pregnancy Fitness) por Silvia Klein Olkin

Una buena introducción al concepto del yoga es:
Comprender el yoga (Understanding Yoga) por Tom McArthur

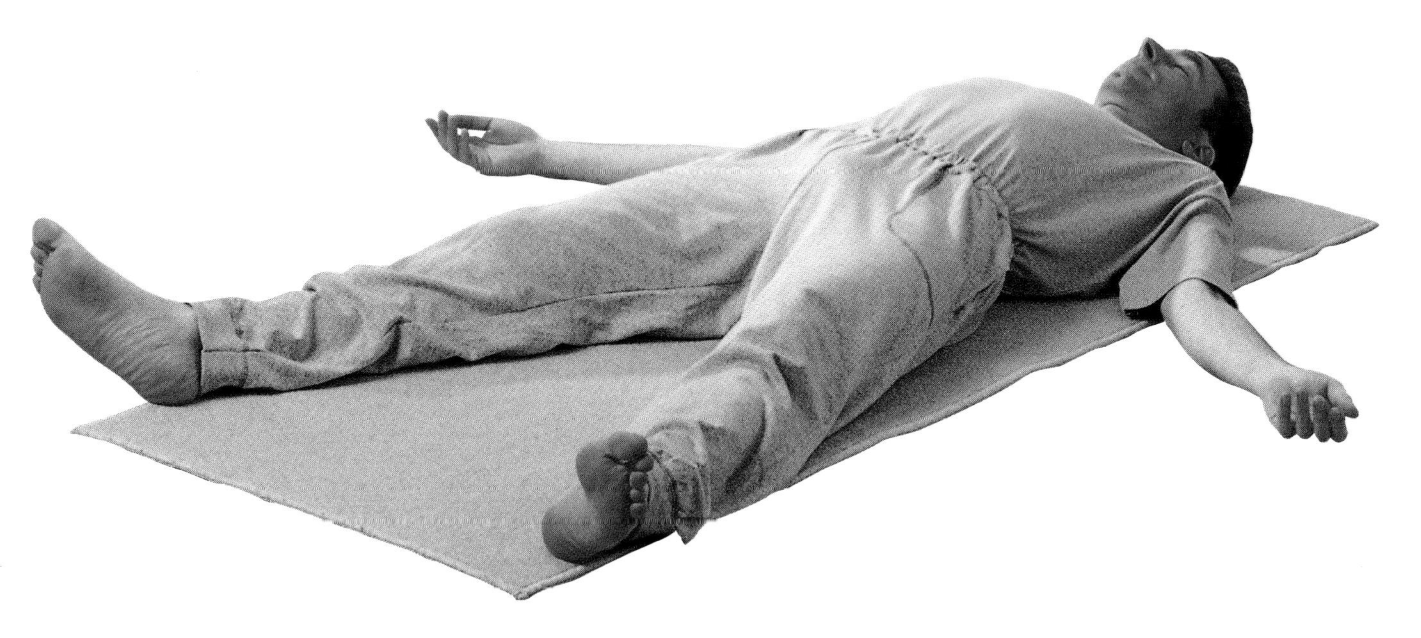

ÍNDICE

AGRADECIMIENTOS

Todas las imágenes de este libro tienen el copyright de Quarto Publishing plc, excepto las enumeradas a continuación:

página **36** Life File/Jeremy Hoare; **43** Life File/Miguel Arana; **47** Life File/R. Whistler; **49** Life File/Andrew Ward; **53** Life File/R. Whistler; **87** Survival Anglia/J. B. Davidson; **99**(l) Trip/Eye Ubiquitous; **99**(b) Life File/Fergus Smith; **143** Trip/Helene Rogers; **145** Trip/Roy Styles.

El editor quiere agradecer especialmente su colaboracion a Speedo (Europe) Ltd.